臨床研究と論文作成のコツ

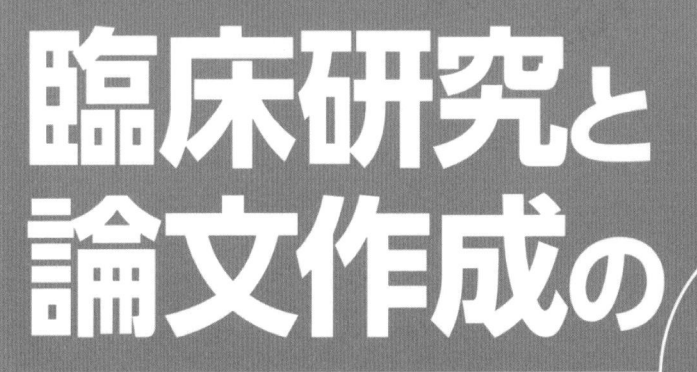

読む・研究する・書く

編集 　松原茂樹 　自治医科大学教授

著者 　松原茂樹 　自治医科大学教授
　　　大口昭英 　自治医科大学准教授
　　　名郷直樹 　武蔵国分寺公園クリニック院長

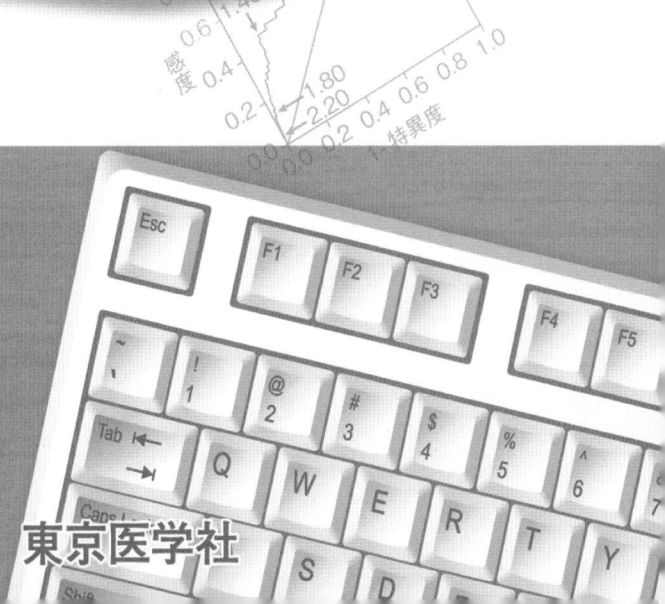

東京医学社

Contents

序文

研究・論文事始め―企画者の言葉に替えて　　　松原 茂樹　5

論文を読む

1. 論文を読みたくなるまでの道のり　　　名郷 直樹　14
2. 論文を使うことの難しさ―受け入れることの困難さ　　　名郷 直樹　24
3. 論文のイントロダクションを読む　　　名郷 直樹　31
4. 治療効果を検討した研究の結果を読む　　　名郷 直樹　40
5. 治療効果の実体とは何か　　　名郷 直樹　48
6. 研究デザインを読む―ランダム化，ITT，マスキング，隠蔽　　　名郷 直樹　63
7. 観察研究と介入研究　　　名郷 直樹　75
8. 観察研究を読む―コホート研究を中心に　　　名郷 直樹　85
9. 診断の論文の読み方と三つの論文の書き方ガイド　　　名郷 直樹　93
10. 論文の外的妥当性評価と診療の質評価から臨床研究へ　　　名郷 直樹　105

研究する

1. 臨床研究テーマの選び方―科学的思考と FINER　　　大口 昭英　114
2. PECO，サンプルサイズの決定　　　大口 昭英　127
3. PubMed 検索のコツ，倫理申請での注意点　　　大口 昭英　136
4. 図表を作成する　　　大口 昭英　151
5. 簡単な統計処理方法　その1―変数，データ処理，検定の選択，有効数字　　　大口 昭英　172

6	簡単な統計処理方法　その2―多重比較法，多変量解析	大口 昭英	187
7	簡単な統計処理方法　その3―スクリーニング特性，診断検査の精度	大口 昭英	203
8	SPSSのうまい使い方	大口 昭英	215
9	Excelをデータベースとして利用しよう	大口 昭英	233
10	ランダム化比較試験を計画する	山田 浩	253

論文を書く

1	なぜ直されたの？　その日本語―うまい論文日本語 14のコツ その1	松原 茂樹	264
2	なぜ直されたの？　その日本語―うまい論文日本語 14のコツ その2	松原 茂樹	277
3	投稿の準備―雑誌選択，共著者の役割，倫理面クリア	松原 茂樹　大口 昭英	289
4	タイトルを決める―タイトルは命がけ	松原 茂樹	305
5	Introduction―三段論法と書き方10のコツ	松原 茂樹	318
6	Materials & Methodsの書き方―17のチェックポイント	松原 茂樹　大口 昭英	334
7	Discussionを単純明快に書くコツ	松原 茂樹	347
8	うまい症例報告の書き方	松原 茂樹	370
9	論文のstructure「どこに何を書くか」の決まり	松原 茂樹　大口 昭英	380

アイコンのある項目では，集計練習用のデータを東京医学社webサイトからダウンロードして利用できます→詳細は巻末綴じ込みへ

執筆者一覧

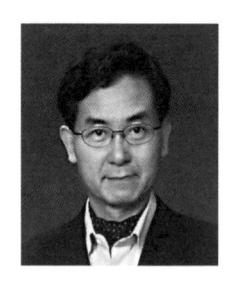

■ 松原 茂樹

自治医科大学産婦人科 教授
1979年　自治医科大学 卒
伊豆七島新島・利島 勤務
1988年　自治医科大学大学院 修了
同 産婦人科講師，助教授を経て
2002年　同 教授
同 総合周産期母子医療センター副センター長 兼任

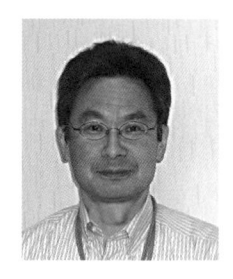

■ 名郷 直樹

武蔵国分寺公園クリニック 院長
1986年　自治医科大学 卒
名古屋第二赤十字病院，愛知県作手村国民健康保険診療所，
自治医科大学 勤務
1995年　作手村国民健康保険診療所 所長
2003年　社団法人地域医療振興協会 僻地医療専門医育成に携わる
2006年　東京北社会保険病院臨床研修センター長 研修医教育を担当
2011年　武蔵国分寺公園クリニック 院長

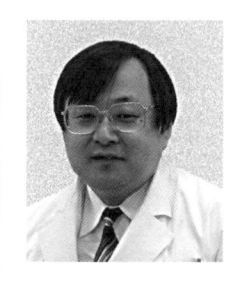

■ 大口 昭英

自治医科大学産婦人科 特任教授
日本赤十字社芳賀赤十字病院第一産婦人科 部長
1987年　自治医科大学 卒
氷見市民病院，高岡・氷見保健所，上平西赤尾診療所 勤務
富山県立中央病院産婦人科 医長，上都賀総合病院 責任医長
自治医科大学産婦人科 助手，講師，准教授を経て
2009年　同 特任教授

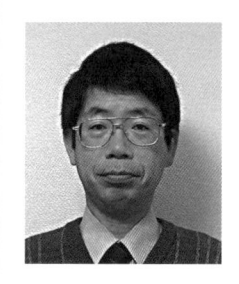

■ 山田 浩

静岡県立大学薬学部 教授
1981年　自治医科大学 卒
静岡県立総合病院，焼津市立総合病院，小笠診療所 勤務
1994年　自治医科大学大学院 修了　カロリンスカ研究所留学
1998年　聖隷浜松病院総合診療内科 部長，治験事務局長
2001年　浜松医科大学医学部附属病院臨床研究管理センター 助教授
2005年　静岡県立大学薬学部 教授（医薬品情報解析学分野），
自治医科大学非常勤講師兼任

研究・論文事始め
―企画者の言葉に替えて―

松原 茂樹

● なぜ執筆を思い立ったか？

　筆者は，自治医科大学産婦人科に 25 年ほど勤務し，おおよそ，2.5 万件の分娩にタッチしてきた。

　1986 年に最初の英文論文を publish して以来，約 25 年間で筆頭英文論文を 74 編書いた。同数以上の英文論文を仲間や後輩と書いた。研究・論文作成を指導し，論文抄読会を主催し，学会予行や論文抄録，症例報告書などを多数添削してきた。その中で以下の問題点が存在することに気づいた。

　「読む」：まず，論文の「読みどころ」を知らない人が多い。当医局には真面目な青年医師が多く，彼らは数週間以上も前から入念に抄読会の準備をしてくる。緊張のあまり前の晩は十分睡眠がとれないそうである。論文が真っ赤になるほど頑張って読んでくるのだが，読むべき勘所を知らない。長大な論文の最初から最後まで，同じだけのエネルギーを費やして読んできてしまう。結局，primary endpoint への outcome がどうなのか，最も重要な 1 点が明示されない。会の度ごとに，how to read を指導してきた。

　「研究を組み実行し，論文にまとめる」：研究デザインの組み方と論文の構成 (structure) も理解していない。産婦人科医は激務であるためか，あるいは，最後には筆者が何とかしてくれると思うのか，若い医局員は抄録を締め切り間際にもってくる。この時点になって，study design の善し悪しを指摘しても始まらない。また，日本語にせよ，英語にせよ，言葉遣いや

論文 structure がまずく，及第点が出ることはまずない。side by side で文章を添削してきた。再度，同じ間違いを繰り返さぬように，「三段論法になっていない」「体言止めは使わない」「かっこははずす」など，基本原則を教え込む努力をしてきた。この部分については『論文を書く1』で詳述する。とにかく，「読み」「研究を実行し」「論文を書く」勘所を知らないことに気がついた。

医局員が徐々に増え，side by side で直すだけの時間がなくなった。「基本原則＝なぜ直されたか」を教え込まずに，完全原稿を筆者が作成してしまうことが多くなった。基本原則をいちいち教え込むより，筆者が直してしまったほうがその場の手間は少なくて済む。的外れな抄読に対しても，「論文読み方のコツ」を指導する時間もなくなった。当座はこれでもいいが，同じことの繰り返しである。一見遠回りのようでも，基本原則を叩き込んだほうが結局は本人のため，医局のため，そして筆者自身のためになる，と気づいた。ところが，これを解決する良書がない。

そこで本書を企画した。筆者が若い医局員に対して side by side でしてきた，論文読解，研究企図，論文作成の3段階についてのコツが平易に述べてある。「研究企画や論文原稿をもってくる前に，最低限理解しておいてほしいこと」が，わかりやすく記載してある。

対象読者は？

本書のターゲット読者は以下2者である。①研究を実施したり論文を書いたりしたことが1回もない人。何かやってみたいが，やり方がわからない人。あるいは，1〜2編は筆頭著者論文をもっているが，先輩がほとんど書いてしまい，1人ではできない人。②論文はある程度書いているが，後輩の論文をみてあげる暇が十分にはない人。後者の先生は本書の内容確認後に，本書を読むことを後輩に勧めることができる。複数の論文を出している上級者で，後輩指導の時間的余裕がある人はターゲットにしてはいな

い。今少し，おつきあいいただきたい。本書の意図をもう少し述べていく。

医療者の責務とは？

　医療者には二つの責務がある。まず，目の前にいる患者に対して正しい診療方針を短時間で打ち出して治療すること。次にその診療経験を，個人の財産や個人芸として独占せず，世の中に広く知らしめること。医療者は「公共財」である。この責務から逃げ回るわけにはいかない。逃げられないならば，可能な限り効率よく片づけてしまいたい。それには三つのコツがある。

医療者責務をうまく果たす三つのコツ

コツ1：論文を短時間で正しく読みこなす

　多くのランダム化比較試験（randomised controlled trial：RCT）は英語で記述されているから，英語力＝論文読解力，と思っている人がいる。誤解である。流暢な英語を話す人であっても，論文読み取りのコツを知らなければ，正しい情報は得られない。英語医学論文で使用される英単語と文体は型が決まっており，英語力と論文読解力とは関係がない。臨床論文は必要に迫られて，短時間で要領よく読む必要がある。臨床論文を「小説を読むように」1日がかりで読む時間的余裕はない。論文は目の前にいる患者診療のための単なるツールであり，利用するにはコツがある。論文でみるべき部分は「ここと，ここと，ここである」。そのコツを『論文を読む』で述べていく。

コツ2：研究の勘所を理解する

　個人で，あるいは狭い仲間うちで診療経験を独占すべきではない。経験を「当直の夜のこわい話」に終わらせてはならないと思う。その診療がうまくいった場合もいかなかった場合も，惜しみなく包み隠しなく発表し，論文

にし，後の代に残すべきである。自分の経験や臨床で疑問に感じたことをそのままにせず，自分の守備範囲内でよいから研究に昇華させていく。素朴な疑問を research question にするコツ，統計のコツ，文献検索のコツ，エクセルや SPSS の上手な使い方など，基本を十分理解する必要がある。面倒でも「できない」では済まされない。避けて通れないならば，できるだけ少ない労力でマスターするのがよい。『研究する』でそのコツを述べていく。

コツ 3：アクセプトされる論文を書く

　タイトルは命がけで考える。Introduction は 3 部構成＝三段論法と決まっている。Abstract の最後，Introduction の最終パラグラフ，Discussion の第 1 パラグラフ第 1 行，Discussion の最後，この 4 カ所には，同じ意味の文章がくる。もちろん，長大な論文や短い論文，ベテラン著者が「はずし」を狙った論文などでは，そうはならない。が，初心のうちは，この決まりを守る。論文査読者は，論文 structure に沿って審査する。決まりを守らぬ論文を無理やり査読させられた際の査読者の怒りは大きく，論文はアクセプトされない。読者は，論文 structure をことばで説明できないまでも，そのスタイルになじんできている。査読者の目をかいくぐり，アクセプトの幸運に浴したにしても，structure がおかしな論文を読んだ時，読者は「なんだか変だ」と感じる。そう感じさせてはいけない。論文の善し悪しは，研究テーマが第 1，研究成績が第 2，論文 structure は第 3 である。が，第 1，第 2 点において問題がある論文は，第 3 点吟味前に reject されてしまうから，結局，論文 structure の善し悪しがアクセプト成否を決める rate limiting になってしまう。多くの場合はそうである。コツはそう多くはない。『論文を書く』で述べていく。

◎ 執筆者紹介

　読解は名郷直樹が，研究実行は大口昭英が，発表記述は松原茂樹が担当

した。名郷は EBM（evidence-based medicine）読み解き術の権威であり，総合医として実臨床にも強い。EBM に関する数冊の著書を執筆しているが，今回は周産期医療を題材にして新規執筆してもらった。これまでの自著エッセンスを踏まえつつ，新機軸も打ち出し，名郷ワールドが展開されている。大口昭英は，自治医科大学産婦人科において筆者と 10 年来仕事をしてきた，筆者の研究パートナーである。専門は，妊娠高血圧症候群の細胞生物学だが，周産期臨床論文も多く，臨床全般に強い。臨床的疑問をresearch question に昇華させる術は天下一品である。筆者のこれまでの論文における統計解析はほとんどすべて彼がしてくれた。筆者，松原茂樹は約 20 年間電子顕微鏡的細胞化学と産科臨床を同時進行させ，ここ 10 年間は自治医科大学産婦人科周産期部門を統括してきた。毎日臨床にあたっている。

執筆者は現在進行形の臨床医で研究者

　名郷直樹は別にして，大口，松原が一流の研究者，一流の論文 writer であるかどうか，自信はない。が，それはここでは大きな問題にはならない。大口，松原よりも優れた研究者や writer が日本には間違いなく多数いる。ただ，名郷も含めて，執筆者 3 人の強みは以下 2 点である。まず，3 人とも，だれかに教えてもらって上達したわけではないこと。私事で恐縮だが，筆者 3 人は自治医科大学の卒業生であり，全員が僻地診療所勤務を経験し，臨床現場での疑問解決のために研究を開始した。多数の臨床経験を重ねるうちに自然発生的に当該問題の重要性に気づき，独力で，あるレベルにまで到達した。到達には時間がかかったが，その分，初心者の陥りやすい pitfall を知悉している。後から来る人に，3 人が経験したほどの苦労をさせたくない，というのが執筆の動機でもある。

　第 2 は，3 人全員が現在進行形の臨床医兼研究者であること。勤務時間の 90％は臨床や教育に費やし，残り 10％で論文を読み，研究立案し，論

文を執筆している。研究遂行にはスピードが要求されている。本書読者の大半は忙しい医療者であり、その点、執筆者には読者の立場が理解できる。読者は長大な解説につきあう時間的余裕はないから、できるだけ単純明快に、勘所だけを記述していく。評論家的な記述ではなく、困っていることをその場で解決する方策を述べていく。

三つをまとめた本はこれまでにない

「EBMの読み方」「研究立案法と医学統計」「論文の書き方」、それぞれについて、多数の良書が出版されてきている。しかし、統計学や医学論文作成法をじっくり学ぶのは、荷が重い。読み通すことができない。読んで、研究して、書いて、は一連の流れである。切り離すことはできない。本書ではこの一連の流れを、わかりやすく解説してある。三つを同時進行で記述したものは、これまでにない。

読み方注意点

1) 3執筆者間で綿密な内容調整をしてある。が、3者の個性を完全に殺すわけにはいかない。表現や細かいtechnical termの使用法について若干の微細な相違が生じることはある。3人の「味」とみなしていただきたい。

2)「医学英語論文の読み方」「英語論文の書き方」の本にはしない。英語表現そのものについては他書を参照されたい。もちろん、英語論文や英語表現も登場するが、基本的には日本語で記述していく。英語でも日本語でも論文の勘所は同じである。英語の不出来は本連載を読み進む際の障害にはならない。

3) 執筆者間でわずかな内容重複が起こる。重複している場所は重要箇所であり、3者間のトーン（音色）の変化をもお楽しみいただきたい。

4) 今回執筆にあたり、「新たに他者の著作を読み、それを取り入れて完全

原稿を作成する」方針はとっていない。執筆者が体得し，今，頭の中にあるエッセンスをそのまま取り出し記述していく。体得したものそのものを，そのままさらしていく。そのようにして，類書との重複を避けてある。

研究は最高のぜいたく どうせやるならば楽しく

　研究とその成果発表は医療者の責務だと書いてきた。研究は研究者自身のためにするものでなく，患者のためにするものだ。その通りだ。が，研究には副効用がある。研究は医療者人生を豊かにする。

　まず，症例をみた時に，「この切り口ならば case report になる」と考える習慣がつく。重症者が運び込まれた時に，その受け持ちになることを「ババを引く」というらしい。気持ちはわかるが，とんでもない話である。ババ，すなわち，難しい困難な症例こそ宝の山である。神様が授けてくださった天然の実験（natural experiment）である。

　研究を一つ，二つと完成させていくと，臨床が楽しくなる。患者に接していれば，研究の種が増えてくる。研究の種は尽きることがない。患者との接し方が密接であればあるほどそうである。研究は特別なことではない。毎日，綿密に診療し，それを記録し解析してみるだけでも立派な研究になる。研究をすると臨床ができなくなる，という人がいる。正反対である。研究は臨床への意欲をかきたてる。

　医学研究の歴史は病気と闘った先人の栄光の戦史である。研究し，論文に自分の名前をとどめることは，自分が医学世界に生きた証を刻印することだ。北里，野口，コッホら先人偉人の末席に名前を連ねることである。著者の DNA を論文の形に変えて，未来永遠に残す。インパクトファクターが小さい論文でも同じである。

本書は，雑誌『周産期医学』第40巻第1号より第41巻第1号に掲載された連載『周産期医学におけるうまい臨床研究のコツ―論文を読み，研究し，発表する―』を再編集，加筆修正したものです。

論文を読む

1 論文を読みたくなるまでの道のり
2 論文を使うことの難しさ―受け入れることの困難さ
3 論文のイントロダクションを読む
4 治療効果を検討した研究の結果を読む
5 治療効果の実体とは何か
6 研究デザインを読む―ランダム化,ITT,マスキング,隠蔽
7 観察研究と介入研究
8 観察研究を読む―コホート研究を中心に
9 診断の論文の読み方と三つの論文の書き方ガイド
10 論文の外的妥当性評価と診療の質評価から臨床研究へ

論文を読む 1

論文を読みたくなるまでの道のり

名郷 直樹

　本書は，これまで一度も臨床研究の経験がない臨床家でも臨床研究に興味を持ち，実際に臨床研究に取り組んでもらうことを目的として企画された。その中で私が担当したのは，論文を読むことから始めて，臨床研究に興味を持ち，その実践につなげ，さらにその臨床研究を再び現場に利用してもらうための道筋を，わかりやすく解説することである。

　くどいようだが，同じことを最初にもう一度繰り返しておこう。この『論文を読む』で取り扱うことは，臨床研究の論文を読むこと，臨床研究を実施すること，その結果を使うこと，という一連の臨床医の活動のうち，その全体像を念頭に置きながら，あくまでも臨床的な活動全体の一部としての「論文を読む」ということである。

　最初に確認しておきたいのは，論文を読むだけでは何もならない。それは，ただの「お勉強である」ということである。論文を読んだ結果，それが現実臨床で利用される，さらに臨床研究につながる，さらにはその自分自身の研究が，自分自身の医療を変える，さらに自分の医療を変えるだけでなく，世の中全体の医療にも貢献する，という大きな取り組みの中での，「論文を読む」という活動である。

読みたいと思うかどうか

　論文を読むにあたって一番重要なことは，「論文を読みたい」と思うことである。それ以上に重要なことはない。しかし「読みたいけど読めないのです」という人が多いだろう。確かにそうだ。だが，あえてそういう意見に対し，「そうではない，それは読みたい気持ちが足りないのだ」と答えておくことにする。無茶を言うなと思うかもしれない。しかし，私自身が体験し

たことは，まさに「論文が読みたい」とうそ偽りなく言えるということであった。臨床の現場でさまざまな論文に出会う中，どんなに忙しくても，この論文は読みたい，この論文を踏まえて今後の臨床を変えたい，本当にそんなふうに思ったのである。

そこで，「論文を読みたい」とはどういうことか。臨床研究の論文を恐らく何百何千と読んできたと思うが，その中でも最も印象深い「論文が読みたい」という体験を，高齢者の収縮期高血圧患者を例に，以前一冊の著書にまとめた[1]。それから10年を経て，「論文が読みたい」という体験がどんなものであったか，さらにはっきりと見えてきた。その体験について，別の例で，再び書くことから始めよう。

マンガが読みたい

「論文が読みたい」という話の前に，マンガが読みたいという話をしておきたい。私が学生時代の頃である。当時欠かさず読んでいたマンガのひとつに，『1・2の三四郎』というスポ根マンガがあった。しかし，このマンガは休載が多く，「今週は作者急病のため連載を休止します」なんてことがしばしばあり，休載にならなくても，見開き2ページが1コマの雑な絵が続くというような，明らかな手抜きの回があったりして，そのたびにがっかりしたものだ。ああ，また今週も休載だ，手抜きだ，と。

今から思えば，それはそれで楽しみでもあったのだが，その時はとにかく毎週「読みたい」わけで，休載のたびに，それは落胆したものだった。

何の話か，わけがわからないかもしれない。しかし，これは私の「読みたい」体験のひとつである。似たような体験は多くの人にあるのではないだろうか。少なくともマンガを読む人にとっては，非常にわかりやすい例になるのではないかと思い，このような話を書いている。そして，この話が「論文が読みたい」という話にどうつながるのか。

端的に言えば，マンガ以上に「医学論文が読みたい」という体験をしたと

いうことである．それについて，できるだけ詳細に記しておきたい．それが今回の最も大きな目的である．

糖尿病の臨床試験で起きたこと

　周産期とは関係のない論文ではあるが，マンガを読みたいという以上に「論文を読みたい」ということが，自分自身にどのように起こったか，具体例で紹介するために，しばし糖尿病の話題でおつきあい願いたい．

　血糖を薬剤でコントロールして，心筋梗塞や脳卒中などの心血管疾患をどれほど減らすことができるのかを検討した最初のランダム化比較試験（randomized controlled trial：RCT）は，1970年に発表された．特に興味を引くような研究ではない．そんなの減少するに決まっているだろう．どうしてそんな当たり前のことを検討する研究が存在するのか．プラセボ群に割りつけられた人の倫理性が担保できないのではないか，それが多くの臨床医の反応かもしれない．20年前は私もそうした臨床医の1人であった．

　その当たり前だと思われることを，RCTで研究した人たちがいる．そんな非倫理的な研究が許されるのか．しかし，倫理的だったのは，当たり前だといって臨床試験をやらない人なのか，そうとは限らないから，ちゃんとRCTをやらなければと言った人たちだったのか．結果をみるとそれが明らかになる．

　この研究はUGDP研究と呼ばれるが，結果は衝撃的なものであった[2]．筆者はその論文の発表から20年以上を経た1992年，臨床疫学の教科書の中で知った[3]のだが，その結果の概要をまず示そう．この論文は，以下のようなPECO（Patient, Exposure, Comparison, Outcome）[4]で行われている．

　P：2型糖尿病患者を対象に
　E：トルブタミド，インスリンで血糖コントロールをして

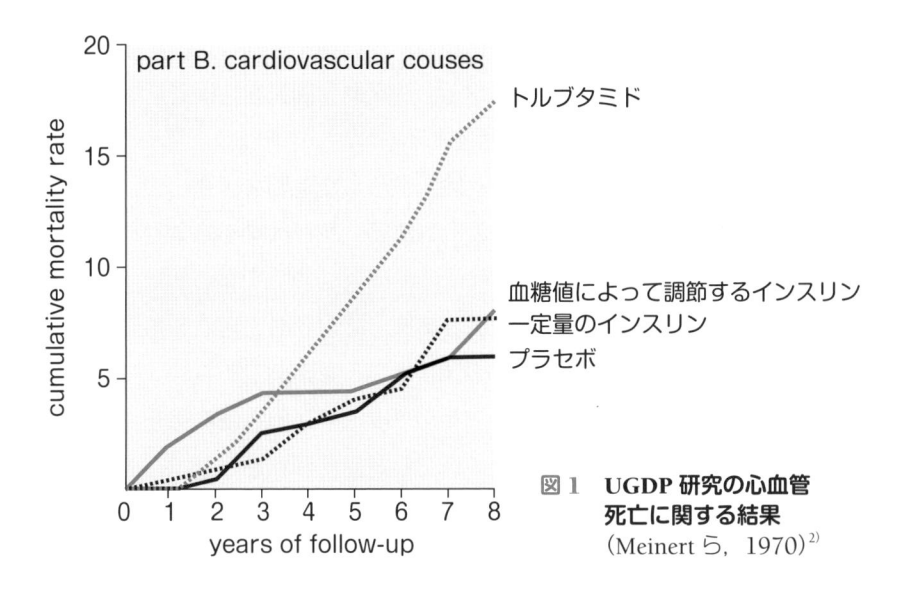

図1 UGDP 研究の心血管死亡に関する結果 (Meinert ら，1970)[2]

C：プラセボと比較して
O：心血管疾患が減少するかどうか

　結果は意外なもので，インスリンでさえ心血管疾患を減少させず，プラセボ群よりやや多い傾向で，トルブタミドに関しては，心血管疾患による死亡を3倍に増やしたというのである．心血管疾患による死亡をアウトカムにした結果のグラフ(図1)を示す．これほどわかりやすい結果を示した論文は多くない．今後このシリーズでさまざまな論文を紹介していくことになるが，この論文の結果に比べると，はるかにわかりにくい結果ばかりを「明確なエビデンス」の一例として紹介することになるだろう．

　このようなわかりやすい結果が出ても，トルブタミドを含むスルホニル尿素薬が使われ続けていることを考えれば，1970年当時の多くの臨床家の反応は，この研究のほうがおかしいに決まっている，そういうものだったのかもしれない．

　確かにこれは，何か特殊な研究の結果であったり，バイアスにゆがめら

れた結果だったのかもしれない。しかし，この論文を取り上げた臨床疫学の教科書には，この研究にデザイン上の決定的な問題を指摘できないと書いている[3]。これはただならぬことである。

さらにもうひとつただならぬことは，こうした重要な研究について，今まで聞いたことがなかったということである。私が医学部の学生であったのは1980年代であるが，学生時代にこの研究について聞いた覚えもないし，教科書の記述も見たことがない。卒業してからも，当然トルブタミドを処方したこともあるし，同系統のスルホニル尿素薬であれば，数百人に投与をしたかもしれない。しかし，トルブタミドが心血管疾患を増加させたという論文があるという話は全く耳にしたことがなかった。この論文に初めて接したのが，医学部卒業後7年目，それも糖尿病に関する教科書ではなく，臨床疫学の教科書でみつけたのである。

このような重要な結果は，あまり勉強しないような医者に対しても，あるいは糖尿病の患者に対しても，すぐ届けられるべきものではないか。しかし，そうした情報はむしろ届けられないのである。サリドマイド，薬害エイズ，薬害肝炎などの歴史が，それを証明している。さらには，食品偽装，耐震偽装など，それが医療に限ったことでないことも明らかである。我々は，例外なくそういう世界に生きている。

論文が読みたい

その後どんな研究結果が報告されているのか，ぜひとも知りたい。そう思った。これが，論文を探したい，どうしても「論文が読みたい」と思った，きっかけのひとつである。そこで，本章を読まれている皆さんはどう思うか。今からすぐにでもその後の論文を読みたい，そう思った人であれば，もうこの先を読む必要はないかもしれない。

しかし，ただ知りたいと思っていても，こうした情報は，隠蔽され，積極的には流されない世の中である。知りたいけれどその論文までたどり着

けない，そこの壁は大きい。知るためには自分で探さなければいけない。これも大きな問題ではあるが，この壁をどう乗り越えるかについても，この後本書の中で明らかにされるだろう。今日はそこを乗り越えた上で，実際に論文を手にして，そこで「論文を読みたい」と思うかどうかである。

　それまでの私は，血糖を下げれば，糖尿病の合併症だけでなく，心筋梗塞や脳卒中も予防できると，何の疑いもなく信じていた。いや，信じていたというわけではない。医学は科学であって，宗教ではないのであるから，信じるというようなあいまいなものではなく，それが事実だと思っていた。さらには，糖尿病患者に以下のようにいうこともあった。

　「きちんと薬を飲んで治療しなければ，心筋梗塞になってしまいますよ！」

　そんな説明が間違いかもしれないと思った。そして，それは説明が間違っているというような単純なことではない。しっかり勉強しないと，患者にとんでもない迷惑をかけることになるかもしれない。迷惑どころか，糖尿病に対して良かれと思った治療で，患者を殺しているかもしれない。そうした重大なことであると認識するに至る。

　しかし，このプロセスは簡単なものではない。そもそも，自分自身が間違っているということを受け入れるのは，意外に困難なことである。実際多くのスルホニル尿素薬を毎日処方する中で，それを間違いだと受け入れるというのは生半可なことではない。むしろ，このように誰もが行っている治療によって，患者が害を被るなんてあるはずはない，というように考えることは簡単である。ここに，次の論文が読みたいと思うか，ここで終わってしまうかの，すれすれのせめぎあいがある。

　そうしたときに，すべてを白紙にして考える。自分のこれまでを捨て去って考える，という態度が重要である。十分な研修ができない中，3年目で赴任した診療所では，もともと自分自身が何も勉強しておらず，白紙であったし，捨て去るような自分もなかったことが，自分自身の成功の秘訣であっ

論文を読みたくなるまでの道のり　19

た。こうした経験が，私自身を「論文が読みたい」という方向へ，無理なく導いてくれたと振り返っている。

反証可能性

　そのすれすれのところで，自分の現状の間違いの可能性を認め，それをさらに改善するために，次の勉強をしないではいられない気持ちになる，つまり「論文が読みたい」という気持ちになるかどうか。結局そこにあるのは，「疑う」ということであると思う。これを科学的思考といってもいいかもしれない。哲学者ポパーはいう。反証可能なものだけが科学的言明であると。疑いをかけられないし，後生大事に守られるものは，科学的言明でない。科学的言明には寿命がある。当然，糖尿病患者にとっての血糖を下げる効果というようなこともその例外ではない。

　疑い始めると，これは逆にもう止まらない。なかなか疑うことができない反面，いったん疑い始めると，今度は疑うことしかできなくなる。

　変化を好みながら，変化を拒絶する，人間の本質だ。医療も臨床研究も，その人間の本質から決して自由にはなれない。多くの研究者は変化を好むだろう。しかし，臨床医はむしろ逆かもしれない。だから，変化を拒絶するばかりでなく変化を好むことも重要である，ということを強調しておくことは，忙しい臨床医にとって，特に重要なことである。

　どんな人でも，いったん学んだことをとりあえずやり続けるのが仕事である。新しいことに気づくことが難しい。忙しい臨床医はなおさらだ。しかし，逆に忙しい臨床医こそ，重大な臨床的な問題に気がつく絶好のポジションにいる。だから，臨床医が当然と思っていることを，毎日やり続けるだけではなく，少し疑ってみることができるようになれば，そこが「論文が読みたい」ということの入り口になるだろう。

　よいと思う医療を根気よく続けること，それとは正反対に，よいと思うことも疑って，さらによい方法を探ること，この往復運動の中に，「論文が

読みたい」と思う原動力が潜んでいる。

二つ目の RCT をみつけるまで

　内科の研修，特に外来の研修をまともに受けず，3年目に義務として山間部の診療所に赴任した私は，自分のやっている医療に自信がなかった。自分を疑ってみることは，大病院の十分な研修を積んだ医師と比べれば，案外容易であった。自分自身の提供する医療をもっとよくしなければいけない，という半ば脅迫的な気持ちもあった。そういう基盤があるところでEBMと出会い，その中で糖尿病についての，UGDP研究という論文について知った。もう次の論文を知りたくて仕方がない。この後どのような研究がなされたのか，検索するがうまくみつけることができない。

　そこで，当時大学にいて比較的時間があった私は，毎週図書館の医学雑誌の立ち読みをした。学生時代，マンガ週刊誌を毎週立ち読みしていたように。しかし，期待する論文は毎週休載状態でみつからない。どうやら，このUGDP研究のあと，血糖コントロールにより心筋梗塞や脳卒中が予防できるかどうかは，検討されないままに放置されているらしいということがわかる。

　しかし，その中で現在進行中のRCTがあるという情報を得る。UKPDSという研究[5]で，近々結果が発表されるという。これでまた俄然「論文が読みたい」という気持ちが募る。それでもなかなか発表されない。とうとう大学での後期研修は修了し，再び僻地診療所に赴任した。そこに図書館はなかったが，New England Journal of Medicine, Lancet, BMJ, JAMA, Annals of Internal Medicine, ACP Journal Club のチェックだけは続けた。そうしたところ，UGDPを知って6年，UKPDSを知ってから4年を経て，とうとうLancet紙上でこのUKPDSの結果をみつけた。UKPDS 33と呼ばれる研究である[5]。長い休載のあと，4年ぶりに『1・2の三四郎』が再開された，という気分である。そして，そういう気分でこの論文を読んだ。

当時，テレビ電話で僻地の診療所などをつないでの抄読会を月1回開催していたのだが，そこでこの論文を取り上げた時のことは，今でもよく覚えている。「この論文の発表を待ち望んでいたんです！」と，異常に盛り上がる私を，ほかの参加者が引き気味に，やや冷めて発言していたのを思い出す。もちろん私の盛り上がりは，個人的な異常なもので，抄読会とは本来もっと冷静に参加するものである。冷めて参加していた人が正しいのである。ただ強く論文を読みたいと思わなければ，論文を手にすることすらできない。ましてや冷静に論文を読むところまでたどり着けない。

　論文が読みたいという気持ちを維持しつつ，あくまで冷静に，バイアスに注意しながら論文を読む，そうしたきわどい作業を忙しい臨床現場で継続的にどう行うか，それが本書で私が担当する部分の，最大の課題である。

　この論文がどんな結果であったか。ここにはあえて示さない。読みたいと思った方は，自分で手に入れて読んでみてほしい。意地悪だと思われるかもしれない。しかし，ここで皆さんにお伝えしたいのは，この論文の結果ではない，私がこの論文をどれほど読みたいと思ったかであり，読者の皆さんがどれほどこの論文を読みたいかと思うかである。

病態生理の面からのエビデンス

　トルブタミドを含むスルホニル尿素薬については，病態生理の面でも興味深い基礎研究がある[6]。スルフォニル尿素薬はカリウムチャンネルブロッカーである。この作用は膵臓ではインスリン分泌を促す働きがあるのだが，冠動脈では平滑筋を収縮させる。カリウムチャンネルオープナーであるニコランジルの冠拡張作用に拮抗する，という実験データもある。またニコランジルの使用によって，糖尿病の悪化の危険を心配する声もある。これまた大変なことである。

　この領域での基礎研究がどのように進んでいるのか，私自身フォローしていない。調べてみると，さらに意外な研究がみつかるかもしれない。読

者によっては，こちらの話題のほうが興味をそそるかもしれない。そうだとすれば，こちらの基礎的な研究から勉強してみたほうがむしろ次につながる勉強になるだろう。

この後の展開について

「論文が読みたい」の次は，「論文を使いたい」である。臨床現場はなかなか変わらない。研究と現場のギャップを受け入れることができるかどうか。そうした問題について次章は詳しく論じる予定である。それに引き続き，実際の周産期関連の論文を読み込んでいく部分に入っていきたい。

参考文献

1) 名郷直樹：EBM 実践ワークブック，南江堂，東京，1999
2) Meinert CL, Knatterud GL, Prout TE, et al：A study of the effects of hypoglycemic agents on vascular complications in patients with adult-onset diabetes Ⅱ. Mortality results. Diabetes 19(suppl)：789-830, 1970
3) 久道 茂，深尾 彰，清水弘之：臨床のための疫学，医学書院，東京，1986
4) 名郷直樹：ステップアップEBM 実践ワークブック，南江堂，東京，2009
5) UK Prospective Diabetes Study (UKPDS) Group：Intensive blood-glucose control with sulphonylureas or insulin compared with conventional treatment and risk of complications in patients with type 2 diabetes (UKPDS 33). Lancet 352：837-853, 1998
6) Smits P, Thien T：Cardiovascular effects of sulphonylurea derivatives. Diabetologia 38(1)：116-121, 1995

論文を使うことの難しさ
―受け入れることの困難さ

名郷 直樹

今から 20 年以上前に

今から 20 年以上前の 1986 年，研修医 1 年目の私は，外科，産婦人科，整形外科，泌尿器科など，外科系科目を 4 週ずつローテートした。その時の研修医の重要な仕事として，抗菌薬の皮内テストと，術後の抗菌薬点滴静注があった。セフェム系抗菌薬を術後 1 週間というのが標準的なレジメンであった。

今や皮内テストを行っている施設はないし，術後 1 週間というレジメンで抗菌薬投与を行っている施設はなくなりつつあるかもしれないが，当時はそれが当たり前であった。しかし，その当たり前が全く当たり前でないことを，その後 EBM を学ぶ中で読んだ多くの論文で知った。自分自身はそのような環境の中で，皮下注射と点滴注射の研修としては申し分のないトレーニングができたわけであるが，今から思うと，これは研修医の練習という以外に，何か意味があったのだろうか。恐ろしいことである。本章では，その実状を，論文を利用することの難しさという視点から整理してみたい。

今から 30 年前

今，手元に 1979 年の論文がある[1]。タイトルは "Prophylactic and preventive antibiotics therapy: timing, duration, and economics." である。術前 1 回投与と術前から術後 5 日間の継続投与を比較した RCT におい

表1 論文の主な結果

術後創感染

	術前セファマンドール	術前術後セファマンドール	術前セファロリジン
例数	110	110	110
創感染	7	5	3

腹腔内感染

	術前セファマンドール	術前術後セファマンドール	術前セファロリジン
例数	110	110	110
腹腔内感染	2	2	2

て，術後の感染に差はないことが示されている(**表1**)。これは術前と術後の比較ではなく，術前のみと術前術後投与の比較であることを確認しておこう。また人間でなければ，すでに1961年に動物実験で同様な結果が示されている。

そして私が研修医になった1986年である。術前投与どころか，術後のみの1週間投与が主流であった。術後のみの抗菌薬投与の効果は，検討さえされていない。その検討されていない術後投与だけが当時の標準的な治療であった。日本はだめだなあ，そう思うかもしれない。しかし，そんな甘いものではない。2004年のアメリカからの報告をみてみよう。今から5年前の報告でも，手術開始後にしか抗菌薬投与されていない割合が，開腹式の子宮摘出で26.2％，腹腔鏡下の腟式アプローチによる子宮摘出では27.8％，腟式の子宮摘出では35.1％もある，というものである[2]。

日本だけではないのである。30年たっても，せっかくの研究がしばしば生かされていない。いったい何のための研究だったのか。せっかくの貴重な研究結果が，臨床の現場で使われない。この問題を考えずして，医学研究者とはいえない。医学研究者は趣味で研究しているわけではない。よりよい医療のために研究しているのだから，自分自身の行ったよい研究が，

実際の現場で利用されるところまで考慮して，研究するべきである。

　この問題について，かつて明確に指摘した人がいる。システマティックレビューのデータベースにその名を残す Archibald Cochrane である。

　「全ての医学的介入の評価には RCT が必要で，それらの情報が収集，要約，アップデートされ，必要な人に伝えられるべき」[3]

　Cochrane の主張は二つである。一つは RCT の必要性を強調したこと，もう一つは，その結果が放置されず，必要な人に利用されるようになることの重要性を説いたことである。前者ばかりが強調されるが，Cochrane の主張はむしろ後者にあったのではないか。RCT をどんどんやらなくてはいけないということよりも，こんなにもたくさんの RCT が存在するというのに，これらの RCT の結果がほとんど使われていないというのはどういうことだ，ということだったのではないかと思うのである。

　さらに，これが EBM（evidence-based medicine）の登場につながる。EBM に関する最初の連載は，アメリカ医師会雑誌（JAMA）に掲載されたが，この連載のタイトルは「論文の使い方ガイド」[4]というものである。研究され，その論文が必要な人に届けられ，読まれたとしても，適切に使われなければ，どうしようもない。研究するだけではだめ，研究が伝えられるだけでもだめ，使うことまで責任を持って初めて，EBM の実践，もっといえば，臨床医学，医療だといえる。このプロセスを「つくり，つたえ，つかう」と整理したのは津谷である[5]。医学が実学である以上，単なる興味本位の研究ということはない。興味の先には，理論上だけではなく，現実の医療で役に立つということが必要である。

理論と実践のギャップ

　この問題は，理論と実践のギャップととらえると，さまざまなアナロジーが成り立つ。原子爆弾の問題にも似ているかもしれない。原爆は科学理論が間違って使用されるという典型的な例であるが，正しい理論や事実が

表2 サリドマイドと催奇性の関連を報告した症例対照研究の結果(杉山, 1969)[6]

	奇形	非奇形
服用	90	2
非服用	22	186

オッズ比 = (90/22)/(2/186) = 380

まったく使用されない，というのもこの二つのギャップとらえると，同種の問題である．使わないか，間違って使うか，どちらか．いずれにせよ，研究自体のすばらしさと，その研究の使われ方のギャップというのは，医学に限ったことではない．正しい研究が，正しく使われて初めて意味を持つ．正しく使われる部分までも包含した研究，それが臨床研究の一つの重要な側面である．

　ここで，別の例を一つみてみよう．サリドマイドである．効果についても，副作用についても，しっかりしたエビデンスが出る前に，どんどん実際の現場で使われてしまった．正しい理論にさえ基づいていない．さらにその薬が妊婦にも多く使われるなど，正しく使われなかった．それが，多くの四肢骨の欠損・形成不全などを中心とした種々の形態異常を持つ先天異常の子どもを生み出した．その後，催奇性が疑われるという決定的な論文結果[6]（表2）が出ているにもかかわらず，今度はその結果が全く考慮されない中で問題が拡大する．このサリドマイド事件はちょうど筆者の出生時期と重なる．サリドマイドは，確かに不幸な事件ではあるが，論文，つまり研究結果が臨床で使われることの困難さという，普遍的な問題がそこには潜んでいる．

　そのサリドマイドが，今度は骨髄腫の治療薬として再び脚光を浴びている[7]．かつての不幸な歴史を踏まえ，理論の実践のギャップについて相当慎重になる．もちろんその慎重さは重要であるが，そのために，せっかくの有効な治療がなかなか普及しないということにもなりかねない．理論と

実践のギャップの問題はまだまだ深い。

９ 理論と実践の橋渡し

　現実世界がよりよく変わっていくためには，理論と実践のギャップを埋めるような橋渡しが必要である。そこで理論と実践の橋渡しをするための新たな研究手法が生まれる。RCT は，いわばそういう橋渡しのための研究の代表であった。しかし，それでは不十分である。さらなる橋渡しが必要である。

　基礎研究と臨床をつなぐために，その一つの研究のあり方として RCT が登場した。しかし上記の例でみるように，RCT だけでは十分な橋渡しができていない。現実の臨床を変えるようなインパクトがない。逆に RCT のような臨床研究がなくても，サリドマイドのようにあっという間に普及してしまい，妊婦に対する副作用を数多く生み出してしまう医療もある。また，サリドマイドの効果が RCT で確認されていたとしても，RCT で催奇性についての十分な検討はできない。当然 RCT 後にも，さらに RCT と現場をつなぐ橋渡し研究が必要である。副作用の検討ではまさにそれが必須である。

　研究情報は，伝わりにくく，伝わりやすい。いずれにしても研究情報を使うのは相当難しい。伝わりやすい，伝わりにくいというところですでに情報がゆがめられている。よい研究が伝わりにくく，問題のある研究が伝わりやすかったりすることもある。

　本書で問題になるのは，恐らく前者の伝わりにくい研究である。なぜなら，伝わりやすいような領域の研究は，多くの人がしのぎを削ってやっているので，わざわざ忙しい臨床家が無理して研究しなくても，誰かが勝手にやってくれるからである。さらに，そのような研究結果はどんどん世の中へも情報提供されるだろう。

　本書で強調したいことの一つは，誰もやらないような価値ある研究の重

表3 論文を使う場合の困難を示す実例

1. 周術期の抗菌薬は術前1回で十分という論文があるのに，術後投与が続けられる
2. サリドマイドに対して妊婦に対する安全性を担保する論文がないのに，妊婦に使用される
3. サリドマイドが催奇性を持つかもしれないという研究が出ているのに，まだはっきりと因果関係が示されているわけではないと，サリドマイドが使用され続ける

要性，結果が出てもなかなか普及しないけれども，本当は早く普及すべき研究結果の重要性である。誰もやらないような研究を実施するためにはどのように研究したらいいのか，誰も伝えてはくれないような研究結果をどのようにして伝えていけばいいのか，それ自体がまた研究の課題となる。

研究の実施，研究結果の普及，研究結果の現場での利用，その流れの中で，臨床研究をとらえること。単に研究を実施することが研究者の役割ではない。「つくり，つたえ，つかう」という全体が研究であるという立場に立って研究を実施する研究者の，バックアップをいかにしていくか，それが本章の最大の目的である。

周術期の抗菌薬の例でいえば，術前投与で十分有効というRCTのような研究が重要であることはいうまでもないが，その術前投与が実際の現場で使われているかどうかの研究，使われていないのであればその原因の研究，何をすれば使われるようになるかの研究が同時に重要である。そして，理論と実践のギャップの大きさが明らかな現状で，一連の研究を一括して考えるような研究者や臨床家が，求められているのである。

研究者と実践家のギャップ

理論と実践のギャップのほかに，研究者と実践者のギャップというものもある。研究をする人たちは新しいことが好きである。逆に実践する人は，そうそう毎日新しいことがあっては大変である。むしろあまり変わらない

日々が重要である。研究を行いながら臨床にも携わっている医師は多いが，そうした両方にかかわるものであっても，自分自身の研究結果はすぐにでも臨床に応用したいし，他人の研究を自分の臨床に利用しようとなるとなかなか困難だということである。研究者と臨床家の間にはそういう決定的な溝がある。そこにも論文結果がうまく利用されない原因がある。

その決定的な溝に迫るためには，研究者は新しいものにより批判的に，実践者は古いものにより批判的になる立場が求められる。そういうバランス感覚を持ち，革新的な研究者と保守的な実践家の両方の資質を持ち合わせた，新たな研究─実践家，実践─研究者が求められている。それはつまり，論文を使うことの困難さをよく理解しているものが研究し臨床を実践する，ということの重要性ということにほかならない。

論文を使うことの困難さについて，理論と実践のギャップ，研究者と実践家のギャップという視点で分析してみた。次章からは，実際の論文例を元に，読むことから始める臨床研究の各論へと入っていきたい。

文献

1) Stone HH, Haney BB, Kolb LD, et al：Prophylactic and preventive antibiotic therapy：timing, duration and economics. Ann Surg 189：691-698, 1979
2) Peipert JF, Weitzen S, Cruickshank C, et al：Risk factors for febrile morbidity after hysterectomy. Obstet Gynecol 103：86-91, 2004
3) 森 亨訳：効果と効率．サイエンティスト社，東京，1999
4) Oxman AD, Sackett DL, Guyatt GH：Users' guides to the medical literature Ⅰ. How to get started. The Evidence-Based Medicine Working Group. JAMA 270：2093-2095, 1993
5) 津谷喜一郎：EBMのための情報戦略 エビデンスをつくる，つたえる，つかう．中外医学社，東京，2000
6) 杉山 博：いわゆるサリドマイド問題に関する統計的考察．日本医事新報 2351：29-31, 1969
7) Rajkumar SV, Blood E, Vesole D, et al：Phase Ⅲ clinical trial of thalidomide plus dexamethasone compared with dexamethasone alone in newly diagnosed multiple myeloma：a clinical trial coordinated by the Eastern Cooperative Oncology Group. J Clin Oncol 24：431-436, 2006

論文を読む 3

論文のイントロダクションを読む

名郷 直樹

研究背景の重要性

　研究にとって，ちょっとした思いつきが大事である。多くのリサーチクエスチョンは，臨床上のちょっとした疑問がきっかけになることが多い。しかしその思いつきが研究につながるかどうかは，思いつきそのものよりも，思いつきが生じる背景についての理解にかかっている。せっかくの思いつきが，すでに誰かによって研究されているのであれば，よい研究にはならない。単なる二番煎じである。あるいは誰もそのような研究を行っていないとしても，その研究結果が誰の興味も引かないようなものであれば，それもまたよい研究にはならない。これまでに行われたことがない研究であり，さらには誰もがその研究を待っているという状況で，背景を十分把握して取り組めば，よい研究につながる。

　研究を始めるに当たって，研究の背景を理解するためにはどうすればよいか，まずそこが重要である。しかし，その対処法は案外単純である。その領域において日々の臨床に真摯に取り組むこと，関連領域の研究論文を網羅していること，その2点である。それができていれば，おのずとよいリサーチクエスチョンが生み出されるだろう。もちろん，言うは易く行うは難し，であるが。

　そこで，先にあげた重要ポイント二つのうち，後者の関連領域の研究論文を網羅するための第一歩として，実際の論文に書かれている研究の背景を読みこみ，研究背景の重要性について，具体的に考えてみよう。

研究にいたる道のりとしてのイントロダクション

　研究の背景は，イントロダクション，論文の本文の最初のパートに書かれている。よい論文では，その背景がよくわかるように書かれている。そのよく書かれた研究背景を読むことは，よい臨床研究をするために必須である。イントロダクションは，研究に対して必須であると同時に，臨床医の日々の臨床にとっても，論文の中で最も役に立つ部分かもしれない。そこには，現在の医療に至るまでの研究の歴史が非常にコンパクトにまとめられている。

　医療は，日々の臨床の積み重ねにより，また，日々の臨床から出た疑問を解決するための研究の地道な積み重ねにより，徐々に進歩してきたし，これからも少しずつ進歩していくだろう。医療を一気に進歩させるような大発見は，そうそうあるものではないし，大発見のみが重要というわけではなく，大発見以後の地道な積み重ねが，大発見と同様に重要である。よいイントロダクションには，その積み重ねがよく整理されて書かれている。

　イントロダクションは**表4**に示すような構造を持つ。まずは研究の重要性，それから，これまでの研究のまとめ，何がわかっていて，何がわかっていないのか。そして，これまでわかっていない中でこの研究でどの問題に取り組むか，である。この点については『論文を書く5』で述べる通りで

表4　**イントロダクションの構造**

O 研究の背景
ν 研究の重要性
ν 類似の研究
o これまでにわかっていること
o わかっていないこと
O 研究仮説
ν わかっていない中で何を検討するか

ある。known, unknown, problem（hypothesis or question）の三段論法である。

表4ではさらに「研究の重要性」を一番先頭に配置してある。この構造を念頭に置きながら，実際の論文[1]を例に，イントロダクションを読んでみよう。詳細に読み込むことで，一つの研究に至るまでの道のり，研究の背景をたどることができる。

会陰切開の論文を例に

表5にこの論文のイントロダクションの全文を示す。これを参照しながら本文を読んでいただければよりわかりやすいだろう。

イントロダクションの最初には，以下のように書かれている。

> Episiotomy is among the most common surgical procedures experienced by women in the United States.[1] Thirty percent to 35% of vaginal births include episiotomy.

「アメリカの女性が経験する手術のうち最も多いものの一つである」「経腟分娩の30〜35％に行われている」と書かれている。女性のかなりの割合が経験するという意味で，経腟分娩時の会陰切開はまず量的に重要な問題であることがわかる。会陰切開について何か問題があれば，大部分の女性に関係する問題である。

そこから先に，どんな具体的な問題があげられ，そのうちのどんな問題をこの論文でとりあげているかをみていこう。

衝撃の事実？

先ほどの記述のあとには，以下のような記述がある。

> randomized clinical trials in the mid and late 1980s found that routine episiotomy compared with restrictive use was associated with higher risk of anal sphincter and rectal injuries and precluded a woman from

表5 　論文のイントロダクションの全文(Hartman ら，2005)[1]

Episiotomy is among the most common surgical procedures experienced by women in the United States.[1] Thirty percent to 35% of vaginal births include episiotomy.[2,3] Episiotomy became routine practice well before emphasis on using outcomes research to inform practice. In seeking to establish an evidence base to support or refute the use of episiotomy, randomized clinical trials in the mid and late 1980s found that routine episiotomy compared with restrictive use was associated with higher risk of anal sphincter and rectal injuries and precluded a woman from giving birth with an intact or minimally damaged perineum.[4-7] Larger trials in more varied populations followed in the 1990s, with similar results. Investigators also began to assess longer-term outcomes such as persistent pain, pelvic floor defects, urinary and rectal continence, and sexual function and satisfaction. Despite decades of research, which many interpret as definitive evidence against routine use of episiotomy, little professional consensus has developed about the appropriateness of routine use. Lack of consensus is illustrated by variation in use. At 18 Philadelphia hospitals studied in the mid 1990s, 42% of women overall had an episiotomy, while hospital averages ranged from 20% to 73%.[8] From 1987 to 1992, Low and colleagues[9] documented clinician level variation from 13.3% to 84.6%, with an average of 51% among spontaneous term births in a prospectively enrolled population of uncomplicated births. Wide variation existed among both midwives and physicians. Variation has also been reported by time of day[10] and by facility type, size, and location.[11] Obstetric health care practitioners who view episiotomy favorably endorse survey items that state that episiotomy should be used to "prevent perineal trauma and to prevent pelvic floor relaxation and the consequences of pelvic floor relaxation, such as bladder prolapse and urinary incontinence." Furthermore, they agree with the statement that they "prefer to employ episiotomy frequently because it is easier to repair than the laceration that results when episiotomy is not used."[12] Simultaneous belief in prevention of future sequelae and ease of repair creates potential for misattributed motivations. National data on use of episiotomy show a consistent decline over the prior 2 decades.[1,2] However, persistent wide practice variation suggests that episiotomy use is heavily driven by local professional norms, experiences in training, and individual practitioner preference rather than variation in the needs of individual women at the time of vaginal birth. Our goal was to refocus attention on routine episiotomy by systematically reviewing the best evidence available about the maternal outcomes of routine vs restrictive use of episiotomy, including type of episiotomy. Specifically, we sought to describe maternal outcomes such as degree of perineal injury and pain close to the time of birth, as well as longerterm outcomes such as urinary and fecal incontinence, pelvic floor defects, and sexual dysfunction.

> giving birth with an intact or minimally damaged perineum.

　意外なことが書いてある。会陰部の損傷を防ぐはずの会陰切開で、むしろ肛門括約筋や直腸の損傷の危険が高くなるというのである。それもRCTの結果として示されているとある。にもかかわらず、最もよく行われている手術手技だというのである。さらに以下の記述が続く。

> Larger trials in more varied populations followed in the 1990s, with similar results. Investigators also began to assess longer-term outcomes such as persistent pain, pelvic floor defects, urinary and rectal continence, and sexual function and satisfaction.

　その後の大規模な研究でも、同様な結果が示され、長期のアウトカムについても検討され始めているということであるが、その結果については示されていない。長期のアウトカムについては、まだ一定の見解が出されていないということであろうか。

　私の長男と長女は1980年代後半の生まれであるが、どちらの時も会陰切開が行われていた。その時何か問題が起きたわけではないが、それは会陰切開によってもたらされたわけではなく、単なる偶然だったか、別に会陰切開を行わなくても大丈夫だったと考えたほうがいいのかもしれない。RCTの結果によれば、ルーチンの会陰切開のほうで問題が多いというのである。ということは、現在では以前のようには会陰切開は行われていないのだろうか。さらに読み進めると、またまた驚くべきことが書いてある。

> At 18 Philadelphia hospitals studied in the mid 1990s, 42% of women overall had an episiotomy

　1990年代の研究でも、42％に行われていたとある。どういうことか。ただ、その42％というのは平均に過ぎず、以下のように臨床家により大きなばらつきがあることが示されている。

> Low and colleagues documented clinician level variation from 13.3% to 84.6%

そのあとの記述では，以下のようにも書かれている。

> National data on use of episiotomy show a consistent decline over the prior 2 decades.

ここ 20 年で減少傾向にあることも示されているようだ。しかし，会陰切開を好む臨床医が臨床の現場で行っているのは以下のようなことであるという。

> Obstetric health care practitioners who view episiotomy favorably endorse survey items that state that episiotomy should be used to "prevent perineal trauma and to prevent pelvic floor relaxation and the consequences of pelvic floor relaxation, such as bladder prolapse and urinary incontinence." Furthermore, they agree with the statement that they "prefer to employ episiotomy frequently because it is easier to repair than the laceration that results when episiotomy is not used." Simultaneous belief in prevention of future sequelae and ease of repair creates potential for misattributed motivations.

ルーチンの会陰切開の有害性を示した論文結果を説明することなく，膀胱脱や尿失禁などの骨盤底の弛緩を予防したり，会陰裂傷が起きた場合でも，修復が容易になると，ルーチンの会陰切開を好む臨床家が説明している現状を指摘している。

そしてイントロダクションの最後には，この研究の目的が示されている。

> Specifically, we sought to describe maternal outcomes such as degree of perineal injury and pain close to the time of birth, as well as longerterm outcomes such as urinary and fecal incontinence, pelvic floor defects, and sexual dysfunction.

この研究では，分娩時の会陰損傷の程度や痛み，また尿便失禁，骨盤底の機能異常，性機能障害の長期のアウトカムについて検討するということが明確に述べられている。

🔵 イントロダクションのまとめ

それでは今読んできたイントロダクションを，筆者なりにまとめてみることにする。

「経腟分娩時のルーチンの会陰切開は，分娩時の損傷を予防するという研究がない時代から広く行われ，予防どころか有害の可能性が示されたRCTが報告された以後も，日常的に行われ続けている。その施行率には施設によって大きな幅があるが，全体としては減少傾向にある。ただ長期のアウトカムについては明確に示されておらず，この研究では，分娩時の会陰損傷の程度や痛みだけでなく，尿便失禁，骨盤底の機能異常，性機能障害の長期のアウトカムについても検討する」

どうだろうか。このイントロダクションを読んで分娩時のルーチンの会陰切開の現状と，研究の方向性がみえてきただろうか。

🔵 臨床における会陰切開の位置づけ

まず第一の点は，ルーチンの会陰切開は広く行われる手技であるにもかかわらず，これまでの研究では，有害性を示唆する報告はあっても，有効性については明らかでないということである。本研究はこの延長上にリサーチクエスチョンを設定している。

上記のクエスチョンは臨床研究の王道である。現場の観察，それを確かめるための観察研究，臨床試験，さらに臨床試験をまとめたメタ分析という流れである。この研究は，これまでに行われた臨床試験をまとめたメタ分析である。これを私は臨床研究の王道と呼んでいる（表6）。

もう一つ重要な点がある。臨床で実際に行われている医療と臨床研究の結果のギャップである。また，現場の医療のバリエーションの広さである。

これらの問題は，一般的には，エビデンス-プラクティスギャップと呼ばれる。今回の論文に即していえば，会陰切開の有効性について，RCTでの

表6　臨床研究の王道
- 現場の観察
- 観察研究
- 介入研究
- 介入研究のメタ分析

表7　臨床研究の新しい王道
- エビデンスとプラクティスのギャップを記述
- エビデンスとプラクティスのギャップを生み出す原因の検討
- エビデンスとプラクティスのギャップを埋める方法の検討

検討がなされた以後も，臨床医の行動が変わらないのはなぜか，という疑問である。また，同じ時代においても，会陰切開の施行率について，医師間のバリエーションが大きいのはなぜか，というようなこともある。さらに，これだけ根強く行われているのは，一部の特定の患者群では，ルーチンの会陰切開が有効なのかもしれない。現場の臨床家は，そのような目星をつけてやっている可能性もある。そうした会陰切開が有効と考えられる患者群を特定するというのも重要な臨床研究である。

　これは，前章で「論文を使うことの難しさ」と題して取り上げた問題にほかならない。そしてこの論文の使うことの難しさという問題は，実は臨床研究の重要なリサーチクエスチョンそのものである。あらゆる臨床研究にとって，このエビデンス-プラクティスギャップの問題は，今後ますます重要になっていくだろう(表7)。

　筆者自身の最近の興味でいえば，前者の臨床試験からメタ分析に至る道筋よりも，エビデンス-プラクティスギャップについての研究に傾いている。本章でとりあげた論文も，これまでの臨床研究の結果からして，ルーチンの会陰切開の有効性についてはあまり期待できないという現状に立って，こうしたエビデンスの発表にもかかわらず，なぜ臨床医の行動が変わ

らないかについての研究，という方向性をもっと考慮してもよいと思われる。

まとめ

　論文のイントロダクションを読み込むことを通じて，研究の背景の理解の重要性，それに続くリサーチクエスチョンについて，まとめた．次回は臨床研究の王道である臨床試験の結果の読み方について紹介する．

参考文献

1) Hartmann K, Viswanathan M, Palmieri R, et al：Outcomes of routine episiotomy：a systematic review. JAMA 293(17)：2141-2148, 2005

論文を読む 4

治療効果を検討した研究の結果を読む

名郷 直樹

はじめに

　今回は実際の論文を例に，結果の読み方について解説する。なぜ結果からなのか，不思議に思われるかもしれない。しかし，結果が読めるようになることが，研究への近道，第一歩である。結果が読めるようになると，論文が読みたくなるからである。とりあえず結果だけでも読めるようになると，論文を読む楽しみが倍増する。そしてたくさんの論文を読めば読むほど，それを臨床に生かすチャンスは増えるし，そうして研究を臨床に生かすうちに，今度は自分でも研究がしたくなる。そういう狙いで，結果の読みから入っていこうというわけである。

　まず結論を眺め，実数で検討し，相対危険を計算し，絶対危険を計算し，一つの論文結果を多面的に評価することで，結果の示し方とその解釈のギャップを示すのが本章の目的である。

結論をみる

　前章で紹介したのとは異なる会陰切開のメタ分析の論文[1]である。まずその結論をみてみよう。抄録の結論は以下のように書かれている（表8）。

　「会陰切開を制限してルーチンで行わないグループでは，後方の会陰裂創が少なく，縫合や合併症が少なく，痛みや重症の腟や会陰裂創が少ないなど，多くの利益がある。痛みや重症の会陰裂創には差を認めない。しかし，前方の会陰裂創は多い」

　多くの利益と少ない害，この結論を読んだ多くは，会陰切開をルーチンに行うのは控えたほうがいいと考えるだろう。まずこの結論を読んで，会

表8 **論文の抄録**(Carroli ら，2009)[1]

BACKGROUND : Episiotomy is done to prevent severe perineal tears, but its routine use has been questioned. The relative effects of midline compared with midlateral episiotomy are unclear. OBJECTIVES : The objective of this review was to assess the effects of restrictive use of episiotomy compared with routine episiotomy during vaginal birth. SEARCH STRATEGY : We searched the Cochrane Pregnancy and Childbirth Group's Trials Register (March 2008). SELECTION CRITERIA : Randomized trials comparing restrictive use of episiotomy with routine use of episiotomy ; restrictive use of mediolateral episiotomy versus routine mediolateral episiotomy ; restrictive use of midline episiotomy versus routine midline episiotomy ; and use of midline episiotomy versus mediolateral episiotomy. DATA COLLECTION AND ANALYSIS : The two review authors independently assessed trial quality and extracted the data. MAIN RESULTS : We included eight studies (5541 women). In the routine episiotomy group, 75.15% (2035/2708) of women had episiotomies, while the rate in the restrictive episiotomy group was 28.40% (776/2733). Compared with routine use, restrictive episiotomy resulted in less severe perineal trauma (relative risk (RR) 0.67, 95% confidence interval (CI) 0.49 to 0.91), less suturing (RR 0.71, 95% CI 0.61 to 0.81) and fewer healing complications (RR 0.69, 95% CI 0.56 to 0.85). Restrictive episiotomy was associated with more anterior perineal trauma (RR 1.84, 95% CI 1.61 to 2.10). There was no difference in severe vaginal/perineal trauma (RR 0.92, 95% CI 0.72 to 1.18) ; dyspareunia (RR 1.02, 95% CI 0.90 to 1.16) ; urinary incontinence (RR 0.98, 95% CI 0.79 to 1.20) or several pain measures. Results for restrictive versus routine mediolateral versus midline episiotomy were similar to the overall comparison. AUTHORS' CONCLUSIONS : Restrictive episiotomy policies appear to have a number of benefits compared to policies based on routine episiotomy. There is less posterior perineal trauma, less suturing and fewer complications, no difference for most pain measures and severe vaginal or perineal trauma, but there was an increased risk of anterior perineal trauma with restrictive episiotomy.

陰切開をルーチンに行わず制限することに，どんな効果を想定するか，一度立ち止まって考えてみよう。

結論は数字を使わずに記述されることが多く，解釈が含まれている。この最終的な結論の基となる研究結果にさかのぼり，それをできるだけ多面的，批判的に吟味してみよう。

実数でみる

　まず，研究結果を指標化する以前の実数でみてみる（これは抄録からは読み取れない，興味がある読者は全文を入手してみよう）。会陰切開に制限を加える群では 62/2,214 に重症の会陰裂創があり，ルーチンに切開する群では，93/2,190 に起こっている。また前方の会陰裂創については，切開を制限する群で 498/2,415，ルーチンに行う群では 270/2,481 と後者で少ない。また 10 日の時点で鎮痛剤を必要としたものは，切開を制限するグループで 13/439，ルーチンに行う群では 9/446 と，これもルーチン群のほうが少ない。

　抄録の結論に矛盾しない結果だろうか。この時点でよく考えてみて欲しい。

相対指標でみる

1. 相対危険

　相対指標とは，割り算の指標である。その代表は相対危険（Relative Risk：RR）で，治療群でのイベント発症率を対照群のイベント発症率で割ったものである。1 の時に効果なし，1 より小さければ小さいほど治療効果が大きく，1 より大きければ大きいほど有害である，という指標である。重症の会陰裂創では 0.67 と切開を制限する群で少なくなっている。ルーチン群で 100 の重症会陰裂創が起こるところ，切開を制限すると 67 に減少するということである。また前方の会陰裂創については，1.84 と，制限群で多くなっている。ルーチン群で 100 のところ，制限群では 184 のイベントが起きるということである。100 から 67 に減らすというのに比べて，100 から 184 に増やすというほうが，インパクトのある結果のような気がするのではないだろうか。また，10 日の時点で鎮痛剤を必要とした人は 1.47 と，これも制限群で多くなっている。

2. 相対危険減少

相対危険が 0.67 という場合，治療によりイベントが 100 から 67 に減るというわけであるが，100 から 67 を引いて 33 減るという言い方もできる。正確には，1－RR で 1－0.67＝0.33，制限群で 33％重症な会陰裂創が減少するということである。この 1 から RR を引いたものを相対危険減少(Relative Risk Reduction：RRR)と呼ぶ。

先ほどの例では前方の会陰裂創は RR が 1.84 で，治療群でイベントが多くなっている。こうしたときは，RR－1 を計算して，相対危険増加(Relative Risk Increase：RRI)と呼ぶ。切開制限群では 84％前方会陰裂創が増加するということになり，重症な裂創を 33％減らし，軽症を含めたものを 84％増加させるという微妙な結果になる。

結論を読んだ印象，実数でみた感じ，相対指標で検討した結果に，違いがあると感じる。しかし，それぞれ同じ研究結果を元にしたもので，決して別々の論文の結果を示しているわけではない。

◎ 絶対指標でみる

1. 絶対危険減少

今度は，両群のイベント発症率の引き算の指標である絶対指標でみてみよう。まずはルーチン群から制限群を引いてみよう。この単なる引き算の指標を絶対危険減少(Absolute Risk Reduction：ARR)という。重症会陰裂創では，制限群で 1.4％少なく，前方の会陰裂創では 9.7％制限群で多い。この後者のように，対照群でイベントが多い場合には，治療群から対照群を引き，これを絶対危険増加(Absolute Risk Increase：ARI)と呼ぶ。

2. 治療必要数

さらにこの ARR を逆数にした指標を治療必要数(Number Needed to Treat：NNT)という。何人治療すると治療のおかげでイベントが 1 例減るかという指標である。これを計算すると，70 人を制限群で治療すると，ルー

チン群に対して 1 人の重症会陰裂創を減らすことができるという結果である。それに対して，11 人制限群で治療すると前方の会陰裂創が 1 人増えるという結果である。後者は NNT として計算するとマイナスの数字になってしまうが，これをプラスの指標にして（ARI の逆数を計算しても同じ），害必要数（Number Needed to Harm：NNH）と呼ぶ。

　この二つの指標を単純に比較すれば，重症の会陰裂創を 1 名減らすごとに，軽症も含めた前方の会陰裂創を 6～7 人増やしている計算となる。こうなると，もう最初に読んだ結論とは全く逆の効果ではないかと思う読者が多くなるのではないだろうか。

3. Likelihood of being Helped versus Harm：LHH

　もちろん重症の裂層と軽症も含めた裂層を，単純に同じ指標で比較することには問題もある。しかし，重症の裂創 1 名の減少が軽症 6～7 名の減少に対して 6～7 倍以上のインパクトがある効果であれば，それでも有効といってもいいかもしれない。そのようなイベントのインパクトを加味して効果と害のバランスを検討する方法については，Likelihood of being Helped versus Harm：LHH という指標がある。この LHH に今のところ定着した日本語訳はない。そもそもあまり使われていないということもある。害に対する治療効果の見込み，というようなことであるが，指標の名前としては不適切である。誰かいい訳語を考えてほしい。

　LHH は，NNT の逆数と NNH の逆数の比で，先ほどの 70 という NNT と 11 という NNH の数字を使えば，(1/NNT)/(1/NNH)＝11/70＝0.16 と計算される。害に対して効果が 0.16 に過ぎず，有害である，という結果になる。ただ重症と軽症も含めたものを単純には比較できないので，それぞれに重み付けをして補正した LHH を計算する。重み付けには，個人的なファクターと重症の度合いの二つの要素がある。個人的なファクターは "ft"，"fh" と表記されるが，それぞれ目の前の個別の患者のイベントリスクが，効果を示すイベントについて ft 倍，害について fh 倍，という

わけである．その個別の患者リスクを考慮したNNT，NNHを用い，個別の状況にフィットしたLHHを計算する．さらにイベントの重症度やインパクトを加味する"s"という指標を導入し，さらに効果と害のバランスを視点を変えて検討する．

　一例を示そう．目の前の患者が，重症の会陰裂創のリスクが一般的な研究に参加した患者より2倍ハイリスクで，前方の会陰裂創のリスクが1.5倍高い場合，NNTは1/2に，NNHは1/1.5になる．さらに重症な裂創を5倍重視してLHHを計算すると，これを分子にかけて，以下のような式で補正した調整LHHが計算できる．

　調整LHH＝（1/NNT）×ft×s/（1/NNH）×fh
　＝（1/70）×2×5/（1/11）×1.5＝1.05

　補正したLHHは1.05となり，害に対する利益の割合が1を超え，若干利益のほうが大きくなるという結果である．しかし，実際にft，fh，sを見積もることはなかなか難しい．そうした場合には，これらの数字を変数に見立て，感度分析するという方法もある．ft，fh，sをいくつ以上と見積もれば，治療効果のほうが大きくなるかというような解析である．ただ実際の原著論文やメタ分析でそのような解析をしている論文をみたことは未だないが，今後登場してくるのは間違いないと思われる．

　ここまでに示した指標の計算方法と論文を基に計算した結果を**表9，10**にまとめる．もう一度これらの指標をそれぞれ見直して，治療効果のどんな側面を強調しているかをよく考えてみよう．どの指標も重要であるが，それぞれに特徴があり，それぞれの特徴をよく知ることが重要である．

◉ 適切な指標とは何か

　結果というのは客観的な数字で評価されていると思っていた人も多いのではないだろうか．しかし，それはとんでもない勘違いというものである．結果はその示し方により全く違ってみえるものである．文章で記述された

表9 さまざまな指標の計算方法まとめ

	治療群	対照群
イベントあり	a	b
イベントなし	c	d
	N1	N2

Relative Risk：RR＝a/N1／b/N2
Relative Risk Reduction：RRR＝1－RR
Relative Risk Increase：RRI＝RR－1

Absolute Risk Reduction：ARR＝b/N2－a/N1
Number Needed to Treat：NNT＝1/ARR

Absolute Risk Increase：ARI＝a/N1－b/N2
Number Needed to Harm＝1/ARI

Likelihood of being Helped versus Harmed：LHH
　＝(1/NNT)/(1/NNH)
調整 LHH＝(1/NNT)×ft×s/(1/NNH)×fh

　ft：NNT の計算に使ったイベントのリスクが研究に参加した平均的な患者に対して目の前の患者で ft 倍

　fh：NNH の計算に使ったイベントのリスクが研究に参加した平均的患者に対して目の前の患者で fh 倍

　s：NNT の計算に使ったイベントの重症度，インパクトが NNH の計算に使ったイベントの重症度，インパクトの s 倍

　結論と同様，計算された指標のそれぞれも，結果に関する一つの解釈を示しているに過ぎない。一見，解釈を含んでいないと思わせるところに，これらの指標の最大の問題点がある。指標化とは結果の解釈にほかならない，このことは本章で最も強調したいことである。

　この章でも，あくまで論文結果を読むという視点で書き進めてきたが，自分自身が研究論文を書く場合，いったいどの表現で書こうと思うか，あるいはどの表現が最も適切だと思うだろうか。やはり治療効果を大きく示すような指標を使いたいし，害を小さくみせるような指標を使いたいと思う部分がないとはいえない。客観的だと思われている数値化された指標も，

表10　論文結果の各指標のまとめ

重症会陰裂創	切開制限群	ルーチン群
あり	62	93
なし	2,152	2,097
	2,214	2,190

RR＝0.67
RRR＝33%
ARR＝1.4%
NNT＝70

前方会陰裂創	切開制限群	ルーチン群
あり	498	270
なし	1,917	2,211
	2,415	2,481

RR＝1.47
RRI＝47%
ARI＝9.7%
NNH＝11
LHH＝0.16
調整LHH(ft：2, fh：1.5, s：5)
　＝1.05

研究者のそうしたバイアスから決して自由ではない。どの指標で書こうかなどと考えること自体，研究者として問題がある。

　どれが適切な指標だということはない。むしろ，どれか一つを選んで示すというのは問題が多い。論文結果は一つの指標ではなく，複数の指標で多面的に示される必要がある。今後の治療効果を評価する論文は，本章で示したような多様な指標で効果を評価する必要がある。少なくとも一つの相対指標，一つの絶対指標，それぞれの信頼区間というのは最低限の示し方であると思う。現時点での結果を示す王道は，相対指標と危険率(後述)である。しかしそれは結果のほんの一側面しか表していないことを肝に銘じるべきである。

　次章では，結果の読み方をさらに踏み込んで示し，統計学的な検討を含め，解釈のよりどころについて解説する。

文献

1) Carroli G, Mignini L：Episiotomy for vaginal birth. Cochrane Database Syst Rev(1)：CD000081, 2009

論文を読む 5

治療効果の実体とは何か

名郷 直樹

治療効果の実体を疑う

　前章は，治療の論文の結果の読み方について，相対危険や治療必要数などの指標の計算方法と解釈を中心に解説した。本章は，それに統計学的な検討方法の解説を加え，さらに「治療効果がある」，あるいは「治療が有効である」ということがどういうことかについての，私見を述べてみたい。

　治療が有効かどうかというのは，複雑な問題である。その複雑さの一面を，前章でいくらか紹介した。同じ臨床試験の結果でも，相対危険と治療必要数では，結果が全然違う印象に感じられる。「感じられる」ということ自体，すでに客観性を欠いている。誰がみても同じという結果ではない。指標によって全く違う感じ方をするのである。さらに同じ指標であっても，みる人によって解釈が変化する。これは，指標化による治療効果の提示には，客観性があるだけではなくて，解釈が入り込むということの証明ではないだろうか。

　本章の表題を「治療効果の実体」としたのは，そもそも治療効果というものが客観的に提示できるものなのかどうか，そこから疑ってみようというのである。ひょっとしたら，臨床試験で検討されるような治療効果というのは幻に過ぎないのではないか，というのが筆者の問題意識である。それが本当に幻だとすると，臨床試験の存在意義そのものがないということになりかねない。しかし，本当に臨床試験の存在意義があるのかというところまでさかのぼって，いま一度臨床試験が示す治療効果というものについて，考えてみたい。

🔵 臨床試験のナイーブさ

　臨床試験にかかわる人たちの多くは，「治療効果の実体」ということについてあまりにナイーブな面がある。端的にいえば，治療効果は，ある/なしの二つに明確に分けることができると思っている臨床家や研究者が案外多い，ということである。しかし，臨床家はいざ知らず，研究者ではそれほどではないだろうという反論があるかもしれない。しかし，そこまで紋切り型に考えるほど幼稚ではないとしても，臨床試験の研究者にとって，「生み出された臨床研究の結果はおなかを痛めた我が子のようなものである」といえば，多くの研究者に当てはまるだろう。我が子のことを悪くいうことは難しいし，できるだけよい子に育って欲しいと願うように，自分がかかわった臨床試験の欠点をあげつらうことは困難だし，我が子同然の臨床試験の結果が，よりよい治療効果を示してくれるように研究を進めたいと思うのは，親として当然のことである。これを臨床試験のバイアスと呼ぶ。また，たまたまよい結果が出れば，その結果を是非利用したいと思うだろう。これを臨床試験の偶然と呼ぶ。

🔵 バイアスと偶然

　このような状況では，とにかく治療効果を示したいという考えが優性になるほかない。ずるをしてでも試験でよい結果をとらせたい，そう思う親もいるように，ずるをしてよい試験結果を出そうという研究者がいないとも限らない。考えてみれば，子どもが受けるのは入学試験，臨床研究者が行うのが臨床試験，どちらも試験である。試験には不正とバイアスがつきものである。だから，ランダム化やプラセボなどのバイアスに対する対策が講じられる。ランダム化やプラセボでバイアスがコントロールできる，そう考えるべきではない。どうしてもバイアスが入り込むので，ランダム化やプラセボの利用を考慮するほかないのである。そこまで手間暇かけて

も，治療効果を示したいのである。その手間暇をかける方法の読み込みについては，次章で解説する。

　先に示したように，よい結果を出したいという時に，もう一つ利用できるものがある。それが偶然である。自分の息子の成績を示す時に，たまたまよい結果が出た試験の結果だけ利用するという方法である。同様に臨床試験でも，たまたまよい結果が出た試験だけを利用するということも可能である。こうした流れを考えれば，統計学によって偶然の影響がコントロールできると思うのは，バイアスの時と同様，早計というものである。偶然の影響が避けがたいので，統計学を必要としているのである。

　そこで今回は，バイアスがすべてコントロールされた上で提供された結果という仮定のもとに，偶然の影響を考慮し，研究によって示された結果が，「治療効果の実体」といってよいものかどうか，あるいはそういう形で示される「治療効果の実体」を，本当に実体と呼んでよいものなのかどうか，そういうややこしいことを考えてみたい。

　また，仮に治療の実体というものがあるとしても，相対危険や治療必要数のような指標や，統計学的な検討方法でその実体に迫ることができるのかどうか，それも問題である。実体があるとしても，それに迫る方法がなければ，その実体はないのも同然である。

　それでは，まず前回からとりあげた指標を統計学的に検討することで偶然の影響を考慮しながら，治療効果の実体に迫れるものかどうか，一緒に考えてみよう。

統計学の二つの方法

　臨床試験の結果を検討する統計学的手法には，大雑把にいって二つの方法がある。一つは検定であり，もう一つは推定である。前者は危険率によって示され，後者は信頼区間という形で示される。偶然の影響を考慮して結果を解釈するためには，この二つの理解が必須である。しかし逆をいえば，

この二つさえ押さえておけば，偶然の影響を検討する最低限の道具を手にしたということになる。

　学生時代や臨床現場での抄読会などの機会で，我々が学んできた論文の読み方では，恐らく危険率を読むというのが王道だろう。信頼区間のほうが補助的な示し方である。抄読会の発表を聞いていても，危険率で提示する人が圧倒的に多い。信頼区間で説明しようとする人にはあまりお目にかかったことがない。ここに，論文結果を読む際の最大の問題点があり，また臨床家が研究をするために，どうしても乗り越えなければいけない壁があると感じている。

　臨床家は，薬を処方する/しないという二分法の判断をする。あるいは，せざるを得ないといったほうが適切かもしれない。そうしなければ日々の臨床が進んでいかない。そういう臨床家の行動と，危険率による有意差検定による，有意差あり/なしという検討方法は相性がよい。有意差があれば処方し，有意差がなければ処方しないという現実の行動に結び付けやすいからである。しかし，そこに統計学的な検討を解釈する際の最大の落とし穴がある。そして，その落とし穴に落ちないで解釈するための助けになるのが信頼区間による検討法である。それでは，それぞれの検討法についてみていくことにする。

検定：危険率

　検定とは，帰無仮説を設定し，帰無仮説が成立する確率を危険率として計算し，その危険率を有意水準と比べることにより，危険率が有意水準を下回れば，帰無仮説を棄却して有意差あり，と判定する方法である。そんな説明をしても何のことだかわからないかもしれないが，そのような説明で理解する必要はない。ただ多くの人は，実際には無意識のうちにそうして論文の結果を読んでいる。上記の方法を次のように言い換えれば，誰でも行っている方法だとわかるだろう。

「危険率を 0.05 と比べて，小さければ差がある，小さくなければ差がないと判定する」

この方法は使いやすい。先ほども述べたように臨床の判断はこのような二分法であるからだ。だから，検定による差がある/ないという二分法は，治療が有効/無効という二分法に直結する。そこに問題があると述べたが，そこをもう少し詳しくみていこう。

まず最初に強調しておかなければならないのは，この時の「差がある/ない」というのは，「統計学的に差がある/ない」ということであって，臨床的に差がある/ない，ということではないということである。統計学的な有意差と臨床的な有意差とは別物である。

二分法に基づく検定の落とし穴の実例を，前章で取り上げた会陰切開のメタ分析後に発表された RCT[1] の結果を例に，一歩踏み込んでみてみよう。
肛門括約筋の裂創について，ルーチン群では 8.1%，制限群では 10.9%，相対危険（この論文ではオッズ比で示されている）は 0.72 と報告されている。相対危険の指標だけでみると，ルーチン群で裂創は減少するという，前回のメタ分析とは逆の結果にみえる。しかし，危険率は 0.05 を超えており，統計学的には有意差なしという結果である。危険率だけで判断すると，両群には差がないという結論になる。これは臨床家からすると何か変である。なぜ変か。この結果を読む臨床家は，統計学的に判断するのではなくて，臨床的に判断するからである。臨床的にいえば，相対危険 0.72，つまり裂創を 100 から 72 に減らすのであれば，是非ルーチンに会陰切開をやりたいと思うだろう。しかし，統計学はそうはいわないのである。そこを統計学的な用語をなるべく使わずに，一般的な言葉で説明してみよう。

危険率を「まぐれで勝った可能性」と理解すると，統計学的に差がないということの理解の助けになる。優れていない治療も，まぐれで対照治療に勝ったりする。そこで，まぐれ勝ちでないと判断するための基準を設定して，「まぐれ勝ちの可能性が低い時に本当に勝った」と判定するのが統計学

的検定である。つまり先の論文も，臨床的な感覚ではルーチン群が勝ったようにみえるが，統計学的に考えると，まぐれで勝った可能性が大きいので，本当に勝ったとはいえないというのである。さらに，その時まぐれで勝った可能性がどれほど小さければ本当に勝ったとするかの基準が，有意水準である。この有意水準は通常 0.05 に設定される。先の論文では，まぐれで勝った可能性が 5%以上のため，本当に勝ったとはいえない，という結果であったのである。

　この有意水準 0.05 は，読者の皆さんにもなじみの深い数字であるが，なぜ 0.05 なのかについて考えてみる必要がある。まぐれで勝つ可能性が 5%未満なら本当に勝ったと判定するのはなぜか，ということである。まぐれで勝つ可能性が 5%未満なら本当に勝ったとするという判断は，やや甘いような気がする。20 回に 1 回は間違って差があるというわけだから，患者に害を及ぼす危険がある行為に対して，そのようなゆるい基準でいいのかという批判はあるだろう。

　実はこの 0.05 を有意水準として採用する科学的な根拠はない。恣意的に決められているに過ぎない。ただこの有意水準 0.05 がどの程度の差かについては，検討治療と対照治療が対決した時に，どちらかが 6 連勝するくらいの差ということができる。統計学的に有意差なしとは，ルーチン群が制限群に 6 連勝するほどの差はない，ひょっとしたら連敗することもある，ということである。しかし，危険率が 0.05 を少し上回るくらいなら，5 連勝くらいはするかもしれないのである。5 連勝するかもしれないような差を，差がないというのであるから，先ほどは 0.05 というようなゆるい基準でいいのかと書いたが，6 連勝以上という部分だけを考えると結構厳しい基準といえないこともない。しかしこの時注意しなければならないのは，6 連勝といっても 1 対 0 の 6 連勝と 10 対 0 の 6 連勝では全く違うということである。大差の 6 連勝と僅差の 6 連勝では，同じ 6 連勝でも臨床に対するインパクトが全く異なる場合もある。この同じ 6 連勝の差

表 11　検定を理解するためのエッセンス

統計学的有意差と臨床的有意差は異なる
危険率は「まぐれで勝った可能性」
まぐれで勝った可能性が5％未満なら本当に勝ったと判定する
まぐれで勝った可能性が5％未満とはどちらかが6連勝するくらいの差である
6連勝といっても大差の6連勝か，僅差の6連勝なのかは危険率を見てもわからない
有意差なしは無効な治療ではない
有意差ありは有効な治療ではない

が，大差か僅差かの判断については，相対危険などの指標の絶対値と次節で説明する信頼区間である程度推測することができる。

　最後に，有意差あり／なしの落とし穴について，もう一度まとめておこう。有意差なしといっても無効な治療というわけではない。勝つには勝っているわけだから，有効な治療かもしれない。逆に有意差ありといっても，5％近くはまぐれで勝った可能性が残るのであるから，有効な治療と即断できるわけではないし，極めて小さな差で勝っているだけかもしれない。その小さな差が，臨床的に有効といえるものかどうかは別に判断する必要がある。有意差とはあくまで有意水準0.05を基準とした統計学的な判断に過ぎず，臨床的な判断はそれとは別だと認識することが重要である。危険率を理解するためのエッセンスを**表11**にまとめた。

　また，この6連勝の差が有意水準0.05未満という基準に対応するという説明の詳細については省略した。興味がある方は拙著[2]を参照していただきたい。

◎ 推定：信頼区間

　それでは，危険率に続き，もう一つの統計学的検討の方法である推定，信頼区間についてみていこう。先ほどの結果を相対危険と信頼区間で示す

と，相対危険 0.72，95％信頼区間 (confidence interval：CI) が 0.28〜1.87 となる。

　こちらの解釈は危険率に比べるとなじみが薄いかもしれない。しかし，これからの臨床研究の結果は，この信頼区間による表現が優先される方向にある。実際この例として用いた論文も，信頼区間の記載はあるが危険率の記載はない。元論文を読み込むためには，危険率についての知識は不要であるが，信頼区間について知らないと結果が読めないようになっているのである。危険率の部分を読んでくじけた読者がいるかもしれないが，くじける必要はない。危険率の理解は今後不要になるかもしれないのである。

　それでは推定：信頼区間の説明に入っていこう。これを理解するために，まず最も重要なのは，「臨床試験は標本調査である」という点である。例えば，内閣支持率の調査を思い浮かべてみよう。本来なら全国民で調査すべきである。しかし，そんな手間もお金もかけていられないし，全員が答えてくれるなんてこともありえない。そこでどうするかというと，全体を代表するような標本を少数抽出して，その少数の調査結果を基に全体を類推するという手法がとられる。標本調査から全体を推定する，これが推定という方法の理解の基盤である。

　内閣支持率調査は一部の標本調査に過ぎないということを基盤にして考えれば，研究結果も内閣支持率調査と同様，ただ 1 回の標本調査の結果に過ぎないというわけである。本来なら，対象となる全員（これを母集団という）で検討する必要がある。しかしそれは現実的でないので，やむなく，承諾が得られた一部の人を対象に標本調査（これを臨床試験という）で検討しているのである。

　そこで信頼区間である。信頼区間とは，標本調査の結果から類推して，全体で調査した場合の効果は，ある確率でこの範囲にある，という形で示されるものである。先ほどの論文結果は，95％の確率でどの範囲にあるかで示されており，これを 95％信頼区間と呼ぶ。具体的にいうと，「標本調

査の相対危険 0.72 から類推して，全対象での結果は，95％の確率で 0.28〜1.87 の間に存在する」というわけである。100 から 28 まで裂創を減らすかもしれないし，100 から 187 に増やすかもしれないというのである。相対危険 0.72 だけを眺めていると有効な気がしてくるかもしれないが，信頼区間でみるとそうとはいえないということが明らかになるだろう。また有意差なしということが無効ではないということももう一度復習しておこう。信頼区間の下限で見た場合，100 から 28 まで減らすという結果で，それではとても無効とはいえないだろう。もちろん 100 から 187 に増やすかもしれないわけで有害でないともいえない。平たくいえば減るのか増えるのか，よくわからないということである。

　ここでもうひとつ強調しておきたいのは，重要なのは指標そのものでなくて，むしろ信頼区間のほうだということである。研究で得られた結果は一部の標本の結果に過ぎないので，それ自体が重要というよりは，そこから計算された全体を類推する信頼区間のほうが重要なのである。

　この時になぜ 95％なのかが，危険率の時と同様問題になる。しかし，これは危険率と同様な基準で，有意水準 0.05 に対応して設定されるのが，95％信頼区間である。危険率 0.01 なら 99％信頼区間がこれに対応する。つまり，95％信頼区間は有意水準 0.05 による検定の別の見方ということもできる。

　以上をまとめると臨床試験の結果における 95％信頼区間とは，以下のようにいえる。

　「標本調査である臨床試験の結果から推定して，全対象（母集団）での結果が 95％の確率で存在する範囲を 95％信頼区間と呼ぶ」

　危険率に対する信頼区間の特徴は，差があり/なしという二分法を採らないというところにある。二分法を採らず，ただ単に範囲を示すだけであるから，これは臨床には直接結び付けにくい。これが臨床医に普及しない一つの背景だろう。しかし，臨床家としては，有意差検定の二分法に惑わ

表12 信頼区間を理解するためのエッセンス

臨床試験は標本調査である
推定とは標本調査から母集団での結果を推定している
信頼区間は母集団での結果がある確率で存在する範囲である
標本調査の結果よりもそこから推定された信頼区間が重要である
信頼区間は範囲をみて，差あり/なしという二分法につなげないことが重要である

されず，信頼区間でのあいまいな示し方を受け入れ，有意差あり/なしとは別に，個別の患者にどういう医療を提供すべきなのか，最終的なところで初めて二分法を用いて判断するのである。

　論文結果を信頼区間で読み込んで，危険率はみないというほうが，臨床家らしい対応である。治療が有効かどうか，統計学的検討だけからは判断できない。統計学的な検討結果と臨床的な判断は別ものであるとは，まさにそういうことである。統計学的な有意差を直接臨床的な差に還元してしまうということこそ，臨床家が最も避けなければいけないことである。これを研究者の立場でいえば，安易な二分法で研究結果を示すことなく，少なくとも結果の曖昧さをそのまま提示するような信頼区間を使うのが，研究者にとっても重要だと考えている。

　信頼区間理解のためのエッセンスを**表12**にまとめた。

共通する問題

　信頼区間で示して，信頼区間で読むべきだと繰り返してきたが，信頼区間を利用した解釈にも大きな落とし穴がある。あいまいさをそのままにということは，逆にいえば都合のいいように利用しやすいということでもある。先の論文の例でいえば，相対危険の信頼区間の下限 0.28 を強調して，70%も不要な裂創を避けることが期待できるかもしれず，ルーチンで切開をすべきだというふうに利用できるし，上限 1.87 を利用して，2倍近く

裂創が増える可能性が残っているので，切開は最低限にとどめたほうがいいというふうにも使える。どんな研究結果が出ようとも，臨床家の好みで，どこを強調して説明するかのみが問題だったりする。こうなるとまさに研究の意義自体が問われるという状況である。

　臨床的な決断は，研究の後さまざまな因子を考慮し，患者と相談した上でなされるものである。EBM の実践は，患者の嗜好と，医師の臨床能力と，外部のエビデンスの統合であると定義されているが，まさにそのことを指している。

　検定，推定の二つの方法を説明する中で，推定に重きを置いて解説してきたが，いずれにせよ，研究結果から決定的な判断が導き出せるというわけではないことこそ，強調すべきだろう。論文で示されるものは，治療効果の実体というより，治療効果のある側面を切り取って示したもの，と考えるべきである。それは危険率で示そうが，信頼区間で示そうが基本的には変わらない。検定，推定の両方にかかわる共通の問題とは，いずれの方法も一面を示しているに過ぎないということである。さらに，その共通する問題という点では，前章で示した指標についても同様で，相対危険で示そうが，絶対危険で示そうが，一面を表現しているに過ぎないという問題ともパラレルである。

❾ 一次アウトカムの重要性

　以上が論文結果を統計学的に検討するための最低限の事項であるが，これにもう一つだけ，仮説の優先順位について追加しておきたい。

　検定にしろ，推定にしろ，一つの仮説に対して行われる時に限って，有意水準 0.05 や 95%信頼区間が意味を持つ。いくつも仮説を検定したり，推定したりすれば，その時にはもう有意水準は 0.05 でなくなっているし，信頼区間は 95%ではなくなっている。

　これは下手な鉄砲も数撃ちゃ当たる，ということである。まぐれで勝っ

た可能性が5％未満というのを，同時に複数の仮説に適用したら，全体としてまぐれで勝ってしまう可能性が5％を超えてしまう．一つ一つの仮説を有意水準0.05で検定した場合，二つの仮説のうち，少なくともどちらか一方がまぐれで勝つ可能性は，どちらもまぐれで勝っていない可能性の補集合であるから，$1-0.95^2=0.1$ と計算される．この時有意水準は0.1に上昇しているというわけである．95％信頼区間でいえば，二つの信頼区間を同時に示すと90％信頼区間になってしまっているということである．

　そういう危険に対し，研究では仮説に明確な優先順位をつけることが求められる．最も優先順位が高い仮説を一次アウトカムという．それ以外で前もって立てられた仮説を二次アウトカムという．検定を適用したり，推定を適用できるのは，一次アウトカムに限られる．それ以外のアウトカムについては，有意水準なり信頼区間なりの基準を考え直す必要がある．全部の結果に対して，一定の有意水準や信頼区間を適用することはできない．これはあまり強調されないが，研究に対する偶然の影響を考えた場合，最も重要なことのひとつである．これから臨床試験を行う研究者は，すべてのアウトカムをすべて有意水準0.05で検定するようなことをやめ，全部を95％信頼区間で示すようなことをやめていかなければならないと考えている．

　例として取り上げた論文[1]では20のアウトカムが検討されているが，この中で一つくらいは有意水準0.05で有意差が出るというのはむしろ当たり前のことで，それをとりあげて効果があると判断するようなことは，最も避けなければいけない間違いの一つである．幸いこの論文では一つも有意差が出ていないので，そうした判断をしないで済むわけであるが，それは逆にいえば，本当は差がある部分を見逃している可能性も考えられる．この点の理解は重要である．

治療効果の実体とは

　論文で示される治療効果は偶然の影響を受けやすいもので、それを示すのに使われる有意差検定という二分法には大きな弱点があること、信頼区間をあいまいなままに受け取ることの必要性について強調した。しかし、それで治療の実体が明らかになるかといえばそんなわけはないのであって、臨床試験では治療の実体は明らかにならない、といいたいのである。くどいようだがもう一度今回のまとめをしておこう。

　「研究結果を論文の中でいかなる形で示そうとも、それは治療効果の一断面を示しているに過ぎない」

　前章および本章で最も強調したいことは、統計学的な検討法について理解してもらうことではない。それを大雑把に理解した上で、むしろその問題点について考えてもらうことである。その決定的な問題点と考えるのが、指標によって解釈がまったく異なることや、有意水準や信頼区間を決定する恣意性である。相対危険で示すというのも、研究者側の都合で選ばれている面があり、有意水準 0.05 に至っては、ほとんど無根拠に決められているということである。そして、その恣意性を理解した上で、臨床研究をどう行うか、あるいは実地臨床で研究をどう使うかということである。

　有効かどうかという基準が無根拠な基準で示されている、これはいくら強調してもし過ぎるということはない。さらにその基準は一つの仮説にしか適応できない。多くの仮説に対して同時に検定や推定を行えば、その無根拠な 0.05 という基準をさらに恣意的なものにしてしまう。

　有意水準 0.05、あるいは 95％信頼区間という無根拠な基準で示されたものを、個別の患者にどう利用していくかというのが臨床家の役割である。あるいは、臨床家に対し、無根拠な基準ながらなんとか治療効果を臨床家に役立つように示すのが、研究者の役割である。

　臨床試験によって示される治療効果は、こうした中で示されたものであ

る。バイアスが全く除かれたとしても，除きようのない偶然の影響が大きいのである。研究者は何とか有効であることを示したい。そういう背景があって，有意水準 0.05 で検定という方法がある。有意水準 0.05 で検定という方法が先にあって，臨床研究が後にあるわけでない。有意水準 0.05 という基準がよい結果を出すために使いやすいものである，といえばもっとわかりやすいだろう。

　臨床試験は，偶然の影響がコントロールできない中でしか行えない，コントロールできるのは，偶然の影響を利用して，あたかも有効にみせることのほうである。治療効果はそういう限界の中でしか示されない。示される治療効果の実体とはそういうものである。示されない治療の実体は，恐らくそれとは異なる。その示されない部分は，統計学的な手法を用いず，指標化もせず，統計学的検定も推定もしないところで，むしろ示すことができるかもしれない。

　統計学的な検討に限って示せば，それ以外は示されない。どうして示しても一面に過ぎない，そのことを繰り返し述べているわけであるが，示されない以上，その実体は決して臨床家に届けられることはない。示されない治療効果の実体を考慮しながら，示された治療効果をその実体の一部分として，偶然がコントロールできていない中でいかに示すか，そういうことが臨床研究者には求められている。ほとんどそれは不可能なものにも思えるが，そういう方向性を見据えることでしか，先に進んでいくことはできない。そして，その方向へと進むためには，単に研究者が倫理的に行動するということだけではなくて，治療効果の実体とはなにか，というような根源的な問に向き合えるかどうかにかかっているのではないだろうか。

参考文献
1) Murphy DJ, Macleod M, Bahl R, et al : A randomised controlled trial of routine versus restrictive use of episiotomy at operative vaginal delivery : a

multicentre pilot study. BJOG 115(13): 1695-1702, 2008: discussion 1702-1703.
2) 名郷直樹：ステップアップEBM実践ワークブック, 南江堂, 東京, pp235-239, 2009

論文を読む 6

研究デザインを読む—ランダム化, ITT, マスキング, 隠蔽

名郷 直樹

○ はじめに

本章では，これまでの臨床試験の結果の読み方に引き続いて，臨床試験の研究デザインについて解説する。ランダム化，Intention to Treat Analysis：ITT，マスキング，隠蔽の概念と，それによってどのようなバイアスのコントロールが可能かを理解していただければ幸いである。

○ 情報が表す三つのもの

情報が表すものは，真実，バイアス，偶然の三つである（**表13**）。まずこの三つに整理することで研究デザインの理解が一気に進む。この三つに分けて考える方法は，筆者にとってまさに目からうろこが落ちるというもので，この考え方を知った当時は，周りの誰彼お構いなくつかまえては，「真実，バイアス，偶然」だと騒いでいた。

この考え方は，臨床研究にとどまらず，世の中にあるすべての情報を吟味する時に有用である。例えば，ある良家のお嬢さんが，ある男性から愛の告白を受けた，というような状況である。そこでそのお嬢さんが考える。「この人は，本当に私のことを愛しているのだろうか（真実），ただ私の家の財産が欲しいだけかもしれない（バイアス），あるいは，たまたま好きになった大勢のうちの1人なのかもしれない（偶然）」というわけである。

そこで今回は，この「真実，バイアス，偶然」の三つに分けて吟味する方法を，臨床試験に当てはめ，特にバイアスに焦点を当てて解説する。実は，偶然の影響の吟味の方法については，前章で取り上げた。推定，検定は偶然の影響を吟味する方法である。そういう視点で前章の内容をもう一度復

表13　情報が表す三つのもの	表14　三つのバイアス
・真実 ・バイアス ・偶然	・選択バイアス ・情報バイアス ・交絡因子

習していただきたい。

　それでは，これまでとりあげてきた臨床試験にそって「真実，バイアス，偶然」で考えてみる。ルーチンの会陰切開が会陰裂創を減らさない，という情報が表すものは，真に減らさないということなのか，バイアスによる減らさないというゆがめられた結果なのか，偶然減らさないという結果が出ただけなのか，吟味するということである。

臨床研究に潜むバイアス

　バイアスは，日本語で偏りと訳されることが多い。研究デザイン上の問題で，研究結果が偏った結果になることを，バイアスによって結果がゆがめられるというのである。

　このバイアスもまた三つに整理して考えるとよい。選択バイアス，情報バイアス，交絡因子，の三つである（**表14**）。バイアスをこの三つで考えることで，飛躍的に見通しがよくなる。この三つも，臨床試験のみならず，幅広い状況で利用できる。まず日常的な話題を例に三つのバイアスについて考えてみよう。

1. 選択バイアス

　内閣支持率なるものが盛んにマスコミで流される。この内閣支持率はどのような方法で調査されているのだろう。web上の情報によれば，コンピュータによって発生させたランダムな電話番号に対して，その電話番号があるのかないのにかかわらず電話をかけ，かかった先が世帯電話で有権者がいる世帯であれば，有権者の数を尋ね，どの有権者に答えてもらうか

を再び乱数によって決定し，対象者を抽出している[1]。このように面倒なプロセスを経るのは，国民全体を代表する意見を抽出し，選択バイアスを避けるためである。

　まず電話帳で番号を調べるのではなく，乱数で電話番号を発生させるのは，電話帳に番号を載せない人を含めて代表性のある調査をするという意味がある。電話帳に番号を載せている人のみから選ぶと，1人暮らしの女性など，載せていない人が除かれた選択バイアスのかかった集団になってしまう。また，電話に出た人から調査するとなると，電話に出る人という限られた人になり選択バイアスがかかる。

　しかし，上記の方法で選択バイアスがコントロールできているかというと，必ずしもそうではない。電話がかかったとしても必ず答えてくれるわけではない。そうなると電話に答えてくれる人だけに限ったバイアスのかかった結果しか得られない。実際の調査では4,000件の電話をかけて，有権者のいる世帯が1,600件で，そのうち900件の調査が得られるに過ぎない。

　さらに，この調査は固定電話のみを対象にしているため，固定電話を持たない人は調査対象とならない。固定電話を持つ人だけが選択され，バイアスがかかる。若い世代の1人暮らしなど，携帯しか持たない世代が除かれると，結果に代表性がなくなってしまう。そう考えると，内閣支持率の結果はずいぶん選択バイアスのかかった怪しいデータであることがわかる。携帯電話で調査すれば，全く違う結果が出るかもしれない。

　内閣支持率を例にみてきたが，調査対象を選択する際に，偏りなく対象を選ばないとバイアスとなる，これが選択バイアスである。

情報バイアス

　二つ目は情報バイアスである。引き続き内閣支持率調査で考えよう。調査の電話をする際に，調査主体を伝えるとどのようなことが起きるだろう。

「○○新聞ですが，調査にご協力ください」という場合，どのようなことが起こり得るだろうか。その新聞社に対してよい印象を持っていなかったり，購読していなかったりすれば，調査を拒否したり，うその回答を述べることがあるかもしれない。これが情報バイアスである。調査主体がどこであるという情報によって，結果がゆがめられるというわけである。また逆に，調査する側がその時点の与党を支持しており，公表される内閣支持率の調査だと知っているような場合，内閣を支持しないという回答を無視してしまうようなことが起こらないとは限らない。これも情報バイアスである。

情報を得る側，提供する側が，ともに調査主体や調査結果の使われ方など，調査全体の情報を知らずに調査のみに専念することで，情報バイアスを避けることができる。

交絡因子

最後が交絡因子である。これも内閣支持率を例に考えてみよう。内閣支持率が60%から50%へと減少した，と報告されたとしよう。最初の調査は週末の雨の日に行われたもので，2回目は，同じく週末の快晴の日に行われたとしよう。雨の日の調査では，普段出かけてしまうような若い人も自宅にいるため，調査対象者の平均年齢が40歳で，2回目では，若い人は出かけてしまって回答率が低く，調査対象者の平均年齢が55歳だったとしよう。この時の内閣支持率が年齢によって異なり，高齢者ほど支持率が低ければ，実際の支持率が変わらなくても，調査対象者が高齢になったために，見かけ上支持率が低くなってみえる。このような場合，年齢が交絡して，見かけ上内閣支持率が低下した，というわけである。

1回目と2回目の調査の違いが真に時間の経過による支持率の低下だというためには，1回目と2回目の集団は同じような背景を持つ集団でなければいけない。年齢や性が違うと，その差が支持率の変化なのか，対象集団の違いなのか，わからなくなってしまうからである。比較する項目以

外はすべて条件を同じにする必要がある。違う条件があると，それが交絡因子となり，結果をゆがめるのである。

臨床試験におけるバイアス

　臨床試験のバイアスを三つのバイアスでみていこう。まず，参加者を選ぶところで偏った人しか参加してもらえず選択バイアスがかかる。誰がどのような治療を行っているかわかると，それが情報バイアスとなり，治療群と対照群で治療以外に異なる条件があると，それが交絡因子となる。そのため，バイアスを避けるには，臨床試験に参加する対象者を，選択バイアスのない代表的な集団として抽出し，誰がどのような治療を受けているかという情報を伏せて情報バイアスを避け，比較する集団同士の治療以外の条件をすべて同じにして交絡因子をコントロールすれば，バイアスを除くことができる。

1. 選択バイアスのコントロール

　選択バイアスを避けるには，二つの方法がある。一つは悉皆調査といって，すべての対象者に臨床試験に参加してもらうことである。しかしそれはコスト的にも倫理的にも不可能である。そこで考えられるのが，ランダム抽出といって，全対象者から何の規則性もなく，ランダムに抽出する方法である。先の内閣支持率調査の，乱数を発生させ，それに基づいて電話をかけるというやり方は，ランダム抽出の一つの方法である。しかし，臨床試験ではこれも不可能である。ランダムに対象を選んで，あなたはくじで選ばれましたから必ずこの臨床試験に参加してくださいということは，倫理的に不可能である。

　そうすると臨床試験において選択バイアスはどのようにコントロールされるのだろうという疑問がわく。しかし残念ながら，臨床試験で選択バイアスをコントロールする決定的な方法はない。臨床試験では選択バイアスをコントロールできないということをまず確認しておきたい。逆に観察研

究では，悉皆調査やランダム抽出が可能で，選択バイアスの考慮という点では観察研究のほうが優るのである。

実際，臨床試験の参加者はかなり偏った集団である。臨床試験で検討できるのは，臨床試験に参加するような人たちでの効果なのである。医療機関に定期的にきちんと通院し，毎回ちゃんと薬を服用するような人でなければ，臨床試験に参加しないし，副作用で痛い目にあったことがある人も参加しにくいだろう。定期的な通院がなかなかできないし，服薬のアドヒアランスも悪いような人に対して，臨床試験の結果は，選択バイアスのかかった役に立たないものかもしれない。

2. 情報バイアスのコントロール

情報バイアスは，情報が入ることにより生じるバイアスであるから，情報を遮断することによりコントロールされる。情報の遮断には治療の割付表の情報の遮断，行っている治療内容の遮断がある。前者を隠蔽（concealment），後者をマスキングという。後者のうち，患者に対する遮断を一重盲検，患者，医師に対する遮断を二重盲検，アウトカム評価者に対する遮断を三重盲検と呼ぶ。

割付表の情報がオープンにされていないというのが隠蔽であるが，これが破られるとさまざまな問題が起こり得る。例えば誰かがこの割付表を手に入れ，次の対象者がどちらに割り付けられるのか，わかってしまったとしよう。次が治療群であるとわかった場合にはできるだけ軽症者がくるまでは試験に登録せず，次が対照群であるとわかった場合にはできるだけ重症者を登録するということを行えば，容易に効果があるという結果を示せるだろう。これはバイアスというより不正であるが，「これから割り付ける人たちがどちらに割り付けられるかの情報を伏せておく」ことで，このような不正を防ぐことができる。これが隠蔽である。

それに対して，「これまでに割り付けられた人がどちらに割り付けられているかを伏せる」のがマスキングである。マスキングの代表的な方法の

図2 ランダム化，隠蔽，マスキング

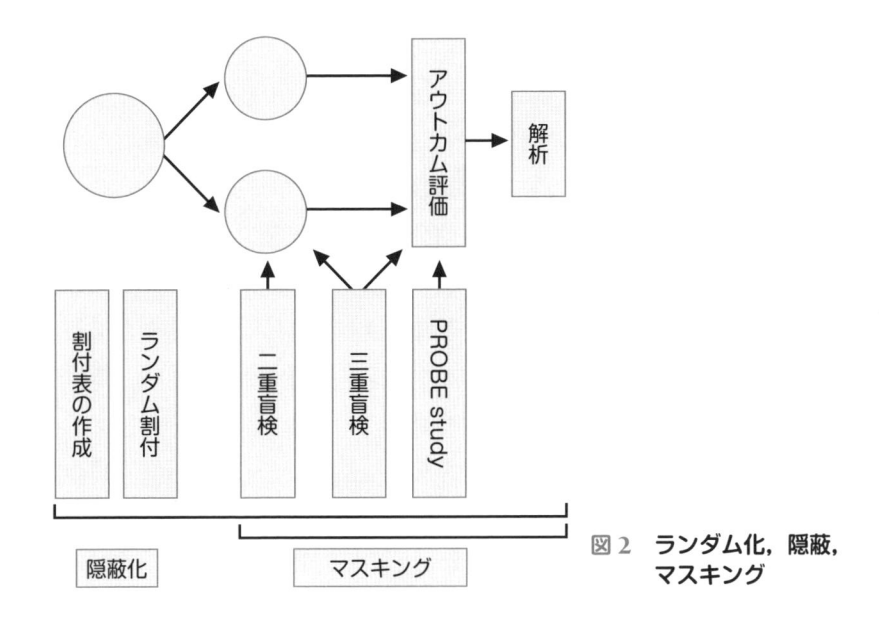

ひとつがプラセボの使用である。見た目には実薬と全く区別のつかない偽薬を使用することによって，どちらの治療が行われているかという情報を遮断するのである。さらにアウトカムの評価者が，アウトカムを発症しているのかどうか評価する際に，その対象者がどちらの治療を受けているのかを知らされずに評価するのもマスキングである。患者-医師間のマスキングは行わず，アウトカムのマスキングのみを行う RCT を PROBE（Prospective Radomized Open Blinded Endpoint）法と呼ぶ。また，統計解析をする人が，どちらがどちらの群かわからず解析するというのもマスキングである。

臨床試験で情報バイアスを避けるための方法をもう一度まとめておこう。割り付けるまで，割り付けた後の，患者，医師，アウトカムの評価者，解析者の五つのポイントで，情報バイアスを避けるための情報の遮断が必要である（図2）。

3. 交絡因子のコントロール

　交絡因子をコントロールする方法としては，ランダム割付と多変量解析がある。ランダム割付は先に紹介したランダム抽出と混同しやすいが，全く違うことである。臨床研究の対象者を決定する方法がランダム抽出，その決定された対象者を治療群か対照群に割り付けるのがランダム割付である。

　臨床試験において，アウトカムの違いが治療の違いであるというためには，治療群と対照群においてほかの条件はすべて同じである必要がある。これを研究開始以前にそろえる方法がランダム化で，研究終了後，解析の時点でそろえる方法が多変量解析である。

　前者と後者の違いは，未知の因子まで同じであるという保証をできるかどうかという点である。ランダム化は，わかっている因子だけでなく，未知の因子も同じであることを保証する。それに対して，多変量解析は未知の因子を考慮することはできず，わかっている因子のみをそろえることができるに過ぎない。交絡因子の制御という点では，多変量解析よりもランダム化が優れる。臨床試験においてランダム化が重要視されるのは，この交絡因子のコントロールという点でランダム化が優れているということであって，それ以外の点でRCTと観察研究に決定的な差はないし，前述のように選択バイアスでは観察研究にむしろアドバンテージがある。

　臨床試験において，三つのバイアスをコントロールするためには，ランダム抽出ランダム化二重盲検試験，三重盲検試験を行う必要がある。しかし倫理上の問題からランダム抽出は不可能で，ランダム化盲検試験が最良のデザインとなる。それぞれのバイアスとそのコントロール方法について，**表15**にまとめた。

4. Intention to Treat Analysis：ITT 解析

　三つのバイアスの枠組みとは若干異なるが，臨床試験では解析のレベルで大きなバイアスの可能性があり，そのバイアスに対する対応も重要である。

表15 三つのバイアスとコントロール方法

選択バイアス	→	悉皆調査，ランダム抽出
情報バイアス	→	隠蔽，マスキング
交絡因子	→	ランダム化，ITT解析，多変量解析

　臨床試験といっても割り付けられた治療がそのまま完全に守られることは少なく，副作用のために治療続行が不可能になったり，悪化により対照治療群から脱落する場合もある。こうした脱落者を解析の段階でどう扱うかというのは，臨床試験のバイアスを避けるための決定的な問題のひとつである。

　この解析時のバイアスを制御する方法がITT解析である。日本語では，治療意図に基づく解析といわれるが，これは，実際に行われた治療に関係なく，最初の割付で意図された治療に基づき，実際の治療が行われていない脱落者もすべて解析に含める方法である。これに対して実際に行われた治療に基づいて解析するやり方は，on treatment analysisと呼ばれる。

　ITT解析は，脱落者をすべて含めて解析する方法である。脱落者を除いてしまうと，割付時のランダム化が壊れ，新たな交絡因子が混入する。また，脱落者を除いた解析は，アドヒアランスのよい優等生患者にしか当てはまらない結果かもしれない。その2点を考慮して，脱落者を含めた解析を重視する。三つのバイアスの観点からいえば，RCTの解析時の交絡因子をコントロールする方法がITT解析である。ITT解析についての詳しい解説は参考文献を参照されたい[2]。

○ 実際の論文で

　それでは，実際の論文に沿って，臨床試験のバイアスのコントロールがどのように行われているかをみてみよう。今回も会陰切開についてのRCT[3]を例に解説する。

1. 対象者の選択

まず対象者の選択である。臨床試験では選択バイアスを避けようがないが，実際に対象となる人たちのうち試験に組み入れられた割合をチェックする。

臨床試験の対象者の決定には，組み入れ基準，除外基準が明確に決められ，それを満たす患者集団全体が何人で，その中で承諾が得られ，試験に参加した人が何人ということが明確に示されなければならない。これは論文の Figure 1 に明確に示されている。1,431 人の未経産婦のうち 1,033 人が呼びかけに応じ，そのうち 317 人が参加意志を表明し，そのうち 200 人が割付に参加している（図 3）。臨床試験ではできるだけ高い割合で参加してもらうことは重要であるが，無理な参加は倫理的にも問題があり，割合が低いから問題があるというわけではない。当初の対象者から最終的な参加者，解析に組み入れたものが明確になっていることが重要である。さらにそれらの患者背景が詳しくわかっていれば，どういう選択バイアスがあるかを考える際に参考になる。この患者背景は論文の Table 1, 2 にある。

2. ランダム割付，隠蔽

p1696 の左列の下から 7 行目に "The randomisation was performed by computer program using a randomisation sequence generated by a statistician unconnected with the study." とある。研究にかかわりのない統計学者によるコンピュータを使った乱数発生を用いてランダム化が行われたとある。

これよりランダムに割付が行われ，交絡因子はコントロールされていることがわかる。また，研究にかかわりのないものが割付表を作ったのだから，この割付表がオープンにされない限り隠蔽は守られ，割付以前の情報バイアスはコントロールされている。ただ，技術的な問題のためこの方法が採用できなかった時には，不透明な封筒を用いて割り付けたとある。封筒法は，外部の割付センターから 1 例 1 例割り付けるのと異なり，問題が

```
                    Nulliparous women
                    invited to participate
                        (n=1,431)
                            │
    ┌───────────────────────┼───────────────────────┐
Declined (n=245)                              Not eligible (n=127)
Did not respond to invitation (n=28)          ► Non-English speaker (n=20)
                            │                 ► Obstetric contraindication (n=35)
                            │                 ► Unable to give informed consent (n=26)
                            │                 ► Other reasons (n=22)
                            ▼
Delivered<37 weeks (n=23)
Delivered by SVD (n=465)  ◄── Recruited women (n=1,033)
Delivered by
caesarean section (n=201)
Withdrawn (n=25)
                            │
                            ▼
                    Decision made for
                    Operative Vaginal Delivery (n=317)
                            │
            ┌───────────────┴───────────────┐
            ▼                               ▼
    Randomised (n=200)              Not randomised (n=117)
            │
  ┌─────────┴─────────┐
  ▼                   ▼
Routine           Restrictive
episiotomy (n=99)  episiotomy (n=101)
```

Follow up 1st/2nd day	Returned (n=91) Unobtained (n=7) Withdrew (n=1) Response rate=93%	Returned (n=93) Unobtained (n=8) Response rate=92%	Returned (n=94) Unobtained (n=23) Response rate=80%
Follow up 6 weeks postnatal	Returned (n=82) Unobtained (n=16) Response rate=85%	Returned (n=83) Unobtained (n=18) Response rate=82%	Returned (n=96) Unobtained (n=21) Response rate=82%

SVD, spontaneous vaginal delivery

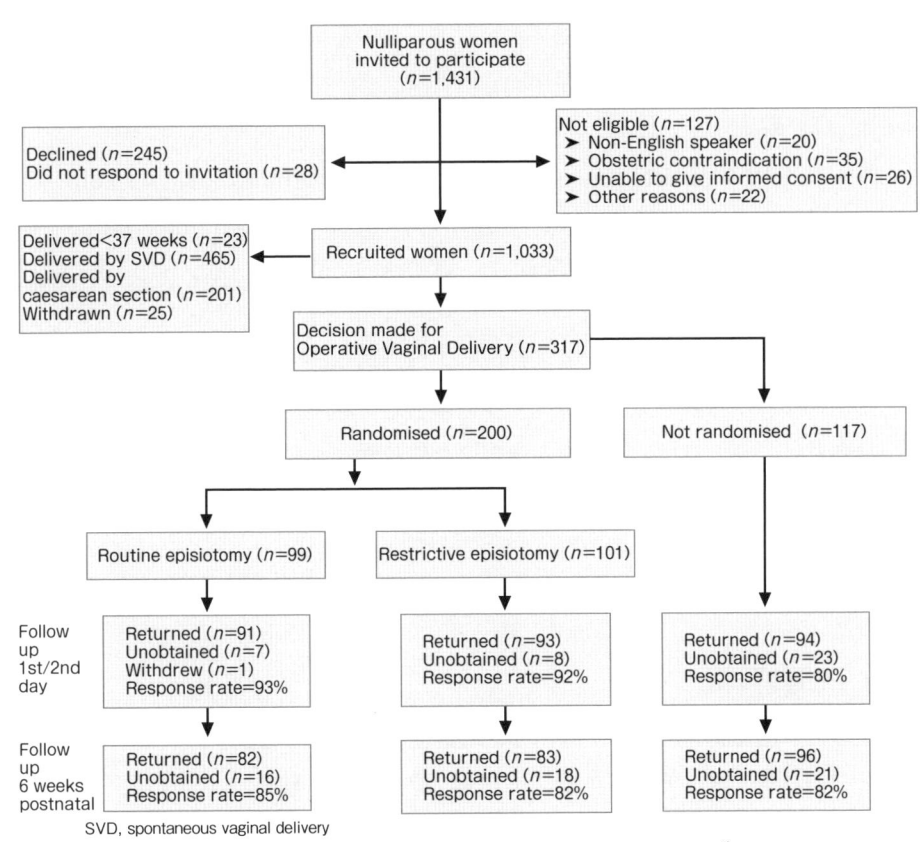

図3 臨床試験の参加者の流れ(Murphyら, 2008)[3]

起きやすい。この封筒が，患者登録ごとに破られていればよいが，全部開けられた後，研究者の都合のいいように割り付けられていたりすると大きな問題である。しかし，割付が守られたかどうかは助産師が確認したとあるので，それについても考慮されている。

3. マスキング

マスキングについての記載はない。切開を行うか行わないかという比較であるため，医師-患者間をマスキングすることは不可能である。あとはア

ウトカムの評価や解析時にマスキングをしているかどうかであるが，残念ながらそれについての記載がない。

4．ITT 解析

p1697 の statistical analysis の 3 行目に "The primary analyses comprised intention-to-treat comparisons between the two intervention groups" とあり，ITT 解析が行われ，解析時の交絡因子もコントロールされていることがわかる。

この研究では，当初の対象者から何人が割り付けられたかが記載されている。ランダム割付はコンピュータによって行われ，一部では封筒法が用いられていた。割付表は研究と無関係な統計学者が作成しており，隠蔽は行われている。マスキングについては行われていないが，解析は ITT 解析で行われている。マスキングについての記載がない以外，よくデザインされた臨床試験であることがわかる。

おわりに

以上，臨床試験のバイアスについて解説した。情報の表す三つのもの，三つのバイアス，それぞれのバイアスコントロール方法としての，ランダム抽出，隠蔽，マスキング，ランダム割付，ITT 解析である。これらの概念が論文の中でどう記載されているか繰り返し確認していけば，それぞれにどんな方法やバリエーションがあるのが徐々に理解できるだろう。地道にこれらについての記載を，臨床試験の論文で読み込んでいただきたい。

参考文献

1) http://www.nikkei-r.co.jp/phone/method.html
2) 名郷直樹：ステップアップ EBM 実践ワークブック，南江堂，東京，pp106-108，2009
3) Murphy DJ, Macleod M, Bahl R, et al：A randomized controlled trial of routine versus restrictive use of episiotomy at operative vaginal delivery：a multicentre pilot study. BJOG 115(13)：1695-1702, 2008

論文を読む 7

観察研究と介入研究

名郷 直樹

○ はじめに

臨床研究は RCT のような介入研究だけではない。むしろそれは臨床研究のほんの一部を占めるに過ぎない。量的にいえば臨床研究の大部分は観察研究である。

本章では，観察研究と介入研究の違いを概観し，臨床研究そのものの医学における位置づけ，さらに介入研究に対する観察研究のデメリットだけでなくアドバンテージについても述べたい。

○ 介入研究と観察研究の倫理性

これまでとりあげてきた RCT は介入研究である。薬物などの治療的な介入の効果を検討する，あるいは血液検査，画像検査などの検査による介入の効果を検討する，そのような研究である。提供する医療の効果を検討するためには，ただ観察するだけではだめで，研究者側が，あえて検査をする，治療をする，という介入行為を提供しなければ検討できない。

介入という言葉は一般的ではなく，臨床研究のジャルゴンのひとつだろう。日常生活の中で，介入というコトバを使うという人はほとんどいない。学術用語にはあえて日常的なコトバを使わないという悪しき伝統があるが，介入研究という言葉の影には，恐らくそれ以上の問題がある。

介入というあまり使われないわかりにくいコトバを使う背景には，介入研究が人体実験である，ということをあからさまにはいいにくいということがある。人体実験という言葉は，一般的には悪である。人体実験というだけで，そのような研究は非倫理的だという非難にさらされる。もちろん

それには正当な理由がある。日本軍の731部隊による人体実験などの不幸な歴史を思い出せば，そういう反応も十分理解できる。しかし，ここでは，介入研究が人体実験であることをまず明確に述べておきたい。

人体実験は悪ではない。悪ではないどころか，これこそ西洋医学を支えてきた最も重要な研究である。人体実験にもよい人体実験と悪い人体実験がある。よい人体実験は医学の進歩に必要不可欠なものである。人に対する薬物の効果は，人体実験によらなければ検討できない。人に対する検査の有用性も人体実験で検討しなければ検討できない。介入研究とは倫理的に行われる人体実験研究である。

介入研究は実験なのであるから，本来であれば実験研究といったほうがわかりやすい。しかし，ただ実験研究というと，試験管内の研究や動物実験など，むしろ基礎研究を思い浮かべてしまうので，上記に書いたように人体実験研究というのが，介入研究を示す言葉として最もわかりやすいと考えている。そのような用語が，一般に使われるようになるには，よりよい臨床研究が世の中で受け入れられ，利用され，臨床研究による医学の進歩を患者も実感できるような世の中になる必要がある。未だそのような状況でない中では，やはり介入研究という言い方のほうが望ましいのかもしれない。

医療者側から検査，治療を実験的に提供する介入研究に対して，ただ現場を観察するだけの研究が観察研究である。実験ではないのだから了解が得られやすいかというと，必ずしもそうではない。観察研究は観察研究で，同様な批判にさらされることがある。治療もせずに，ただみていることが医者として倫理的に許されるのか，というような批判である。

例えば画像診断の発達により，これまでは癌と認識されなかったような小さな病変が新たに癌と診断されるような場合である。その際に，その新たに認識されるようになった小病変を治療せず，まず観察してみようというのが観察研究である。そのような研究を計画すると，癌を疑うような病

変をそのまま放置するのは倫理的に許されないという意見がある。そうなると，治療効果があるかどうか，RCT で確かめようというアイデアもある。しかし，その時にも対照群を置くのは倫理的に問題があるというような同様な批判が出る。もし本当にそれが倫理的でないとすると，その新たな病変は，これまでの癌と同様に処置される。観察研究も介入研究もどちらも不要で，倫理的に許されないということになる。

　もちろんそういう場合はある。しかし，必ずしもそういう場合ばかりではない。もしこの新たな小病変を観察したところ，5 年以内に大きさが変化したものの割合が 5%，進行癌になった割合は 0%だったとしよう。そのような結果が出れば，全部切除したほうがいいとは思わない人もいるのではないだろうか。もしそうだとすれば，全部切除するほうにも非倫理的な面がある。観察研究が全部切除してしまうことの非倫理性を明らかにするかもしれない。

　介入研究も同様である。RCT を行ったところ，10 年後の死亡率に全く差がなく，切除に伴う合併症の分だけ介入群のほうが悪いという結果が出る可能性がある。もしそのような結果が出れば，あまりに小さい病変をすべて切除することのほうが非倫理的な医療行為である可能性を，RCT が明らかにしたというわけである。

　臨床研究自体が非倫理的ということはない。臨床研究を行うことが非倫理的な場合もあるが，逆に行わないことが非倫理的である場合もある。基礎研究の結果を，臨床研究での検証なしにダイレクトに利用することは，ある意味これこそ「人体実験」である。検証されていない医療をためしに目の前の患者でやってみるというわけであるから，こうした行為にこそ非倫理的な面があると考えなければいけない。

　重要なのは，臨床研究を行うかどうかの判断である。さらに，臨床研究を行うとしたら，できるだけバイアスと偶然を考慮した，適切な研究デザインの質の高い研究を行うことである。その際の適切な研究デザインとは，

必ずしも RCT ではなく観察研究である場合も多い。

それでは，まず観察研究と介入研究の結果が食い違うような例を基に，観察研究の臨床研究の中での位置付けを考えてみたい

観察研究結果と RCT の結果の不一致

エビデンスレベルというと，観察研究は RCT より下位に位置付けられることが多い。しかし，常に RCT が観察研究より優れている，常に RCT による検討が必要である，というのは明らかな誤解である。RCT は人体実験であり，非倫理的な研究になる危険を常に伴う。問題は，どういう時に RCT による検討が必要か，どういう時は観察研究がいいのかということである。

臨床研究で RCT の重要性を強調する時代は終わり，臨床研究全体の中での RCT の役割，観察研究の役割を知った上で，患者のための最善の研究を行っていく時代へと，一歩進んでいかなくてはならない。そこで，まず観察研究の結果と RCT の結果の一致を検討したメタ分析の結果，あるいはその二つに不一致がみられた実例をみてみよう。

2000 年に内科領域[1]で，2006 年には外科領域[2]でも，観察研究と RCT で効果に差がないというメタ分析が発表された。こうしたメタ分析からすれば，優れたコホート研究があれば，何も莫大な資金や時間をかけて RCT を行うのは無駄のようにも思われる。しかし，25 の観察研究のうち，三つの観察研究において認められた治療効果の信頼区間に，RCT の点推定値が含まれなかった[3]というメタ分析も発表されている。個別の例としては，観察研究で癌の予防が予想された β カロチン，女性の閉経後の心疾患の減少効果を期待されたホルモン補充療法が，RCT の検討では，いずれも効果がないばかりか，かえって有害であると報告されている[4,5]。ところが，さらに 2010 年になってそのホルモン補充療法の RCT の長期のフォローアップの結果についての報告がなされ，閉経から間もない女性で長期に

フォローすると，ホルモン補充療法群で冠動脈疾患が減少するという結果も報告された[6]。

これらの結果からすれば，常に RCT の検討が必要なわけではないが，観察研究の結果だけで十分ともいえないということである。それでは，どんな時により観察研究が重要なのか，次に考えてみたい。

観察研究で十分な場合

観察研究で十分かどうかという検討を，劇的な治療効果の定義という形でまとめている論文がある[7]。その論文では，まず"all or none" criteria, つまり自然経過では全員が死亡，イベント発症，治療により全員生存，イベント発症なしというような結果が観察研究で得られた場合，また，それほど極端な効果でなくても，アウトカムの発生が 1/100 以下に減少，相対的な治療効果が 10 倍以上の場合，バイアスのみで 10 倍の差を説明できることは稀で，このような場合を，劇的な治療効果と定義している。そうなると，やはり多くの場合 RCT での評価が必要ということになる。

子宮癌検診については，RCT でのエビデンスはなく，観察研究の結果があるのみであるが，子宮頸癌検診は積極的に勧められている。これは上記ほどではないにしろ，観察研究でバイアスだけでは説明できないほどの大きな効果が認められ，安価で少ない侵襲で行える検査であったため積極的に勧められたのである[8]。

観察研究が勝る場合

1. 予後の検討

承諾が得られた人のみが参加する RCT では対象患者の代表性に問題があり，予後の推定には不適切な面がある。介入研究では選択バイアスを考慮できない，という点について前の章で説明した。

ここではいくつか具体的な例を示そう。RCT の対照群から見積もられ

る帯状疱疹後神経痛の頻度は，9〜15%であるが[9]，一般医の受診者を対象としたコホート研究では1.8%に過ぎないという結果である[10]。これは，急性疾患ではより重症な人が臨床試験に参加しやすいという選択バイアスが関係していると考えられる。

また逆に癌のスクリーニングなどでは，スクリーニングの臨床試験に参加する人はより健康意識が高く，対照群であっても，臨床試験に参加しないような人も含む一般的な住民と比べるとかなり予後がいいのが普通である。臨床試験の対照群は，一般住民の癌の死亡リスクを見積もるには健康すぎる集団で，この場合もやはりコホート研究の結果のほうが，癌の死亡リスクを見積もるのに適していると考えられる。

2. 副作用の検討

頻度の少ない副作用の検討を，RCTで行うことは困難である。それほど少なくなくても，臨床試験でサンプルサイズの検討に用いられたエンドポイントより頻度が低い副作用については，統計学的に差を検出できる可能性は低い。

スタチンによる横紋筋融解の検討を例に考えてみる。MEGA Study[11]では横紋筋融解の報告はされていない。しかしこの結果からスタチンで横紋筋融解の危険はないと結論することはできない。そこでメタ分析の結果もみてみる。両群の発症率が0.1%（対照）と0.2%（スタチン）とスタチンで多い傾向にあるが，統計学的な有意差なしという結果である[12]。発症は稀だが，重大な副作用についてはこのメタ分析の結果でも不十分である。さらに観察研究を付け加えて，ようやく0.15例/100万処方に横紋筋融解による死亡例があるという結果[13]が得られる。数万人に1例も起きないような稀な副作用は，数万人レベルのメタ分析であっても検討不能である。これはRCTのメタ分析を超え，観察研究を含めすべての処方を検討した観察研究で検討するのが最も現実的な方法である。もちろんバイアスの可能性は大きくなるが，コレステロールのように無症状な状態に対する副作

用については，疑わしい副作用は，漏れなく考慮したほうがいいと考えるのが臨床的である。

⑨ RCT の結果の観察研究による検証

　観察研究は，RCT が必要かどうかの検討に必須である。観察研究の実施なしに，いきなり RCT を行うのは倫理的でない。RCT の倫理性は観察研究によって基礎付けられている。

　観察研究の結果，上記のように RCT が不要と判断される場合もあるが，RCT が必要とされれば，効果の見積もりをして RCT の研究規模を決める際に，観察研究の結果が基となる。

　しかし，観察研究が重要なのは RCT の実施前だけではない。RCT の結果が出た後にも，観察研究は重要である。RCT は，承諾を得られた，治療に積極的な理想的な患者群で，理想的な医療環境で行われることが多い。そうした理想的な患者群，理想的な医療環境で行われた RCT の結果が，現実の臨床現場に適用できるかという重大な問題が残る。そうした例をみてみよう。RCT の参加者は選択バイアスのかかった特殊な集団かもしれないという問題に対する対応策のひとつである。

　1991 年に高齢者の孤立性高血圧に対して，利尿薬を第一選択，β 遮断薬を第二選択としたステップケアで治療して，脳卒中を 30% 以上減少させたという RCT が発表された[14]。

　臨床試験では，利尿薬は低用量の投与にとどめ，カリウムのフォローが厳密に行われたが，臨床の現場では，必ずしも低用量が守られず，カリウムのチェックもそれほどなされないとなると，本当に臨床試験と同様な効果が得られるかどうかは疑問である。事実，その後の観察研究で，利尿薬は用量依存性に突然死の危険を増加させ，カリウム保持性の利尿薬を併用しないと突然死の危険が増加することが示された[15]。RCT の結果を闇雲に現実の臨床に適用していくことの危険は，その後の観察研究で明らかに

表16　観察研究がRCTに優る場合
・劇的な効果が観察された場合
・予後の判定
・副作用の検討
・RCT後のエビデンス利用状況の検証

なるという例である。
　観察研究がRCTに優る状況について表16にまとめた。

○ T2リサーチ

　観察研究やRCTは，試験管内の研究や動物実験などの基礎研究と臨床をつなぐという意味で，翻訳研究：translational researchと呼ばれる。最近ではそのような研究を第一世代の翻訳研究として，T1リサーチと呼ぶ。それに対して，上記のRCT後の観察研究は，RCTと現場をつなぐという意味での翻訳研究として，最近では第二世代の翻訳研究，T2リサーチと呼ばれることが多い。

　T2リサーチにはさまざまなものがあるが，そのうちの代表的なものにエビデンス-プラクティスギャップに関する研究がある。高血圧の利尿薬による治療の例では，現実の臨床では臨床試験で行われたような血清カリウムの検査が行われず，降圧利尿薬の効果より低カリウムによる害が上回ってしまうかもしれないという観察研究[15]を受けて，現実臨床でどれくらいカリウムのチェックが行われているか，どのような介入をしたらチェックがなされるようになるかというような研究が重要となる。これがエビデンス-プラクティスギャップに関するT2リサーチの一例である。これは『論文を読む2』でとりあげた，論文を使うことの難しさを乗り越えるための研究という側面もある。

　基礎研究，観察研究，介入研究，T2リサーチの関係を図示する（図4）。

図4 基礎研究，観察研究，介入研究，T2 リサーチ

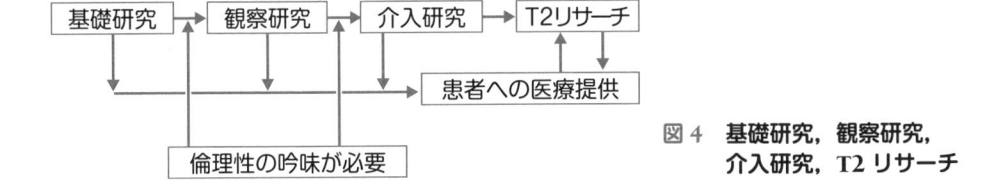

この全体像をバックグラウンドとして，論文を読み，研究すると，これまでに気が付かなかったさまざまな側面がみえてくるかもしれない。

まとめ

　観察研究とRCTなどの介入研究は相補的な関係にある。観察研究にしろ，介入研究にしろ，人体を対象にするという点で，非倫理的な研究になる危険を常にはらんでいる。しかしその半面，観察研究や介入研究を行わないことの非倫理性という問題は忘れ去られがちである。本章でまず強調したかったのはそのことである。

　また観察研究やRCTを必要に応じて使い分けることが重要である。交絡因子を排除して治療効果を検討できるRCTの意義は大きいが，予後や副作用の検討では，むしろ不適切な面がある。また理想的な環境で行われたRCTで検証された治療が，現実の臨床現場では意外な結果をもたらすことがあり，その検討にはRCT後の観察研究が重要で，最近はT2リサーチという新たな臨床研究の枠組みとして整理されている。

　次章では，臨床研究全体での位置付けを考えながら，実際の観察研究を読み込んでみよう。

参考文献

1) Benson K, Hartz AJ：A comparison of observational studies and randomized, controlled trials. N Engl J Med 342(25)：1878-1886, 2000
2) Shikata S, Nakayama T, Noguchi Y, et al：Comparison of effects in randomized controlled trials with observational studies in digestive surgery.

Ann Surg 244(5) : 668-676, 2006
3) Ioannidis JP, Haidich AB, Lau J : Any casualties in the clash of randomised and observational evidence? BMJ 322(7291) : 879-880, 2001
4) The effect of vitamin E and beta carotene on the incidence of lung cancer and other cancers in male smokers. The Alpha-Tocopherol, Beta Carotene Cancer Prevention Study Group. N Engl J Med 330(15) : 1029-1035, 1994
5) Rossouw JE, Anderson GL, Prentice RL, et al ; Writing Group for the Women's Health Initiative Investigators : Risks and benefits of estrogen plus progestin in healthy postmenopausal women : principal results From the Women's Health Initiative randomized controlled trial. JAMA 288(3) : 321-333, 2002
6) Pines A, Sturdee D : Menopausal hormone therapy and risk for cardiovascular disease in the WHI trial. Ann Intern Med 153(1) : 61-62, 2010
7) Glasziou P, Chalmers I, Rawlins M, et al : When are randomised trials unnecessary? Picking signal from noise. BMJ 334(7589) : 349-351, 2007
8) http://www.ahrq.gov/clinic/pocketgd09/pocketgd09.pdf
9) Lancaster T, Silagy C, Gray S : Primary care management of acute herpes zoster : systematic review of evidence from randomized controlled trials. Br J Gen Pract 45(390) : 39-45, 1995
10) Helgason S, Petursson G, Gudmundsson S, et al : Prevalence of postherpetic neuralgia after a first episode of herpes zoster : prospective study with long term follow up. BMJ 321(7264) : 794-796, 2000
11) Nakamura H, Arakawa K, Itakura H, et al ; MEGA Study Group : Primary prevention of cardiovascular disease with pravastatin in Japan (MEGA Study) : a prospective randomised controlled trial. Lancet 368 (9542) : 1155-1163, 2006
12) Pfeffer MA, Keech A, Sacks FM, et al : Safety and tolerability of pravastatin in long-term clinical trials : prospective Pravastatin Pooling (PPP) Project. Circulation 105(20) : 2341-2346, 2002
13) Staffa JA, Chang J, Green L : Cerivastatin and reports of fatal rhabdomyolysis. N Engl J Med 346(7) : 539-540, 2002
14) SHEP Cooperative Research Group : Prevention of stroke by antihypertensive drug treatment in older persons with isolated systolic hypertension. Final results of the Systolic Hypertension in the Elderly Program (SHEP). JAMA 265(24) : 3255-3264, 1991
15) Siscovick DS, Raghunathan TE, Psaty BM, et al : Diuretic therapy for hypertension and the risk of primary cardiac arrest. N Engl J Med 330(26) : 1852-1857, 1994

論文を読む 8

観察研究を読む—コホート研究を中心に

名郷 直樹

はじめに

　臨床試験の結果の読み方から始めて，臨床試験の研究デザインの読み方を解説してきた．本章では，引き続き観察研究の読み方について解説する．前章で指摘したように，予後や副作用の検討のためには観察研究が必須である．また臨床試験後のエビデンスと現場のギャップを検討する際にも観察研究が役に立つ．実は臨床研究において最もメジャーな領域が観察研究である．

　臨床研究の90%は観察研究であるため，観察研究を分類し，短時間で読めるようになれば，臨床研究の大部分が吟味できるようになる．しかし，観察研究には，横断研究，症例対照研究，コホート研究，さらにはコホート内症例対照研究とか，後ろ向きコホート研究というのも存在し，バリエーションが多く，RCTのように簡単に読むガイドを示すのが困難である．その困難を踏まえつつ，コホート研究を例に，観察研究の迅速な読みを提示したい．

観察研究の3要素

　観察研究とは，「曝露とアウトカムの関係を交絡因子で調整して検討した研究」と理解しておくと，大部分の観察研究は一定の枠組みで読み込むことができる．筆者は，この「曝露」「交絡」「アウトカム」を観察研究の3要素と呼んでいる（表17）．

　例えば，「タバコと肺癌の関係を年齢で調整して検討した研究」というのは観察研究であるが，タバコが「曝露」，肺癌が「アウトカム」，年齢が「交絡

表 17　観察研究の 3 要素

- 曝露
- 交絡
- アウトカム

因子」である。喫煙率が高齢になるほど高いとすると，肺癌は高齢者ほど多いため，タバコと肺癌の関係なのか，年齢と肺癌の関係なのかがわからなくなる。そこで年齢の影響を除いて，タバコと肺癌の関係を検討するのが，観察研究である。多くの研究では，多変量解析を利用して交絡因子を制御している。コホート研究では，Cox の比例ハザードモデルが，症例対照研究ではロジスティックモデルが使われることが多い。前者は結果がハザード比として示され，後者ではオッズ比で示される。

　まずは観察研究の 3 要素，多変量解析による交絡因子の調整という二つを念頭において，実際の論文を読んでみよう。

最低限のポイントを読む

　授乳と乳癌の関係を交絡因子で調整して検討したコホート研究[1]を例にとり，観察研究の読み方を実際に体験しよう。この論文の抄録を表 18 に示す。

　「曝露」は授乳，「アウトカム」は乳癌の罹患である。あとは交絡因子であるが，交絡因子を最も簡単にみつける方法は，本文中の結果の表の脚注をみることである。図 5 にこの論文の結果の表を示す。この表の脚注に，"The HR and 95% CI were adjusted for age, height, current body mass index (BMI), BMI at age 18 years, personal history of benign breast disease, first- or second-degree relative with a history of breast cancer, year of first birth, birth weight of participant, age at menarche, parity and age at first birth, use of medications to suppress lactation, use of oral contraceptives,

表18 論文の抄録

BACKGROUND : Findings from observational studies suggest an inverse association between lactation and premenopausal breast cancer risk, but results are inconsistent, and data from large prospective cohort studies are lacking. METHODS : We used information from 60,075 parous women participating in the prospective cohort study of the Nurses' Health Study Ⅱ from 1997 to 2005. Our primary outcome was incident premenopausal breast cancer. RESULTS : We ascertained 608 incident cases of premenopausal breast cancer during 357,556 person-years of follow-up. Women who had ever breastfed had a covariate-adjusted hazard ratio (HR) of 0.75 (95% confidence interval [CI], 0.56-1.00) for premenopausal breast cancer compared with women who had never breastfed. No linear trend was found with duration of total lactation (P= .95), exclusive lactation (P=.74), or lactation amenorrhea (P=.88). The association between lactation and premenopausal breast cancer was modified by family history of breast cancer (P value for interaction=.03). Among women with a first-degree relative with breast cancer, those who had ever breastfed had a covariate-adjusted HR of 0.41 (95% CI, 0.22-0.75) for premenopausal breast cancer compared with women who had never breastfed, whereas no association was observed among women without a family history of breast cancer. CONCLUSION : In this large, prospective cohort study of parous premenopausal women, having ever breastfed was inversely associated with incidence of breast cancer among women with a family history of breast cancer.

consumption of alcohol, and physical activity."とあり，調整された交絡因子が簡単に読み取れる。重要な交絡因子が落ちていないかどうか，ここでチェックできる。

ここまで確認できれば，あとは結果を読み込むだけである。これは抄録からも読み取れる。相対危険がハザード比と95%信頼区間で示されており，0.75(0.56～1.00)とある。この読みはRCTの読み方の時と全く同じである。授乳により，100の乳癌の罹患を75に減らすことができる。大きく見積もると56まで減るかもしれないが，少なめに見積もると全く減少しないかもしれないと信頼区間も読み込める。

観察研究の読み方は，とりあえずこれだけである(**表19**)。症例対照研究でも同様である。結果がオッズ比で示される点が異なるが，結果の解釈

Table 2 Hazard Ratios (HRs) of Incident Premenopausal Breast Cancer by Duration of Lactation Among 60 075 Parous Women in the Nurses' Health Study II From 1997 to 2005

Characteristic	Cases, No.ª	Person-Years, No.	Age-Adjusted, HR (95% CI)	Covariate-Adjusted,[b] HR (95% CI)
Never breastfed	92	44 341	1 [Reference]	1 [Reference]
Ever breastfed	516	313 215	0.87 (0.69-1.08)	0.75 (0.56-1.00)
Duration of breastfeeding, mo				
<1	39	19 919	1.04 (0.71-1.51)	0.93 (0.63-1.38)
>1-3	30	20 294	0.80 (0.53-1.21)	0.72 (0.46-1.11)
>3-6	38	33 414	0.62 (0.43-0.91)	0.54 (0.36-0.82)
>6-12	121	69 923	0.91 (0.69-1.19)	0.78 (0.56-1.08)
>12-24	142	87 546	0.84 (0.65-1.10)	0.71 (0.51-1.00)
>24-36	100	48 522	1.07 (0.80-1.43)	0.92 (0.64-1.32)
>36	46	33 597	0.71 (0.50-1.01)	0.63 (0.40-0.99)
P value for trend			.88	.95

Abbreviation: CI, confidence interval.
ª Incident cases of invasive breast cancer.
[b] The HR and 95% CI were adjusted for age, height, current body mass index (BMI), BMI at age 18 years, personal history of benign breast disease, first-or second-degree relative with a history of breast cancer, year of first birth, birth weight of participant, age at menarche, parity and age at first birth, use of medications to suppress lactation, use of oral contraceptives, consumption of alcohol, and physical activity.

図5 　調整された交絡因子のチェック

表19 　観察研究を読む際の最低限の
　　　　チェックポイント
1. 曝露因子
2. アウトカム
3. 調整された交絡因子
4. 結果（相対危険と95％信頼区間）

としてはハザード比もオッズ比も同じに考えて差し支えない．まずはこの方法で関連の観察研究をたくさん読もう．そうした努力を継続すれば，臨床研究の基礎力が知らないうちにかなりアップする．

さらに詳細に読む

　上記のような読み方で多くの観察研究を読むことは重要である．どんな研究をする際でも，その背景となる観察研究のサーベイが必須で，大量に検索される観察研究論文を整理できなければ研究が始まらない．ここで躓いていたら，研究につながるリサーチクエスチョンが同定できるところま

でいかないのである。

　しかし，そうはいっても上記のような簡便な読み方だけでは，これまでの研究の弱点を克服した新しい研究につなげることは難しい。そのためにはどうしても詳細な読み方を身に付ける必要がある。それについてもその大枠を示そう。

1．対象者

　対象者をランダムに選んだり，全員を対象にすることで選択バイアスを避けられるのが観察研究の利点の一つであるが，まず対象者の選択の過程を読み込む。

　先のコホート研究[1]では，本文の"STUDY POPULATION"を読むと，25～42歳の看護師のうち経産婦が対象になっている。抽出の方法，全対象者のうちの参加率については書かれていない。

2．曝露因子，交絡因子の測定法

　次に曝露因子，交絡因子がどのように調査されたかを読み込む。コホート研究の場合，新規に曝露因子を調査することが多いが，この研究では調査開始時点で過去に振り返って授乳の状態を調査しており，通常のコホート研究よりは症例対照研究の手法に近く，記憶に頼る分，バイアスの混入の可能性が高い。交絡因子にも同様な面がある。症例対照研究では最もバイアスが入り込みやすい部分である。

3．アウトカムの測定法

　乳癌の罹患は，1年おきの質問表による調査と国の人口動態統計の組合わせで評価されている。質問表による拾い出しの99%は診療録の情報が確認されており，99%以上の報告が正確であったと記載されている。対象が看護師であったことが関係しているのか，極めてよいデータである。質問表による罹患のチェックでここまでの精度を保つのは，一般的には難しいと思われる。

　前向きのコホート研究でのアウトカムの評価は，最もバイアスの危険が

表20 観察研究の追加のチェックポイント
1. 対象者の選択過程
2. 曝露因子，交絡因子の測定方法
3. アウトカムの測定方法
4. 追跡過程と追跡率
5. 量反応関係

大きいところで，ここでバイアスを避けるためにどんな工夫をしているかを読み込むことは重要である。

4．追跡の過程と追跡率

アウトカムの評価法と並び，コホート研究で最も問題が起きやすい部分である。Figureに追跡された人数と解析された人数が記載されているが，追跡されたもののうち78%が解析されていることがわかる。脱落の原因については，Figureの脚注にあるが，新たに出産したり，閉経していることが判明したり，乳癌と既に診断されていたために追跡を中止したり，閉経の有無が不明だったり，BMIや婚姻状態が不明なものも追跡から除かれていることがわかる。ただそれぞれの人数については記載がない。

5．量反応関係

因果関係を補強するものとして，曝露量が多いほどアウトカムの頻度が多くなることが示されれば有力な傍証となる。これを量反応関係があるという。この論文でいえば，授乳期間が長いほど乳癌の罹患が少ないことが示されればいいのだが，図に示された結果では，量反応関係は認められていない。

追加の吟味のポイントを表20にまとめた。

症例対照研究との違いに焦点を当てて

コホート研究を例に観察研究の読み方を示したが，曝露因子，アウトカム，調整した交絡因子という基本的な枠組みは，症例対照研究でも同じで

ある．しかし，バイアスの影響を受けやすいところが異なり，その異なる部分を最低限押さえておけば，コホート研究と同様に読み込むことができる．

コホート研究では，アウトカムの評価時，追跡の過程でのバイアスが一番問題になるが，症例対照研究では，症例に対する対照群の選択時，曝露因子の測定時に最もバイアスの影響が問題になる．このバイアスが混入しやすい部分で，研究者たちがいかなる努力をしているかを読み込むと，研究デザインについてより深く学習することができるだろう．

観察研究の臨床研究における位置づけ

最後に，この研究の臨床研究全体の位置づけを考えてこの章のしめくくりとしよう．今回の観察研究の後には，どんな臨床研究が考えられるだろうか．RCT だろうか．ある群を授乳させ，もう一つの群には人工栄養でという臨床試験は倫理的に不可能である．RCT が臨床研究の終着点であるというのが誤解であることは，こうした例からもわかる．

授乳の害の少なさやコストの安さ（ただである）を考えれば，母乳栄養により乳癌の危険を減らせるかもしれないという情報を流すことは，交絡因子による可能性を否定できないとしても，十分妥当なことだと考えられる．また先ほど構想した臨床試験が倫理的に可能だとして，その臨床試験でよい結果が出た場合を考えても，観察研究の結果を上回る意味を持たないだろう．ただ母乳が出ない人に対してストレスとなる可能性がある．しかしそのような視点が，実はその先の臨床研究につながる．

この先にある臨床研究は，RCT ではなく，前章で紹介した T2 リサーチのような研究である．人工栄養の母親にこのような情報がもたらされた時の反応や，こうした情報が流れた前後での，児の栄養方法の割合の変化，などが研究課題になるかもしれない．あるいは，母乳栄養の割合と乳癌罹患の関係を時間軸で追うような研究も面白いだろう．母乳栄養の減少や増

加とともに，乳癌の罹患の増加，減少が示されるかもしれない。これは生態学的研究と呼ばれる臨床研究の一つである[2]。

参考文献

1) Stuebe AM, Willett WC, Xue F, et al：Lactation and incidence of premenopausal breast cancer：a longitudinal study. Arch Intern Med 169 (15)：1364-1371, 2009
2) 名郷直樹：臨床研究のABC. メディカルサイエンス社, 東京, pp67-74, 2009

論文を読む 9

診断の論文の読み方と三つの論文の書き方ガイド

名郷 直樹

はじめに

『論文を読む』も，臨床試験，観察研究の二つを終え，ここからは診断の論文の読み方である。この三つを押さえれば，主な臨床研究の論文はざっと読めるようになる。本章では，まず診断の論文の読み方を提示し，後半ではRCT，観察研究，診断の研究の三つの論文の書き方ガイドについても触れる。本章はこれまでの『論文を読む』の総復習のつもりでお付き合いいただきたい。

診断についての研究の枠組み

診断についての研究論文の読み方であるが，診断についての研究デザインは多様であり，観察研究で検討されることもあるし，臨床試験を行うこともある。診断の研究というカテゴリは，介入研究，観察研究というこれまでのカテゴリと横並びの区分ではなく，この点は注意を要する。

診断についての研究は，診断精度にかかわる研究と臨床上のアウトカムを改善するかどうかの二つの領域に分けられる。前者の代表が，κ値や感度・特異度，尤度比を検討する研究であり，後者の代表が，検査を介入行為と位置づけたRCTである。またそのほかにも，検査前確率を検討する研究，臨床予測指標に関する研究もある。これら診断に関する研究の全体像については，拙著[1]を参照してほしい。

本章では，診断の論文の王道ともいえる，最も読むのが困難で，バイア

スの可能性が大きい感度・特異度を検討する研究を例に，診断の論文の読み方を提示する。

診断の論文を読むポイント

感度・特異度，尤度比を検討する研究は難しい。それは容易にバイアスが混入するからである。対象患者の選択においてバイアスがかかり，標準検査を行う際にバイアスがかかり，目的検査の評価でバイアスがかかり，侵襲的な検査を全例に行えない場合にバイアスがかかる。

これらのバイアスを評価するためには，まず標準検査と目的検査について理解する必要がある。標準検査とは，その疾患を診断するのに最も標準的な確定診断のための検査である。目的検査とは，標準検査に照らし合わせて精度を検討する検査である。妊娠中の超音波検査による性別判定の精度を検討する場合，出産後の性別判定が標準検査で，妊娠中の超音波所見が目的検査である。それぞれ英語では，"gold (reference) standard"，"index test" と呼ぶ。

ただこのバイアスに厳しくこだわると，診断の論文を読むのがますます困難になる。まず読み込むべきポイントを**表 21**に示す。しかし，これでも多すぎて読む気がしないと思われる人が多いかもしれない。そういう人は以下の3項目でよい。標準検査は何か，目的検査は何か，感度・特異度はどれほどか，その3点である。それでは**表 21**のポイントに絞って，実際の論文を読んでみよう。

実際の論文で

経皮的黄疸計の精度を検討した論文[2]を PubMed から全文を無料で手に入れることができる。この論文を例に進めよう。まずは標準検査，目的検査，感度・特異度の3項目を読み込む。

標準検査は，"the UNISTAT reflectance bilirubinometer (Reichert-Jung,

表21 診断の論文のチェックポイント

- 患者は新規連続症例か
- 標準検査は何か，適切か
- 目的検査は何か
- それぞれの検査評価時にマスキングがされているか
- 標準検査が全例に行われているか
- 検査の再現性はどうか
- カットオフ値はどのように決められているか
- 感度・特異度はどれほどか

Buffalo, NY, USA), a photometric analyser" とある。標準検査が適切かどうかは重要であるが，一般的な標準検査は "high-performance liquid chromatography" だが，その検査との相関はよく，96〜99％と書かれている。目的検査は "the JM-103 transcutaneous bilirubinometer (Minolta Airshields)" である。感度・特異度は，低リスク，中等度リスクの新生児で，それぞれ100％，56％，高リスクでは86.7％，58.4％となっている。以上は抄録からほとんど読み込める。

診断の論文のバイアス

選択バイアス，情報バイアスの2点で考えた時に，最初の対象患者選定の時の選択バイアス，標準検査評価時と目的検査評価時の情報バイアス，情報バイアスの一つといっていいと思われるが，疾患がないことを確認しているかどうかの検証バイアスの三つは確認できるとよい。また，検査の正常/異常の境目であるカットオフポイントをどう設定したかも重要である。

上記の点で先ほどの論文を詳しく読み込んでみる。対象患者選定については，研究開始時点から基準を満たす患者はすべて前向きに研究に組み入れていく同時連続症例であると選択バイアスが少ないが，この論文には後

ろ向きということしか書かれておらず，少なくとも同時ではない。連続症例であったかどうかはわからない。皮膚色がもともと黒っぽくて判定が難しい患者が最初から血液検査で調べられ，除外されていると大きなバイアスとなる。

　標準検査，目的検査が他の臨床情報やそれぞれの検査結果をマスキングして実施されているかどうかについては記載がない。どちらが先に行われたかについては，経皮的黄疸計による測定の後，30分以内に血液検査が行われたとある。黄疸なしと判断した患者については，黄疸計で40パーセンタイル以下の患者では血液検査をされておらず，検証バイアスの可能性が否定できない。ただ経皮的黄疸計40パーセンタイル以下の患者で血液検査での異常者がないというデータが示されたり，文献が引用してあればそれほど問題ではない。しかし，この論文にそのような記載はない。

結果をどう読むか

　感度・特異度をその推定値と信頼区間で評価するのは，治療の論文と同じである。感度が高いほど除外診断に役立ち，特異度が高いほど確定診断に役立つという大まかな目安をもって読むことが重要である。そこを確認したら，カットオフ値がどのように決められたかを確認する。この論文では，40〜95％の間で値を変化させて感度・特異度を求めて検討し，75％以上をカットオフにした時に感度・特異度が最大であることが示されている。また，尤度比＜感度／(1－特異度)＞によって検査特性を表現すれば，複数のカットオフをそのまま表現できる。感度・特異度，尤度比などの指標の意味と計算方法については『研究する7』に解説があるので，そちらを参照してほしい。

　カットオフポイントをどこにおくかは，ROC曲線にて検討されるが，これも『研究する4』でとりあげるので，ここでは省略する。

　再現性については，場所を変え，人を変え，時を変えるなどして，κ値に

よって評価するのが標準である。しかし，この論文でκ値は利用されておらず，3回の測定値の平均と最初の値がほぼ同じであったと書かれているが，それ以上の検討はなされていない。

　チェックポイントが多く，ここまでの吟味は難しいと思われるかもしれない。ただ論文のどこに何が書かれているかという目安さえつけば，上記のポイントをざっと読み込むことはそれほど困難ではない。実際にはmethodsの部分を詳細に読んで，結果の表をチェックする，という読み方で重要な部分はほとんど読み込める。上記のチェック部分が，論文のどこに書かれているかを図6に示す。Methodsと結果の表ですべて読み込めることがわかる。

論文の書き方ガイド

　これまで，臨床試験，観察研究，診断の研究の三つのタイプの論文の読み方を示してきた。これを指針にたくさんの論文に接してほしい。日々患者と接するように，日々研究論文と接することが研究の第一歩である。習うより慣れろ，である。本書を読んでよくわからなくても，実際の論文に多く接しながら，もう一度本書の読み方を復習すると効果的かもしれない。

　最後に，この読み方のまとめとして，ざっと読むだけではなく，徹底的な吟味の方法についても紹介しよう。これは論文の書き方ガイドとして，研究デザインごとに示されており，定期的な改訂も行われている。

　『論文を読む』で示してきた臨床試験，観察研究，診断の研究の三つのタイプの研究に対し，それぞれの書き方ガイドがある。RCTの書き方ガイドであるCONSORT声明[3]，観察研究を報告するためのガイドSTROBE声明[4]，診断の研究を報告するためのガイドSTARD声明[5]である。http://www.equator-network.org/index.aspx?o=1032 などのウェブサイトからそれぞれのチェックリストを簡単に手に入れることができる。また日本語訳も出版されている[6]。時々はこの網羅的なリストでチェックして読むの

METHODS

Since 2005, the JM-103 transcutaneous bilirubinometer has been used at the postnatal nursery in Pamela Youde Nethersole Eastern Hospital, a tertiary hospital in Hong Kong SAR, China. TcB measurements were taken with the JM-103 transcutaneous bilirubinometer (Minolta Air-shields) once over the mid-sternum area for all healthy term or near-term newborns with a gestational age of >35 weeks every morning in our postnatal nursery. Sick newborns who required admission to our special care baby or neonatal intensive care unit were excluded from the study. A single JM-103 transcutaneous bilirubinometer was used for all TcB measurements. The first of three measurements with the JM-103 provided results similar to their average therefore one TcB reading should suffice.[15] As rapid bilirubin kinetics and distribution during phototherapy reduce correlation, infants who had received phototherapy were also excluded.[16]

Paired TSB measurements were checked within 30 min if the initial TcB level was above the 40th centile level in the Bhutani nomogram[11] TSB was not measured if the TcB was less than the 40th centile. TSB assay was carried out in our main laboratory using the UNISTAT reflectance bilirubinometer (Reichrt-Jung, Buffalo, NY, USA), a photometric analyser for determining total bilirubin concentration in newborn infants. The result correlates well (96-99%) with the high-performance liquid chromatography gold standard and the performance of the bilirubinometer is regularly monitored by the quality assurance programme under the Royal College of Pathologists of Australasia Neonatal Bilirubin Program.[16a] Target values of the programme were set using the Doumas Total Bilirubin Reference Method calibrated using the National Institute of Standards and Technology (NIST) Standard Reference Materials 916a bilirubin calibrator.[17]

This is a retrospective study of the TcB meter (JM-103) used in term or neat-term healthy Chinese newborns born between April and September 2005. During 2005, 3869 infants were born in our hospital : 460 infants developed severe hyperbilirubinaemia that required phototherapy, with a pretest probability of 11.9%. The study was approved by the Department of Obstetrics and Gynaecology. Pamela Youde Nethersole Eastern Hospital, Hong Kong.

目的検査

再現性

標準検査を
行った対象

標準検査

対象患者

Table 1 Statishical analysis for phototherapy with low-risk threshold

TcB category	Phototherapy (low risk) Yes	No	Sensitivity, % (9.5% CI)	Specificity, % (9.5% CI)
>40%	1	996	100	0
<40%	0	0	(20.7 to 100)	(0 to 0.38)
>75%	1	441	100	55.7
<75%	0	555	(20.7 to 100)	(52.6 to 58.8)
>95%	1	96	100	90.4
<95%	0	900	(20.7 to 100)	(88.4 to 92.0)

感度・特異度
カットオフ

図6　実際の論文上の記載（Ho ら, 2006）[2]

表22 　論文の書き方ガイド

1. CONSORT 声明

タイトルと抄録	1a）タイトルにランダム化比較試験であることの記載
	1b）試験デザイン，方法，結果，結論という構造化抄録
イントロダクション	
背景と目的	2a）科学的背景と合理的根拠（rationale）の説明
	2b）科学的な目的・仮説
方法	
試験デザイン	3a）割付割合を含む試験デザイン（パラレル，要因デザインなど）の詳細
	3b）試験開始後の方法上の重要な変更（適格基準など）とその理由
参加者	4a）参加者の適格基準
	4b）データを収集するセッティングと場所
介入	5）各群の介入方法と時期を含む再現可能で詳細な記述
アウトカム	6a）明確に定義された一次および二次アウトカム評価項目とその評価法と評価時期
	6b）試験開始後の方法上の重要な変更とその理由
サンプルサイズ	7a）サンプルサイズの計算方法
	7b）中間解析の適用，説明，試験中止のガイドライン
ランダム化	
割付け順の作成	8a）ランダム割付け票の作成方法
	8b）ランダム化の方法：制限の詳細（ブロック作成の有無，1ブロックの症例数など）
割付隠蔽の方法	9）ランダム割付け表作成実施のメカニズム（番号つき容器など）と介入割付け実施までの割付け表の隠蔽方法の記載
実施	10）誰が割付け表を作り，誰が組み入れ，誰が介入に割付けるのかの記載
マスキング	11a）実施されて入れる場合に，介入への割付け後，誰がどのようにマスキングされているか（参加者，ケア提供者，アウトカムの評価者など）
	11b）必要であれば介入の同一性の記載

表22 つづき

統計学的方法	12a) 一次アウトカムと二次アウトカムを各群で比較する統計学的方法
	12b) サブグループ分析や調整解析など，付加的な解析の方法
結果	
参加者の流れ (ダイアグラムで記載することを強く推奨)	13a) ランダム割付された各群の人数，意図された介入を受けた人数，一次アウトカムを解析に組み入れた人数
	13b) 割付け後，各群で追跡不能になったり除外された人数とその理由
リクルートメント	14a) リクルートと追跡期間を定義する日付
	14b) 試験終了，中止の理由
ベースラインデータ	15) 各群のベースラインの記述的データと臨床上の特徴を記載したテーブル
解析された人数	16) 各群で解析に組み入れられた人数(分母)と当初割付けられたグループで解析されたかどうか
アウトカムとその結果の見積もり	17a) 一次アウトカム，二次アウトカムについてのそれぞれの群での結果，イフェクトサイズの推定とその正確性(95%信頼区間など)
	17b) 一次アウトカムの結果について，絶対危険と相対危険の両方による記載の推奨
補助的な解析	18) サブグループ分析や調整解析などの他に実施された解析結果と前もって計画されたものか探索的なものかの区別
有害事象	19) 各群における重要な有害事象と意図しない効果
考察	
限界	20) 試験の限界，潜在的なバイアス，精度低下の原因，必要であれば解析の多重性に関連する考慮
一般化可能性	21) 試験結果の一般化可能性(外的妥当性，適用性)
解釈	22) 結果に一致する解釈，利益と害のバランス，他の適切なエビデンスの考慮
他の情報	
登録	23) 登録番号と登録名
プロトコール	24) 入手可能であれば試験プロトコールの全文がどこで手に入るか
研究費	25) 研究費と他のサポート(薬剤の提供など)，提供者の役割

表22 つづき

2. STROBE 声明

タイトルと抄録	1a）タイトル，抄録に研究デザインをよく使われる用語で記述
	1b）何が行われ，何が発見されたのかバランスよく十分な情報を記述
はじめに	
背景と合理的根拠	2）報告する検討結果の科学的背景と合理的根拠の説明
目的	3）前もって計画された仮説を含め目的を記述
方法	
研究デザイン	4）研究デザインの基本骨格を最初の部分で報告
設定	5）設定，場所，研究時期（募集期間，曝露，追跡，データ収集を含む）
参加者	6a）コホート：適格条件，参加者選択のソースと方法，追跡の方法 症例対照：適格条件，症例確認と対照選択のソースと方法。症例，対照選択の合理的根拠 横断研究：適格基準，参加者選択のソースと方法
	6b）コホート：マッチングする場合，クライテリアと曝露・非曝露群の数 症例対照：マッチングする場合，クライテリアと1症例あたりの対照数
変数	7）すべてのアウトカム，曝露，予測因子，交絡因子，影響因子の明確な定義，適用できれば診断基準
情報源/測定法	8）それぞれの変数について情報源と確認，測定方法の詳細。2グループ以上あれば確認方法の比較の記述
バイアス	9）可能性のあるバイアスについて記述
研究規模	10）研究規模をどう決定したか説明
量的変数	11）量的変数をどう解析したか説明　適用できればグループ分けの方法とその方法を選んだ理由を記述
統計学的手法	12a）交絡因子の調整法を含めたすべての統計学的手法の記述
	12b）サブグループ，交互作用を検討した方法の記述
	12c）欠損データの処理法の説明
	12d）コホート研究：適応できれば追跡不能例の処理方法の説明 症例対照：適用できれば症例と対照をどうマッチングしたか説明 横断研究：適用できればサンプリング法を考慮した分析法の記述
	12e）感度分析の記述

表22 つづき

結果		
参加者	13a)	研究の各段階における対象数の報告（当初の対象数，適格基準検討者，適格確認数，追跡完了数，解析数）
	13b)	各段階の非参加者の理由
	13c)	流れ図使用の考慮
記述データ	14a)	参加者の特徴（記述的，臨床的，社会的）曝露と交絡因子についての情報
	14b)	各変数に欠損値のある参加者数
	14c)	コホート：追跡期間の要約（平均，総追跡期間）
アウトカムデータ	15)	コホート：アウトカムのイベント数，追跡後の要約尺度
	15)	症例対照：曝露・非曝露群の数，曝露の要約尺度
	15)	横断研究：アウトカムのイベント数と要約尺度
主な結果	16a)	調整前の推定値，適応可能なら交絡因子調整後推定値と信頼区間，調整した交絡因子の明記とその因子を選んだ理由
	16b)	連続変数をカテゴリー化した場合の境界を報告
	16c)	必要ならば相対危険から絶対危険への変換
他の解析	17)	他の解析結果（サブグループ，交互作用，感度分析）
考察		
キーとなる結果	18)	研究目的に関するキーとなる結果の要約
限界	19)	バイアスや正確性を考慮した研究の限界についての考察。バイアスの方向と大きさについての考察
解釈	20)	目的，限界，解析の多重性，類似の研究結果，他の適切なエビデンスを考慮した結果の注意深い解釈
一般化可能性	21)	結果の一般化可能性（外的妥当性）についての考察
他の情報		
研究費	22)	研究費の提供元，提供者の研究に対する役割。可能ならこの研究の基となった研究に対する研究費

3. STARD声明

タイトル/抄録/キーワード	1) 診断確度を検討した論文として同定できる（感度，特異度のようなMeSH）
イントロダクション	2) 診断確度の推定，検査間，対象者間の診断確度を見積もるというリサーチクエスチョン，研究目的

表22 つづき

方法		
参加者	3)	研究対象：適格基準，除外基準，設定，データを収集した場所
	4)	参加者のリクルート：症状，以前の検査結果，参加者が目的検査や標準検査を施行した事実に基づいているか
	5)	参加者の抽出：3),4)の選択基準によって定義された連続症例か，連続でない場合どのように選択したか
	6)	データ収集：データ収集は目的検査や標準検査の施行以前に計画されたか，それとも後で行われたか
検査方法	7)	標準検査とその合理性
	8)	目的検査や標準検査の測定がいつどのように行われたかを含む対象と方法の技術的な詳細，目的検査，標準検査に関する参考文献
	9)	目的検査や標準検査の結果の，単位，カットオフ値，カテゴリー分けの定義と合理性
検査方法	10)	目的検査や標準検査の実施や解釈を行った人の数，訓練歴，専門性
	11)	目的検査や標準検査の解釈が他の検査結果や解釈する人が手に入れることのできる情報からマスキングされて行われているか
統計学的手法	12)	診断の正確さを測定するための計算方法と不確実性の定量化
	13)	可能なら検査の再現性測定の方法
結果		
参加者	14)	研究の開始日と終了日を含む，研究が行われた時期，期間
	15)	対象者の臨床背景（性，年齢，症状，合併症，最近の治療，組み入れ場所）
	16)	組み入れ基準を満たした参加者数，目的検査や標準検査を行った/行わなかった数，検査を行わなかった理由
検査結果	17)	目的検査と標準検査の間隔，間に行われた治療
	18)	対象疾患の重症度分布（基準の定義），対象疾患のない患者の診断
	19)	標準検査の結果ごとの目的検査の結果の分割表，連続変数の場合の結果の分布
	20)	目的検査や標準検査による有害事象

表22 つづき

推定	21) 診断確度の推定値と統計学的な不確実性(95%信頼区間)
	22) 目的検査の中間的な結果，欠損値，はずれ値の取り扱い
	23) サブグループ，解釈者や施設による正確性の変動の見積もり
	24) 検査の再現性の推定
考察	25) 研究結果の臨床応用についての議論

もいい。カギとなる論文はそこまで読み込んだほうがいいだろう。

　それぞれのチェックリストを示す(表22)。個々の項目の説明は拙著にあるので[7]，興味がある読者はこちらもチェックしてほしい。書き方ガイドではあるが，実際の研究を実施する際にも強力な武器となるだろう。

文献

1) 名郷直樹：臨床研究のABC，メディカルサイエンス社，東京，pp197-203, 2009
2) Ho HT, Ng TK, Tsui KC, et al：Evaluation of a new transcutaneous bilirubinometer in Chinese newborns. Arch Dis Child Fetal Neonatal 91(6)：F434-438, 2006
3) Schulz KF, Altman DG, Moher D；CONSORT Group：CONSORT 2010 statement：updated guidelines for reporting parallel group randomized trials. Ann Intern Med 152(11)：726-732, 2010
4) Vandenbroucke JP, von Elm E, Altman DG, et al：STROBE initiative. Strengthening the reporting of observational studies in epidemiology (STROBE)：explanation and elaboration. Ann Intern Med 147：W163-194, 2007
5) Bossuyt PM, Reitsma JB, Bruns DE, et al：Standards for reporting of diagnostic accuracy. The STARD statement for reporting studies of diagnostic accuracy：explanation and elaboration. Ann Intern Med 138：W1-12, 2003
6) 中山健夫，津谷喜一郎 編著：臨床研究と疫学研究のための国際ルール集，ライフサイエンス出版，東京，2008
7) 名郷直樹：臨床研究のABC．メディカルサイエンス社，東京，pp130-216, 2009

論文を読む 10

論文の外的妥当性評価と診療の質評価から臨床研究へ

名郷 直樹

はじめに

『論文を読む 2』で，読んだ論文を受け入れる医療者側の困難について解説した。本章では患者自身への適用の難しさ，適用したあとの評価について考えたい。さらには，その適用の難しさを考慮した中で診療を続け，自身の診療の質を評価することが，いかに臨床研究とその後の診療の質改善につながっていくかを，読者の皆さんと一緒に考えたい。

論文の外的妥当性

RCT や観察研究，診断の論文について，『論文を読む』として，論文そのものの妥当性をバイアスと偶然の観点から吟味してきたのだが，これを内的妥当性の吟味と呼ぶ。それに対して，論文結果の患者への当てはまりに関する吟味を外的妥当性の吟味と呼ぶ。論文を吟味する際に，この二つをきちんと分けて考えることが重要である。

前章までに示してきた方法で論文を吟味すると，多くの研究にはいろいろなバイアスや偶然の影響があることがわかる。決定的なバイアスがあれば，その結果を患者に適用することはできない。これは論文の内的妥当性に問題があるために論文が使えないという状況である。それに対し，論文自体ではバイアスがうまくコントロールできており，統計学的な検討に問題がない場合でも，患者に論文結果が適用できるとは限らない。EBM の登場以来やむことのない意見の一つに，海外のデータが日本人に当てはまる

のかどうかわからないという指摘があるが，これは外的妥当性の問題であり，論文に対する批判でなく，論文の当てはまりに対する批判である。

　以前とりあげた会陰切開の論文[1]も，そのような視点でみてみると外的妥当性の面でさまざまな疑問がある。初産婦しか対象にしていない研究結果のため，経産婦に適用できるかどうかはわからない。また高齢初産の患者に当てはまるかどうか，高度肥満の妊婦に適用できるかどうかなども同様である。これも，外的妥当性が問題で論文が使えないという場合で，論文そのものの問題と混同しないことが重要である。

サブグループ分析

　外的妥当性を検討するために，一定の属性を持った集団だけに限って分析することがある。これをサブグループ分析と呼ぶ。高齢の妊婦やBMIが30以上の肥満妊婦に限った分析で，全体の解析と同じ傾向があるかどうか，全く違う結果が出ていないかどうかを，確認するような場合である。このサブグループ分析で，目の前の個別な患者に対してより外的妥当性が高い結果が得られるかもしれない。

　会陰切開の論文においても，あらかじめ計画されていた吸引分娩，鉗子分娩のサブグループ分析が行われている（図7）。どのアウトカムについても信頼区間は広く，明確な差は認められないという結果である。サブグループ分析は，外的妥当性の高いデータを得るために重要な方法の一つであるが，対象数が減り，信頼区間が広くなって明確な差がわからないことも多く，逆にたくさんのサブグループ分析をすると偶然の偏った結果によって一部の集団で効果があるかのようにみえることもあり，解釈には慎重を要する。前もって企画されたサブグループ分析であっても，上記のような問題は避けがたい。さらに事前に企画されていないサブグループ分析に至っては，偶然の影響をコントロールすることは困難で，仮説検証に使うことはできず，新しい仮説生成のための予備的な分析と考えるべきだろう。サ

Table 4 Maternal and neonatal morbidity in relation to routine versus restrictive use of episiotomy and type of operative vaginal delivery

	Vacuum delivery(n=47)			Forceps delivery(n=128)		
	Routine (n=24)	Restrictive (n=23)	OR(95% CI)	Routine (n=61)	Restrictive (n=67)	OR(95% CI)
Episiotomy performed, n(%)	21(87.5)	4(17.4)	—	58(95.1)	43(64.2)	—
Intact perineum, n(%)	0(0)	2(8.7)	—	1(1.6)	2(3.0)	—
Third-/fourth-degree tear, n(%)	2(8.3)	0(0)	—	6(9.8)	11(16.4)	0.56(0.19-1.61)
Shoulder dystocia, n(%)	3(12.5)	1(4.3)	3.14(0.30-32.6)	5(8.2)	7(10.4)	0.77(0.23-2.55)
PPH>500 ml, n(%)	6(25.0)	1(4.3)	7.33(0.81-66.60)	26(42.6)	20(29.9)	1.75(0.84-3.62)
Urinary catheter>24 hours, n(%)	1(4.2)	2(8.7)	0.46(0.04-5.41)	7(11.5)	8(11.9)	0.96(0.33-2.81)
Urinary retention, n(%)	0(0)	1(4.3)	—	1(1.6)	0(0)	—
Urinary incontinence, n(%)	0(0)	0(0)	—	2(3.3)	4(6.0)	0.53(0.09-3.02)
Faecal incontinence, n(%)	0(0)	0(0)	—	2(3.3)	2(3.0)	1.10(0.15-8.07)
Inpatient moderate/strong analgesia use, n(%)	23(95.8)	19(86.4)	3.63(0.35-37.83)	60(98.4)	66(98.5)	0.91(0.06-14.86)
Postnatal admission>3 days, n(%)	3(12.5)	6(26.1)	0.41(0.09-1.86)	15(24.5)	10(14.9)	1.86(0.76-4.52)
Outpatient moderate/strong analgesia use, n(%)	11(45.8)	8(38.1)	1.38(0.42-4.53)	37(60.7)	48(71.6)	0.61(0.29-1.28)
Perineal infection, n(%)	0(0)	0(0)	—	2(3.3)	1(1.5)	2.24(0.20-25.31)
Any antibiotic use, n(%)	2(8.3)	2(8.7)	0.96(0.12-7.41)	18(29.5)	24(35.8)	0.75(0.36-1.58)
Neonatal resuscitation, n(%)	4(17.4)	4(16.7)	0.95(0.21-4.35)	7(11.5)	9(13.4)	0.84(0.29-2.40)
Apgar at 1 minute≤3, n(%)	0(0)	0(0)	—	2(3.3)	2(3.0)	1.10(0.15-8.07)
Apgar at 5 minutes<7, n(%)	1(4.2)	0(0)	—	0(0)	2(3.0)	—
pH umbilical artery<7.10, n(%)	0(0)	0(0)	—	4(8.2)	2(3.2)	2.04(0.36-11.72)
Base excess artery<−12.0, n(%)	0(0)	0(0)	—	2(4.2)	1(2.2)	1.96(0.17-22.34)
Neonatal trauma, n(%)	11(45.8)	10(43.5)	1.10(0.35-3.48)	31(50.8)	33(49.3)	1.07(0.53-2.13)
Significant trauma, n(%)	3(12.5)	1(4.3)	3.14(0.30-32.60)	6(9.8)	2(3.0)	3.55(0.69-18.3)
Admission to NICU, n(%)	2(8.3)	2(8.7)	0.96(0.12-7.41)	2(3.3)	7(10.4)	0.29(0.06-1.46)

NICU, neonatal intensive care unit.

二つのサブグループ分析

図7 サブグループ分析の一例(Murphyら,2008)[1]

表23 サブグループ分析の問題点
・対象数が減少し信頼区間が広くなる
・たくさんの分析を行うと偶然の影響が大きくなる
・ランダム化比較試験の場合,ランダム化が保証されない

ブグループ分析の問題点を**表23**にまとめておく。

外的妥当性と内的妥当性の関係

よりよい臨床研究を行うためには,内的妥当性と外的妥当性の両方を考慮する必要がある。しかし,この二つはトレードオフの関係にあり,内的妥当性を高めると外的妥当性が低くなり,外的妥当性を高めると内的妥当

性が低くなることが多い。

　特に臨床試験ではその傾向が強い。臨床試験は，より効果が期待される限られた患者集団に対して，より専門性の高い診療機関で行われるため，研究の内的妥当性は高まるが，幅広い患者集団や一般的な臨床医に対する外的妥当性が犠牲にされる。このことは，理想的な環境で行われる RCT の内的妥当性は高いが，理想的な環境ではない臨床現場への外的妥当性は低い，といえばさらにわかりやすいだろう。

T2 リサーチによる外的妥当性の検討

　上記でみてきた内的妥当性と外的妥当性のギャップは臨床試験の最大の弱点の一つである。しかし，この内的妥当性と外的妥当性のギャップにこそ，臨床研究の重要なクエスチョンが隠されている。『論文を読む 7』でとりあげた T2 リサーチとは，まさにこのギャップに関する研究が大きな部分を占めている。論文の外的妥当性を考えることは，まさに臨床研究のリサーチクエスチョンを考えることである。例えば，今回の会陰切開のルーチン群と制限群の両群に明確な差はないという結果を踏まえて，これまでルーチンの会陰切開を長期に行ってきた施設で，会陰切開を制限するというような状況を考えてみよう。これまで会陰切開の適用を考えずルーチンに行ってきた施設で，突然今日から適用を考えてやれといわれてもうまくいかない可能性があり，論文の結果に反して，会陰裂創が大きく増加するかもしれない，というような疑問が当然出てくる。この疑問に応える研究は，RCT の結果を受けて，これまでルーチンに会陰切開を行ってきた臨床現場でその外的妥当性を検討する，T2 リサーチの一つにほかならない。この T2 リサーチは会陰裂創が減少するかどうかというアウトカムを評価するアウトカム評価型の T2 リサーチである。

　たくさんの臨床研究の論文を読み，その結果を鵜呑みにすることなく，外的妥当性を考慮しながら診療を行うことによって，多くのリサーチクエ

スチョンが浮かび上がってくる。これらのリサーチクエスチョンは，今後の臨床研究の王道の一つになっていくだろう。

診療の評価から T2 リサーチへ

　論文を読むことを臨床研究へとつなげていくためには，読んだ論文の外的妥当性の吟味を付け加え，そこから臨床研究につなげていく道筋のほか，論文を読むことから自らの診療の評価を行い，そこから臨床研究へとつなげていく，もう一つの道筋がある。

　会陰切開の論文を読んだ上での自分自身の臨床の評価という臨床研究の具体例としては，初産婦の会陰切開が行われた率を年度ごとに調べてみて，増加傾向なのか，減少傾向なのかを検討するというようなことである。ルーチン群と制限群で明確な差がないというエビデンスがある以上，100%の会陰切開が行われているというような現状が明らかになれば，研究という意味だけではなく現場の臨床の質を改善するために有用な情報となる。またその結果を踏まえて何か対策を講じ，会陰切開率がどうなるかというような観察研究につなげることもできる。これもまた診療の質改善のためのT2 リサーチの一つである。この T2 リサーチは，会陰切開という介入方法を調査するプロセス評価型の T2 リサーチである。

　このプロセス評価型 T2 リサーチは，先にあげたアウトカム評価型のT2 リサーチに比べ，コストや労力の点で容易な場合が多く，より初心者向けの臨床研究である。ただし，会陰切開の減少が裂創の増加というアウトカムの増加につながっていないかを，アウトカム評価型の T2 リサーチで最終的には確認しなければいけない。

　ここでは，T2 リサーチに限って研究へのつながりを述べたが，もちろん臨床研究の王道として，もう一度 RCT を組むという試みも重要だし，メタ分析を行うという視点も重要である。この部分も含めて，論文を読むことから臨床研究につなげる道筋を図 8 にまとめた。

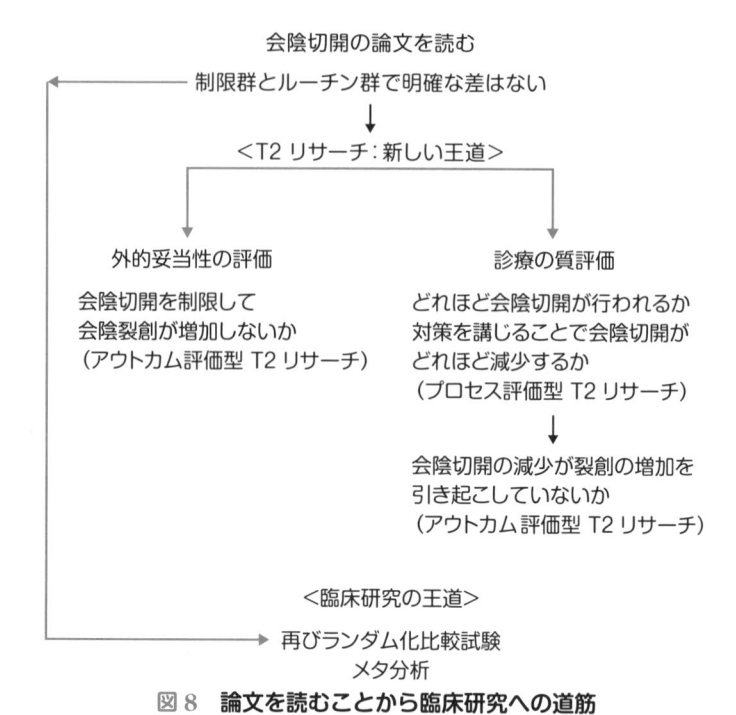

```
                    会陰切開の論文を読む
        ┌──────── 制限群とルーチン群で明確な差はない
        │                    ↓
        │          <T2リサーチ:新しい王道>
        │         ┌──────────┴──────────┐
        │         ↓                     ↓
        │    外的妥当性の評価          診療の質評価
        │
        │    会陰切開を制限して        どれほど会陰切開が行われるか
        │    会陰裂創が増加しないか    対策を講じることで会陰切開が
        │    (アウトカム評価型T2リサーチ) どれほど減少するか
        │                             (プロセス評価型T2リサーチ)
        │                                    ↓
        │                             会陰切開の減少が裂創の増加を
        │                             引き起こしていないか
        │                             (アウトカム評価型T2リサーチ)
        │
        │          <臨床研究の王道>
        └──────→ 再びランダム化比較試験
                    メタ分析
```

図8　論文を読むことから臨床研究への道筋

❾ 臨床と研究の複雑なサイクル

　『論文を読む』もようやく大詰めである。「論文を読むことから始める臨床研究」と題して，10章にわたって書き続けてきたが，最後にもう一度全体の流れを確認しておきたい。個々のトピックではなく，全体の流れこそ，筆者自身が最も読者の皆さんに伝えたいことだからである。

　第1章は論文を読みたいと思うまでの道筋，続いて第2章は読んだ論文を医療者が受け入れることの難しさ，第3章以降は，それを踏まえての多くの論文を読むための読み方ガイドの提示，そして最後に，論文の外的妥当性評価と診療の質評価を臨床研究につなげていく道筋について解説した。

重要なのは読むことではない。重要なことは読みたいと思うことであったり，受け入れることであったり，現場での当てはまりを吟味することであったり，自分の診療の質を評価することのほうである。そういうことが研究につながっていくからである。論文を読むというのはあくまでも手段にすぎない。ただ，多くの論文を読むことができない限り，この重要さを自覚することは難しい。たくさんの論文を読んだ上で，ようやく気づくようなことが重要なのである。多くの患者に接しない限り，臨床ができるようにならないのと同じく，多くの論文に接しない限り，研究はできるようにならない。

　臨床だけ，研究だけ，という中では本格的な臨床も研究も育たない。臨床の疑問を研究につなげ，研究の結果を臨床につなげ，というサイクルの中に，臨床も研究もある。その関係は単なる双方向というより，さらにお互いが複雑に関連している。臨床を研究結果から吟味すると，研究だけでなくさらに質の高い臨床にもつながっていく。また研究結果を臨床の立場で吟味すると，臨床の質向上だけでなく新しい研究にもつながっていく。そしてそれぞれがまた，臨床，研究の両方に影響を与えていく。この複雑に入り組んだサイクルこそが重要である。

　そうした臨床と研究を一つのサイクルと考えた時に，従来のスタンダードな臨床研究，つまり臨床試験，観察研究，診断の研究だけではこのサイクルを十分に回すことはできない。これらの従来の臨床研究に加え，研究と臨床をつなぐような新しいタイプの翻訳研究であるT2リサーチを付け加えることで，このサイクルが徐々に回り始めるだろう。

　自分自身が単なる一つの研究をするというのではなく，自分の研究も他人の研究も区別なく，同じように臨床と研究のサイクルの一部に位置づけられ，論文を読むことも研究することも同じようにその中に組み込まれ，また診療することも研究することも同じようにその中の一部として機能を果たし一つのシステムとなること，それを目指して，まずは論文を読むこ

とから始めよう，それが筆者からのメッセージである。

◎ EBM から臨床研究へ

　最後になって少し観念的な話になって申しわけない。それでは最後の最後に，もう一度実践的な話に戻して終わりにしよう。

　臨床家にとって，臨床研究への近道は，地道な日々の EBM の実践以外にはない。日々の EBM の実践が研究したいという気持ちに結びついた時，臨床と研究が統合された新しい世界が始まる。

　EBM の実践は，臨床上のさまざまな困難を浮き彫りにするだろう。その困難に向き合った時に，論文が読みたくなるはずだ。そして論文を読むとさらなる困難が浮き彫りになる。そうすると今度は研究したくなる。研究するとその結果を臨床で使いたくなる。そして使ってみるとまた新たな問題が浮き上がってくる。そして，それがまた，臨床に，研究につながり，ますます論文が読みたい，ますます研究がしたい，ますます多くの患者がみたいということにつながっていく。そんな日々が読者に訪れることを祈って，筆をおくことにする。最後までつき合っていただき，ありがとうございました。

文献

1) Murphy DJ, Macleod M, Bahl R, et al：A randomized controlled trial of routine versus restrictive use of episiotomy at operative vaginal delivery：a multicentre pilot study. BJOG 115(13)：1695-1702, 2008

研究する

1 臨床研究テーマの選び方―科学的思考と FINER
2 PECO，サンプルサイズの決定
3 PubMed 検索のコツ，倫理申請での注意点
4 図表を作成する
5 簡単な統計処理方法　その 1―変数，データ処理，検定の選択，有効数字
6 簡単な統計処理方法　その 2―多重比較法，多変量解析
7 簡単な統計処理方法　その 3―スクリーニング特性，診断検査の精度
8 SPSS のうまい使い方
9 Excel をデータベースとして利用しよう
10 ランダム化比較試験を計画する

研究する 1

臨床研究テーマの選び方
―科学的思考と FINER

大口 昭英

医学における,「科学的思考」とは何か

　思考することは,人間にとって極めて自然な行為である。思考の本質は,二つある。「分類すること」と「関連を探索すること」である[1]。そして,自然科学において,関連を探索する手段として用いられるのが「帰納法」である。科学で用いられる「仮説」の多くは,この「帰納法」を用いて考え出される。この帰納法は,大きく分けて三つの方法が使用される。①第1の帰納法：観察結果に基づいた関連の推測,②第2の帰納法：既存の論理では説明できない観察結果に対して,その事実を説明できる仮定の導入,そして③第3の帰納法：ほかのモデルの当てはめ（アナロジー）である（図9）[2]。そして,ここが重要なのだが,帰納法によって推測された仮説は,「観察可能な事象」

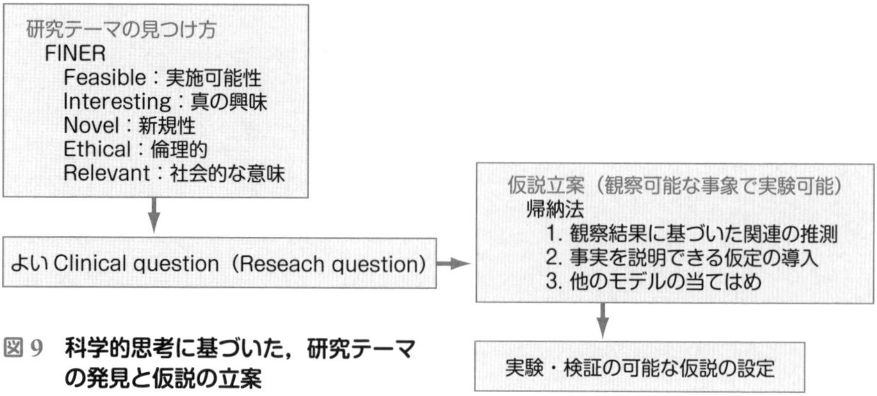

```
研究テーマの見つけ方
    FINER
      Feasible：実施可能性
      Interesting：真の興味
      Novel：新規性
      Ethical：倫理的
      Relevant：社会的な意味

よい Clinical question (Reseach question)
                    ↓
仮説立案（観察可能な事象で実験可能）
   帰納法
      1. 観察結果に基づいた関連の推測
      2. 事実を説明できる仮定の導入
      3. 他のモデルの当てはめ
                    ↓
   実験・検証の可能な仮説の設定
```

図9　科学的思考に基づいた,研究テーマの発見と仮説の立案

によって実験的に証明可能なものでなければならない。つきつめれば,「科学的思考」の仮説立案過程では,「帰納法的思考」が重要な役割を果たしている。

　この花とあの花は異なるので, 別の名前をつけよう：これが「分類すること」である。タバコを吸っていると肺癌が増えるかもしれない：これが「関連を探索すること」である。ヒトは, 言葉を創造した時から,「運命・自由・不死」に思いを馳せ, さまざまな「占い」「宗教」「神話」を創ってきた。しかし, これらの多くは,「科学的思考」によって作られたものではないため, 多くの誤りを含んでいた。預言, 天地創造, 人類誕生, 天動説, 宗教上の信条など。近代に至るまで多くの人がそのような妄信のいけにえにされてきた。

　一方, ヒトは自然界の事物にさまざまな名前をつけて分類してきた。言葉の発達は, 自然界のさまざまな事象を区別・分類することであったといっても過言でない。また, 科学的見地から, リンネが植物の近代的分類法を確立し, その後後世の分類学者たちが現代使用されている分類体系を発展させたことは有名な事実である。そして, 分類を本業とする博物学者ダーウィンは鳥のくちばし形態の微妙な差異から進化論を仮説として提唱した。観察によって得られた違いを進化という仮定の導入によって説明できると考えたのである（第2の帰納法）。進化論も例に漏れず宗教的な対立を生んだ。しかし, 進化論は, その後の種々の観察・実験結果（証拠）から, その大筋は正しいと立証された。進化論の確立は,「科学的思考」の成功例の一つである。すなわち, 分類して得られたわずかな違いを説明するために仮説を立て, さまざまな観察結果が集積されて, その仮説に反する事実が見つからないことから, 帰納的に事実であることが証明されたのである。また, 最近では小林・益川理論（仮説）が実験物理学によって証明され, その結果ノーベル賞の栄誉に浴した。推論（仮説）は, たとえそれが理論的に正しくみえても, 常に誤りを含んでいる可能性がある。だから, 観察あるいは実験によって帰納的に証明される必要がある。このように, 観察と実

験によって仮説を検証していくことは，自然科学のあらゆる分野に共通する，科学的思考のゴールド・スタンダードである。

　臨床医・医療者は，日常の臨床判断において，実にいろいろなことを思考する。問診・診察・検査から情報を収集し，診断し治療法を決定する。では，どのようにして診断に至るのであろうか。疾患がすでに分類されており，知識として利用可能ならば，問診・診察・検査から得られる情報をその知識と照らし合わせて，どの分類に該当するのかを判断している。すなわち，日常診療での診断とは，すでに存在している知識と現有情報とを照らし合わせるだけの極めて単純な思考である。周産期分野で例を示す。「腹痛」だけでは，疾患は絞れないが，「大量不正出血」と「腹部板状硬」も伴えば，「常位胎盤早期剥離」と絞り込める。これは，いわゆる「想起」に属する思考である。臨床医にとって，このような思考はほとんど意識にも上らないくらい瞬時になされていて，本当に「思考」が存在していることに気づかない。

　「症状」「診察所見」「検査所見」と「疾患」との間の因果関係がそれほどはっきりしていない場合も多い。複雑な事象がからみあっている場合，鑑別診断が必要で，人間の単純な思考（想起）のみでは正しい診断には至らない。では，どのようにして診断しているのだろうか？　例えば，「SLE」の診断を例にあげる。SLE診断基準を用いて，11の症候・所見のうちの四つ以上が存在していればSLEと診断される。したがって，医師はSLEを疑い，関連する症状・理学所見・検査所見の有無を検討し，診断基準に当てはめ，ようやく診断に至る。では，このような診断方法が正しいといえる根拠は何だろうか？　診断項目を四つ以上満たす場合にはSLEである確率が高いことが，多くの膠原病患者で証明され，SLE診断基準が1982年に確立された。そして，四半世紀にわたってこの診断基準が改定されることなく，「標準的診断法」として世界中で広く使用され続けている。このように，この診断基準を用いれば例外が非常に少ないことが長い臨床的な経験に裏付

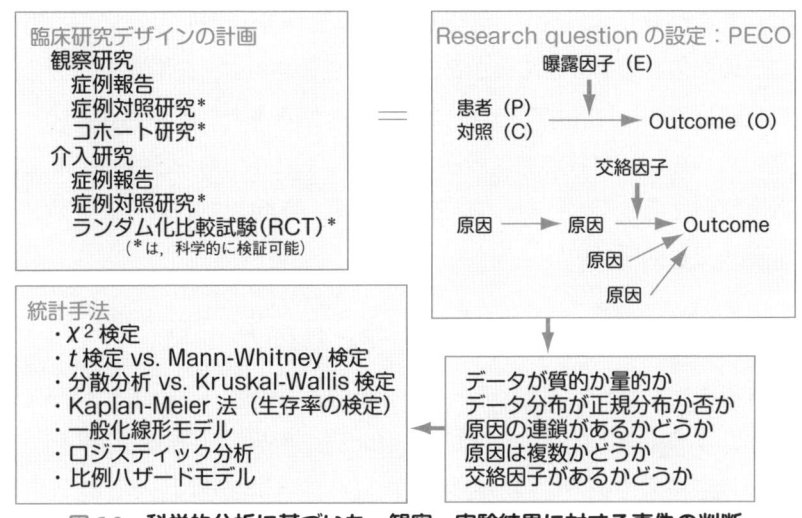

```
臨床研究デザインの計画
  観察研究
    症例報告
    症例対照研究*
    コホート研究*
  介入研究
    症例報告
    症例対照研究*
    ランダム化比較試験（RCT）*
      （*は，科学的に検証可能）

統計手法
  ・$\chi^2$ 検定
  ・$t$ 検定 vs. Mann-Whitney 検定
  ・分散分析 vs. Kruskal-Wallis 検定
  ・Kaplan-Meier 法（生存率の検定）
  ・一般化線形モデル
  ・ロジスティック分析
  ・比例ハザードモデル
```

Research question の設定：PECO

曝露因子（E）
患者（P）
対照（C）
→ Outcome（O）

交絡因子
原因 → 原因 → Outcome
原因
原因

データが質的か量的か
データ分布が正規分布か否か
原因の連鎖があるかどうか
原因は複数かどうか
交絡因子があるかどうか

図10　科学的分析に基づいた，観察・実験結果に対する真偽の判断

けられているから，この診断方法が正しいと「帰納的」に判断し得るのである．まず仮説を作り（思考），それを検証していく（観察・実験）．そして観察された結果に基づいてさらに新しい仮説を構築していく（積み重ね）．この「思考・観察・実験の積み重ね」が，科学を，そして医学を発展させてきた．

　診断・治療上，答えが簡単には得られないことが極めて多い．例えば，治療では，どの抗癌剤が最も有効か．教科書に答えは書かれていない．日々ランダム化比較試験（randomized controlled trial：RCT）が行われ，よりよい方法が模索され，ガイドラインは常に改定され続ける．何を信じたらいいのだろうか？　正しい科学的方法に基づいて実施された RCT が指し示す方法，すなわちその時点で最も客観的検証に耐えた治療法が「標準的治療法」として選択されるべきであろう．人の思考能力のみでは判断できないことを，できるだけバイアスが少ない実験を行い，その結果に基づいて客観的に判断していく．これこそ「科学」に基づいた臨床判断である．そ

して，ここが重要なのだが，実験結果は，統計学的方法によってのみ客観的にその真偽を分析することができる。つきつめれば，「科学的思考」の仮説検証過程では，「統計学的分析」が重要な役割を果たしている（図10）。

進化論や益川・小林理論は普通人には思いつかない。大規模RCTも普通の医療者は自分では行わない。では臨床医，あるいは医療者にとっての，研究テーマとは何か？

臨床医にとって，研究テーマとは何か

臨床医にとって，主な研究テーマとなり得るものは，以下の三つである：①新しい疾患概念の創造，②予知法，診断法の開発，③治療法の開発。①新しい疾患概念の創造については，HELLP症候群を想起していただきたい。妊娠高血圧症候群に，血小板減少症，肝機能障害，および溶血（DIC）がしばしば合併する事象は知られていた。しかし，それがまとめてHELLP症候群と命名され，一つのclinical entityとして提唱されたことで，一気に疾患概念が広まった[3]。これは，観察によって得られた事実に関連があると考え，一つのまとまった症候群を提唱したのであり，第1の帰納法が用いられている。HELLP症候群は診断方法が容易である。その母児予後が非常に悪いことも急速に解明された[4]。HELLP症候群の見逃しが減り，HELLP症候群診断後に速やかに急速遂娩が行われるようになって，母体胎児死亡が激減した。②の予知法，診断法の開発について示す。まず予知法だが，PEの予知法開発には現在も多くの臨床医が取り組んでいる。アンジオテンシン負荷試験，roll-over test，子宮動脈血流速度波形計測。これらはさらに，血液マーカーによる予知法へと発展してきた[5,6]。初期の胎児超音波検査で，nuchal translucency（NT）がスクリーニングされるようになり，Down症などの染色体異常のハイリスク胎児同定が可能になった[7]。超音波ドプラ法によって胎児中大脳動脈血流速度波形の最大速度が測定できれば，これで胎児貧血は相当正確に診断できることもわかった[8]。

③治療法としては，TTTS(twin-twin transfusion syndrome)では胎児鏡下胎盤吻合血管レーザー凝固術(fetoscopic laser photocoagulation for communicating vessels：FLP)が，胎児の生命予後・神経学的予後を顕著に改善することが証明された[9]。

では，このような臨床研究はなぜ行われるのであろうか。臨床医は，日常診療において，実にさまざまな「clinical question」の解決に迫られている。その中には，すでに臨床ガイドラインとしてある程度「標準的診断法，治療法」として確立されているものもある。しかし，臨床医は，臨床ガイドラインに示されたことを忠実に実行するだけでいいのであろうか。「clinical question」に対する answers には，まだ evidence が全然ないもの，evidence はあるがまだその根拠が弱いもの，なども多い。そして，十分な evidence がない分野こそ，「臨床研究の課題」となり得る。臨床医は，よりよい診断法，治療法を求めている。「clinical question」を解決するための臨床研究は，臨床医にとってのよい研究テーマであり，さらによい診断法や治療法を開発することが，その目的・意義である。

最近の臨床研究は，たとえ RCT でなくても，多施設共同研究で行われることが多い。短期間でよい成績を得るためには，多くの臨床医の協力が必要となる。したがって，臨床医ならば何らかの臨床研究に参加する機会は必ずある。臨床医は，既存の知識の利用者にとどまることなく，医学の発展のために臨床研究に参加し，有用な診断・治療方法の開発に協力すべきであろう。

○ 臨床論文の骨組み

本書の『論文を読む』では名郷直樹が，「論文の読み方」を述べた。これは「臨床研究のネタの見つけ方」にもつながる。臨床研究は，プラン立案が最も重要である。では，何が臨床研究のネタになるのか。どうすればそのようなネタに行き着くのか。日常診療で発生する何気ない疑問が，意外に科

学的に解明されていない[10]。

　臨床医は，忙しい臨床の合間に文献を読むことが多いため，タイトル，抄録のみを読んで，本文を読まない習慣がついていることが多い。確かに，臨床的に必要か，有用かは，タイトル，抄録をみればおおよそ判断できるだろう。しかし，臨床研究を行おうとする場合，これは当てはまらない。その場の診療に即刻役立てるため診療ツールとして論文を読む場合と，当該論文の関連事項を研究しようとして論文を読む場合とは，論文の読み方が異なる。これまでの研究がどのような対象（patient），曝露因子（exposure），対照（control），予後（outcome）で調査されたか，そしてどのような統計手法によって解析されたか（図10）[10]。後者の場合には，この部分が最も重要であり，この部分を理解できなければ，自分で優れた臨床研究デザインを計画できない。そして，先行研究を吟味的に精読するためには，本書の『論文を読む』で述べている，「論文を精読して理解するための知識」が必要とされる。

　先行論文の結果を実臨床に生かす術も大切だが，論文の書き方を学ぶことで，研究デザインも学べる。RCTでは，Consolidated Standards of Reporting Trials Statement（CONSORT声明）として知られる22項目のチェックリストがある。同様に，観察研究を報告するためにはStrengthening the Reporting of Observational Studies in Epidemiology（STROBE声明）として知られる22項目のチェックリスト，そして診断についての臨床研究を報告するためにはStandards for Reporting of Diagnostic Accuracy（STARD声明）として知られる25項目のチェックリストなどが各々発表されている[10]。これらの概要については『論文を読む』で触れている。「臨床論文の書き方のチェックリスト」は，既出論文が質の高い臨床研究かどうかを判断するだけでなく，自分で質の高い臨床研究を構築する際にも必要である。研究を始めてから書き方を学ぶのでは遅い。臨床研究をしようと思いたったら，研究デザインの段階から，各種声明を意識する。自分の

臨床研究の結果が出る前に，結果と考察以外は論文が書きあがっていることが望ましい。ベテラン研究者の場合，倫理委員会への研究申請書を書いている段階で，Introduction と Methods はほぼ完成している。

医学的研究のデザイン

「臨床計画の立案」時に，すなわち，研究テーマを決めるのと同時に，どのような医学的研究方法を選択するかについて十分に検討しておく必要がある。医学的研究のデザインについては，『医学的研究のデザイン』（木原雅子・木原正博訳，メディカル・サイエンス・インターナショナル）がたいへん参考になる[11]。医学的研究のデザインには，①対象者のサンプリングの方法の選択，②保存試料の測定方法の選択，③サンプルサイズの見積もり，④研究方法の設定（観察研究か，介入研究か，あるいは診断のための臨床研究か），⑤倫理的問題のチェック，⑥調査項目の設定とデータベースの作成，⑦倫理委員会への研究計画の申請ならびに研究費獲得のための研究申請書の作成など，が含まれる。これらについては，『研究する』で順次触れていく。

研究結果の解析に当たっては，統計学の知識が必要となる。統計の基本を理解するのは専門家でも難しいが，臨床医は統計の利用方法について熟知する必要がある。医学的研究方法によって集積されたデータを，どのような統計手法によって解析したらいいのかについて十分に勉強しておくことが重要である（図10）。統計の解説書については，数多くの良書がある。本音をいえば，どれでも一つ購入し，さまざまな統計手法について独学でマスターしてほしい。しかし，統計の解説書をどれも読む気がしない人のために，本書では，統計手法の選択，統計上のコツについて述べる（図10）。初学者はぜひ参考にしてほしい。また，統計ソフトの選択も非常に重要である。筆者はいつも SPSS を使用しているが，これまでこのソフト以外の特殊なソフト使用を必要としたことはない。優れた統計ソフトである。

SPSSは独学でも修得可能だが，現在優れたSPSS使用法の解説本がでている。いずれかの統計ソフトを手に入れたら，日頃から，利用可能なデータを用いて，統計ソフトの使い方を練習し，実際の臨床データ解析に備えておくことが重要である。論文を書くその瞬間に勉強するタイプの人もいるだろうが，できれば周到に準備して，来るべき日に備えておこう。

臨床研究テーマの選び方：FINERを活用しよう

　臨床研究テーマを選ぶことは，実はとても難しい。最も複雑な「思考」が要求される部分である。しかし，優れた「research question」を立てることができれば，資金の獲得，研究者・研究協力者の確保，研究場所の提供，対象の参加が期待される。既存知識，情報，論理的な思考のみではよいテーマは決定できない。すなわち，どんな優れたコンピュータでも，よい「research question」は自動的に作成してはくれない。では，どうすれば，よりよい「research question」を作れるのか。先述した『医学的研究のデザイン』に，すぐれた示唆がある[11]。FINER (feasible：実施可能性, interesting：真の興味, novel：新規性, ethical：倫理的, そして relevant：社会的な意味)という語呂合わせで網羅される，よい研究テーマの基本的条件である(図9)[11]。以下にその概要を述べていく。

1. Fのfeasibility(実施可能性)

　臨床医の場合自分の持ち時間をどれほど研究に当てることが可能かを考えておく必要がある。通常，臨床医は多くの時間を患者の診察，カルテ作成，勉強に当てる必要があり，なかなか臨床研究の時間がとりにくい。職場での仕事(診療・教育・院内会議など)が最優先されているので，時間面では研究に注げる時間は限られている。お金も重要で，資金を獲得できなければ，いくらよい研究を考案しても，研究達成は夢物語になってしまう。研究対象も，日常臨床の中で必ずしも十分に確保できるとは限らない。多施設共同研究を企図する必要に迫られたり，地域全体を研究対象に組み込

まねばならなかったりする場合もある。また，既存のカルテ情報のみでいいのか，新たに前方視的に研究が必要なのかも判断しなければならない。予算の関係から，前方視的研究であっても，ケースコントロール研究を選択しなければならないこともある。治療研究では，対照を用いるのかどうか，ヒストリカルコントロールを用いるのか，非ランダム化かランダム化なのかを決定しなければならない。スタッフの協力は得られるのか，研究者として参加してくれる医師，看護師は得られるか。結論を導くために必要な人数は確保できるか。予定期間内に集められるか。これらの条件について，実施可能性を一つ一つ詳細に検討することにより，妥当な研究テーマとその方法が絞られてくる。

2. I の interesting（興味）と N の novel（新規性）

　臨床研究をする上で，モチベーションを形成する部分であり，資金獲得，研究者・研究協力者の確保，対象の研究参加への同意の取得にも関係している。未解決で自分が知りたいテーマ，自分たちでぜひ解明したいテーマであることが，臨床研究を継続的に長期間に渡って行う上で最も大切なことであると思う。

3. E の ethical（倫理性）

　倫理問題をクリアしておかないと現実的に臨床研究はできない[12]。先に研究を行ってから倫理委員会へ申請すればいいという考え方は全く通用しない。なぜなら，観察研究，介入研究などの前向き臨床研究では，患者からの同意書が必須とされており，同意書のない対象は臨床研究で使用できないためである。倫理委員会を構成できない小規模な一次施設や病院も例外ではない。そのような場合は，倫理委員会の設置されている施設に依頼して，代わりに倫理審査を行ってもらうことが推奨されている。また，実際に論文投稿する場合，よほどのことがない限り，前方視的研究で倫理審査が行われていない臨床研究が一流の journal に accept されることはないといっても過言ではない。臨床研究を立案したら，必ず，研究を開始す

る前に，自施設の臨床・疫学・遺伝子解析研究倫理審査委員会に書類を提出し，承認を受けておく必要がある。

　もちろん，研究開始後に研究内容の変更が必要となることは時々あるが，その場合は，研究内容の変更申請を行うことで研究の継続は容易であり，通常大きな問題は発生しない。また，臨床研究で得られる試料を保存し後日測定可能なように申請しておけば，将来，診断に有用な新しい物質が発見された場合など，再度倫理委員会にその新規物質を測定するために，新研究を申請することで直ちに保存検体は利用可能となる。最近の事例としては，sFlt-1（soluble fms-like tyrosine kinase 1）の高値，PlGF（placental growth factor）の低値が妊娠高血圧腎症の原因となる可能性が基礎研究で明らかにされた直後に，Levine らは別の前向き研究でストックしていた大量の試料を用いて調査し，その結果が New Engl J Med に掲載された。Levine らの一連の論文は PIH（pregnancy-induced hypertension）の予知と病態生理解明にとってエポックメイキングとなった[13]。

4. 最後に，R の relevant（社会的な意味）

　「research question」が実際社会的に重要な「clinical question」であればその優先度（priority）は高いといえる。これは，現在どのような臨床的な問題が議論されているかについて，ガイドライン，学会などで情報を仕入れていればおのずとわかる。一流雑誌では，その論文の採択，そして，採択順を決定するために，この priority が最も重要視される。

最後に

　本章では，①臨床研究で使われる科学的思考，②臨床医にとっての研究テーマ，③臨床論文の骨組み，④医学的研究のデザイン，⑤臨床研究テーマの選び方，について述べた。

　「科学的思考」では，科学的仮説立案に用いられる「帰納法的思考」と，科学的検証に用いられる「統計学的分析」の二つが重要である。この二つの思

考法を駆使することで，よい研究テーマをみつけ，適切な実験を行い，そして，その成果を論文として完成させることができる。「FINER」を用いることで，実行可能性があり，興味深く続けられ，倫理的に問題がなく，そして，社会的に重要な research question を作成できる。「三つの帰納法」を用いれば，仮説を立案することができる。そして，「統計学的分析」を駆使することで，仮説が正しいかどうかを検証することができる。

　よい研究テーマは，一朝一夕にみつかるものではない。自分のライフワークになるほどの研究テーマにめぐり合える人はそれほど多くはないであろう。たとえそのような壮大なテーマがみつからなくても，「臨床研究」のテーマは日常どこにでも転がっている。「臨床研究」は，疾患の早期発見，正確な診断，そして治癒率の改善に結びつくものであり，臨床医は，単に evidence やガイドラインの利用者にとどまることなく，自らも，機会があれば「臨床研究」に参加することを通して，医学の発展に寄与する気概を持つことが大切である。これから，『研究する』では，研究デザイン，図表の作成，そして統計処理方法などについて，できるだけ簡明平易に解説していく。

参考文献

1) 波頭 亮：思考・論理・分析—「正しく考え，正しく分かること」の論理と実践. 産業能率大学出版部，東京，2004
2) 戸田山和久：科学哲学の冒険：サイエンスの目的と方法をさぐる. 日本放送出版協会，東京，2005
3) Weinstein L：Syndrome of hemolysis, elevated liver enzymes, and low platelet count：a severe consequence of hypertension in pregnancy. Am J Obstet Gynecol 142：159-167, 1982
4) Sibai BM, Taslimi MM, el-Nazer A, et al：Maternal-perinatal outcome associated with the syndrome of hemolysis, elevated liver enzymes, and low platelets in severe preeclampsia-eclampsia. Am J Obstet Gynecol 155：501-509, 1986
5) Farag K, Hassan I, Ledger WL：Prediction of preeclampsia：can it be achieved? Obstet Gynecol Surv 59：464-482, 2004

6) Lam C, Lim KH, Karumanchi SA：Circulating angiogenic factors in the pathogenesis and prediction of preeclampsia. Hypertension 46：1077-1085, 2005
7) Nicolaides KH：Nuchal translucency and other first-trimester sonographic markers of chromosomal abnormalities. Am J Obstet Gynecol 191：45-67, 2004
8) Mari G, Deter RL, Carpenter RL, et al：Noninvasive diagnosis by Doppler ultrasonography of fetal anemia due to maternal red-cell alloimmunization. Collaborative Group for Doppler Assessment of the Blood Velocity in Anemic Fetuses. N Engl J Med 342：9-14, 2000
9) Crombleholme TM, Shera D, Lee H, et al：A prospective, randomized, multicenter trial of amnioreduction vs selective fetoscopic laser photocoagulation for the treatment of severe twin-twin transfusion syndrome. Am J Obstet Gynecol 197：396.e1-9, 2007
10) 名郷直樹：臨床研究の ABC. メディカルサイエンス社, 東京, 2009
11) スティーブン・B・ハリー, 他（木原雅子, 木原正博, 訳）：医学的研究のデザイン第 3 版―研究の質を高める疫学的アプローチ. メディカル・サイエンス・インターナショナル, 東京, 2009
12) 中山健夫, 津谷喜一郎, 編著：臨床研究と疫学研究のための国際ルール集. ライフサイエンス出版, 東京, 2008
13) Levine RJ, Maynard SE, Qian C, et al：Circulating angiogenic factors and the risk of preeclampsia. N Engl J Med 350：672-683, 2004

研究する 2

PECO，サンプルサイズの決定
大口 昭英

◎ PECO の決定

　臨床研究テーマが決まったら，まず PECO を決定する。PECO すなわち，①patient (P)：対象は誰か，②exposure (E)：曝露は何か，③comparison (C)：比較する対照は何か，そして④outcome (O)：目的とする予後は何か，を考える（図10 参照）[1]。ケースレポート，ケースシリーズ以外では，臨床研究には必ず，ケースと比較すべきコントロール（正常対照）が必要である。観察研究の場合，リスク因子（曝露）に加えて，背景因子（性別，年齢，喫煙，BMI，［経済状況，人種］など），そして結果に影響する交絡因子を調査項目にリストアップしておく必要がある。また，症例対照研究では，症例と対照のバックグラウンドができるだけ同じになるように，背景因子，交絡因子を調整して，症例に合わせた対照を選択する必要がある（マッチング）。さらにランダム化比較試験（RCT）であっても，曝露の違いが結果に影響することがあるため，最終解析においては，交絡因子を多変量解析で調整する場合がある。このように，曝露因子の抽出は非常に重要なので，臨床計画を立てる段階で「もれ」がないかを十分に検討する。

　目的とする予後は，primary outcome と secondary outcomes に分けられる。サンプル数は，primary outcome を目標に設定される。このため，secondary outcomes については，特にその発症頻度がとても少ない場合は，その結果の解釈に注意する必要がある。対象数が十分でないにもかかわらず，有意差を認めなかったからといって，その outcome は曝露によって影響を受けないと結論してはならない。一例をあげる。妊娠高血圧腎症を outcome とした観察研究で，ある危険因子については妊娠高血圧腎症

と有意な関連を認めたが，子癇についてそのリスク因子は有意な関連を示さなかった。この場合，そのリスク因子が子癇発症のリスク因子である可能性は十分に残っている。なぜなら，妊娠高血圧腎症の発症率は5%前後であるのに対し，子癇の発症率は0.1%未満と極端に少ないからである。通常の観察研究の場合，妊婦2,000例を対象に研究を行えば，多くのリスク因子に関して，その因子が妊娠高血圧腎症発症において臨床的に意味のある有意差があるかどうかについての結論を出すことはできるであろう。しかし，この集団の中に，数例の子癇が紛れ込んでいたとして，その数例の子癇症例に対して，そうでない対照と比較してリスク因子が子癇に与える影響を検討することは，全くナンセンスである。もしも，子癇とその曝露因子の関係が知りたいのであれば，最初から，どのくらいの数の子癇患者を集めれば，そういった結論が出せるのかについてのサンプルサイズをあらかじめ計算しておく必要がある。なお，希少例を扱う研究では，観察研究ではなく，マッチングを用いた症例対照研究を企画するほうがよい。

適切なサンプルサイズの決定

臨床研究では，症例数は多ければ多いほどいいと考えられている節がある。しかし，実際は逆である。症例数は少なければ少ないほどいいのである。この点には特に注意していただきたい。特に介入試験ではこのことがあてはまる。介入試験はいわば人体実験なので人数は最小限にとどめるのがいい。したがって，もしも予定しているよりも早く治療の効果（あるいは重篤な副障害の出現）が明らかになった場合，直ちにその研究を中止しなければならない。エストロゲン補充療法が心臓病の予防効果があるかどうかについて大規模介入試験（Women's Health Initiative：WHI）が行われたが，試験途中でエストロゲン補充群での乳癌患者の発生率がある一定の限界を超えたため，このRCTが急遽中止されたことは記憶に新しい[2]。

研究デザインを計画する場合，治療（予知・診断）効果が統計学的に有意

差があるかないかを結論できるためのサンプル数を設定するべきである。例えば介入研究を例に取ると，研究規模は，治療しない場合のイベント率，予想される治療効果，αエラー（差がないのに差があるとされる割合），βエラー（差があるのに差がないとされる割合）の四つから計算されるが，その計算の結果求められた対象数は，この研究に必要な最小かつ十分な人数を意味している。統計学的検出力（パワー）とは $1-\beta$ のことであり，有意差が認められる確率を意味する。

⑨ サンプルサイズの決定の実際──例題を含めて

実際にサンプルサイズを決定するために利用できる outcome は，①疾患発生率，②平均値と標準偏差（対応なし），③平均値と標準偏差（対応あり）であることが多い。そこで，これらを用いたサンプルサイズの計算方法について解説する。サンプルサイズの計算式については，愛知県がんセンター研究所疫学予防部室長である浜島信行先生の著書[3]と，早稲田大学創造理工学部経営システム工学科教授である永田 靖先生の著書[4]を参考にさせていただいた。

> 式1～4のサンプルサイズ自動計算フォームは，webサイトからダウンロードして利用できます→詳細は巻末綴じ込みへ

1. 百分率の差の検定に必要なサンプルサイズ[3]

対照群での必要症例数を N_c，比較曝露群での必要症例数を N_t，その比を $r(=N_c/N_t)$ とすると，有意水準を α，第2種の過誤の確率を β とし，両側検定を行う場合の N_t は，

$$N_t = \frac{\{Z_{\alpha/2}\sqrt{(r+1)PQ} + Z_\beta \sqrt{rP_tQ_t + P_cQ_c}\}^2}{r(P_t-P_c)^2} \qquad 式01$$

より計算できる。ただし $Z_{\alpha/2}$ は，有意水準（αエラー）での両側検定の場合の Z 値を示し，$\alpha=0.05$ の場合は 1.96，Z_β は，第2種の過誤の確率 β に

ついての Z 値を示し，$\beta=0.20$ の場合は 0.842，

P_c は対照群での検討している特性を持つものの割合，

$Q_c=1-P_c$

P_t は比較曝露群でのその割合，

$Q_t=1-P_t$

$P=(rP_c+P_t)/(r+1)$

$Q=1-P$

対照群の症例数 N_c と比較曝露群での症例数 N_t が等しい時は，式 01 は，

$$N_c=N_t=\frac{\{Z_{\alpha/2}\sqrt{2PQ}+Z_\beta\sqrt{P_tQ_t+P_cQ_c}\}^2}{(P_t-P_c)^2} \quad \text{式 02}$$

となる。この場合，

$P=(P_c+P_t)/2$

である。

例題 1

　妊娠高血圧腎症は 3% に発生する。観察研究において，妊娠 16〜19 週における子宮動脈血流速度波形において両側拡張早期ノッチが出現する割合は 30% である。両側拡張早期ノッチを認める場合の妊娠高血圧腎症の発生率は 10%，認めない場合の妊娠高血圧腎症の発生率は 1% であることが予想されている。両側ノッチが妊娠高血圧腎症発症のリスク因子であるか否かを検討するため，危険率 0.05（α エラー）で両側検定を行って，有意な差が認められる確率が 80%（パワー：$1-\beta$）になるような研究を行いたい。どれだけのコホート数が必要か。

$r=70/30=2.33$

$P_c=0.01$

$Q_c=1-P_t=0.99$

$P_t=0.10$

$Q_t=1-P_t=0.90$

$P = (2.33 \times 0.01 + 0.10)/(2.33 + 1) = 0.037$

$Q = 1 - 0.037 = 0.963$

$Z_{\alpha/2} = 1.96$

$Z_{\beta} = 0.842$

$$N_t = \frac{\{1.96\sqrt{(2.33+1) \times 0.037 \times 0.963} + 0.842\sqrt{(2.33 \times 0.10 \times 0.90 + 0.01 \times 0.99)}\}^2}{2.33 \times (0.10 - 0.01)^2}$$

$= 61$

比較曝露群 61 例,両群で 61＋61×7/3＝203 例が最低必要なコホート数である。

例題 2

妊娠 22～26 週に,経腟超音波診断を行い,子宮頸管長を計測する。子宮頸管長が 10～19 mm であり,かつ,切迫早産徴候がなく,かつ,子宮頸管内エラスターゼが陰性の場合に,治療的頸管縫縮術が妊娠 32 週未満の早産の発生を抑制する効果があるかどうかを検討したい。無作為に 2 群に割りつけ,対照群と比較曝露群の人数を同数 N とする。観察研究の結果,妊娠 22～26 週で子宮頸管長が 10～19 mm であった場合,20％に妊娠 32 週未満の早産が発生することが知られている。危険率 0.05（α エラー）,パワー 0.80（β エラーは 0.20）の RCT を企画する場合,治療的頸管縫縮術により妊娠 32 週未満の早産が 5％変化することを証明するために必要な人数はどれだけか。

$P_c = 0.20$

$Q_c = 1 - P_t = 0.80$

$P_t = 0.15$

$Q_t = 1 - P_t = 0.85$

$P = (0.20 \times 0.15)/2 = 0.175$

$Q = 1 - 0.175 = 0.825$

$Z_{\alpha/2} = 1.96$

$Z_{\beta} = 0.842$

$$N_c = N_t = \frac{\{1.96\sqrt{2 \times 0.175 \times 0.825} + 0.842\sqrt{0.20 \times 0.80 + 0.15 \times 0.85}\}^2}{(0.20 - 0.15)^2}$$

$= 906$

各群906例,両群で1,812例が最低必要である。

2. 二つの母平均の差(対応がない場合)の両側検定に必要なサンプルサイズ[4]

対照群と比較曝露群での必要症例数が同数 N である場合について述べる。t 検定では,対照群と比較曝露群が同数である時に最も検出力が高くなる。両群の母分散は等しいと仮定した場合,N は,

$$N = 2\left(\frac{Z_{\alpha/2} - Z_{1-\beta}}{|\mu_c - \mu_t|/\sigma}\right)^2 + \frac{Z_{\alpha/2}^2}{4} \qquad 式03$$

より計算できる。ただし $Z_{\alpha/2}$ は,両側検定の場合の Z 値を示し,$\alpha=0.05$ の場合は1.96,$Z_{1-\beta}$ は,検出力についての Z 値を示し,$\beta=0.20$ の場合は -0.842

μ_c は対照群での平均値

μ_t は比較曝露群での平均値

σ^2 は,両群での母分散

例題3

対照群の平均血圧は80 mmHgで,その標準偏差は20 mmHgである。ある危険因子を持つ比較曝露群において,比較曝露群の平均血圧が5 mmHg上昇しているかどうかを調べたい。対照群,比較曝露群の人数は同数とし,比較曝露群の平均血圧の標準偏差を対照群と同じと仮定する。危険率0.05(α エラー),80%(パワー)のケースコントロール研究を企画する場合,各群あたりどれだけの人数が必要か。

$\mu_c = 80$

$\mu_t = 80 + 5 = 85$

$\sigma = 20$

$Z_{\alpha/2} = 1.96$

$Z_{1-\beta} = -0.842$

$N = 2 \times \left(\dfrac{1.96 - (-0.842)}{|80-85|/20} \right)^2 + \dfrac{1.96^2}{4}$

$= 252$

各群 252 人が最低必要な人数である。

3. 二つの母平均の差（対応がある場合）の両側検定に必要なサンプルサイズ[4]

対応のあるデータ対が N 個あるとする。両群の母分散は等しいと仮定した場合，N は，

$$N = \left(\dfrac{Z_{\alpha/2} - Z_{1-\beta}}{|\mu_c - \mu_t|/\sigma} \right)^2 + \dfrac{Z_{\alpha/2}^2}{2} \qquad \text{式 04}$$

より計算できる。ただし $Z_{\alpha/2}$ は，両側検定の場合の Z 値を示し，$\alpha = 0.05$ の場合は 1.96，$Z_{1-\beta}$ は，検出力についての Z 値を示し，$\beta = 0.20$ の場合は -0.842

μ_c は対照群での平均値

μ_t は比較曝露群での平均値

σ^2 は，両群での母分散

例題 4

ある集団の老年婦人において，平均血圧は 100 mmHg で，その標準偏差は 20 mmHg である。ある薬物が 5 mmHg の血圧低下効果作用を持っているかどうかを調べたい。血圧は治療前，治療後を比較するものとし，治療前後での平均血圧の標準偏差は同じと仮定する。危険率 0.05（α エラー），80%（パワー）で，薬物投与前後の血圧比較実験を企画する場合，ど

れだけの人数が必要か。

$\mu_c = 100$

$\mu_t = 100 - 5 = 95$

$\sigma = 20$

$Z_{\alpha/2} = 1.96$

$Z_{1-\beta} = -0.842$

$$N = \left(\frac{1.96 - (-0.842)}{|100-95|/20}\right)^2 + \frac{1.96^2}{2}$$

$= 128$

各群 128 人が最低必要な人数である。

最後に

サンプルサイズの計算は，Excel®を用いると簡単に計算できる。ぜひ試みてほしい。観察研究の場合，対照群と比較曝露群とでどの程度の疾患発症率なのかが不明な場合がある。しかし，比較的少人数に対して予備的な臨床研究を行えば，曝露因子の発生率，各群での疾病発生率が予想できるようになる場合がある。そのような場合であっても，あらかじめ必要なサンプルサイズを暫定的に「直観的に」設定し，倫理委員会に申請してから予備実験（臨床研究）を行うことをお勧めしたい。なぜなら，予備臨床研究のつもりで行った症例を，最終的な論文の中で使用したいということはしばしば発生するからである。そして，本当に必要なサンプルサイズが不足していた場合は，再度臨床研究申請の変更（サンプルサイズの変更）を申し出て対象数の増加と必要とされる研究期間の延長を行えば，それ以前の症例も研究に含めることができる。一方，ほぼ同様の先行研究がすでに発表されている場合は，その数値を参考にできる。この場合は，最初から必要なサンプルサイズを計算しておくと，研究途中で有意差が出なくて慌てることもなく，また，negative data であったとしても研究を論文にまとめるこ

とができるため，臨床研究が失敗する確率が低くなる。

　疾患の発生率がもともと低い場合，曝露因子の効果が弱い場合などは，計算されたサンプルサイズが非常に大きくなってしまう(例題 2 参照)。この場合，自施設だけでは，与えられた期間内に症例数を集めることはできないため，多施設共同研究が必要となる。最小の必要数で研究を開始すると，他施設の協力がなかなか得られず，症例が予想していたよりもさらに集まりにくい場合があるため，それを見越して参加施設をできるだけ多く募る必要がある。また，詳細なプロトコールを用いた研究で，記入項目が多い場合や，長期間の追跡調査を要する研究なども，研究者の研究意欲が減退し症例登録に協力しなくなったり，あるいは，最初は参加してくれた患者でも追跡途中で脱落してしまったりすることが十分に予想される。したがって臨床研究では，計画段階で，できるだけ primary outcome は発生率が高く，治療効果が見込まれるものを選択することが望ましい。また，研究者のモチベーションを維持し，患者も嫌がらずに協力してもらえるよう，簡潔で追跡期間のできるだけ短い研究を企画することも重要である。研究デザインの計画段階で，このような配慮をすることが臨床研究を成功に導くコツである。

文献

1) 名郷直樹：臨床研究の ABC，メディカルサイエンス社，東京，2009
2) Rossouw JE, Anderson GL, Prentice RL, et al：Writing Group for the Women's Health Initiative Investigators：Risks and benefits of estrogen plus progestin in healthy postmenopausal women：principal results From the Women's Health Initiative randomized controlled trial. JAMA 288：321-333, 2002
3) 浜島信行：多変量解析による臨床研究—第 3 版，名古屋大学出版会，愛知，2000
4) 永田 靖：サンプルサイズの決め方，朝倉書店，東京，2003

研究する 3

PubMed 検索のコツ，倫理申請での注意点

大口 昭英

仮説の設定

　『研究する1』で記載したように，自然科学において，関連を探索する手段として用いられるのが「帰納法」である。科学で用いられる「仮説」の多くは，この「帰納法」を用いて考え出される。帰納法では，大きく分けて三つの方法が使用される。①第1の帰納法：観察結果に基づいた関連の推測，②第2の帰納法：既存の論理では説明できない観察結果に対して，その事実を説明できる仮定の導入，そして③第3の帰納法：他のモデルの当てはめ（アナロジー）である（図9参照）。そして，帰納法によって推測された仮説は，「観察可能な事象」によって実験的に証明可能なものでなければならない。

　具体例を用いて，仮説の設定の仕方を解説する。ここでは，「肥満妊婦で妊娠高血圧腎症の発生が多いことがわかっているが，さらに研究を発展させようとして，研究テーマを模索している」ことにしよう。

1. 第1の帰納法の使用例

　別の研究グループで，妊娠糖尿病では，内臓脂肪がその発症と関連しているかどうかを調査していた。肥満妊婦100例について，妊娠中期に内臓脂肪計測が行われていた。内臓脂肪優位型50例中16例（32%）に妊娠高血圧腎症が発症したが，皮下脂肪優位型50例中8例（16%）に妊娠高血圧腎症が発症した。Fisher直接検定では，p値は0.0669であり有意差を認めなかったが，症例数が増加すると有意差が発生すると予想された（第1

の帰納法）。そして，適切なサンプルサイズを求めたところ，各群 111 例となった。そこで，肥満妊婦 300 例を目標に，引き続き内臓脂肪計測を行うことにした。

2. 第 2 の帰納法の使用例

　肥満妊婦では，しばしば妊娠中の血圧レベルが高いという印象があった。もしかしたら，肥満そのものが妊娠高血圧腎症の発症リスクなのではなく，肥満妊婦によくみられる血圧レベルの上昇が妊娠高血圧腎症の発症に関与しているのではないか（第 2 の帰納法）。そうであれば，妊娠中期の血圧レベルを交絡因子として多変量解析すると，肥満と妊娠高血圧腎症発症との関連は弱くなるはずである。そこで，過去 4 年間に，妊娠中期に血圧測定が行われた 1,500 例を対象に，妊娠前の BMI，妊娠中期の平均血圧，妊娠高血圧腎症の発症を調査した。

3. 第 3 の帰納法の使用例

　遅発型妊娠高血圧腎症では，妊娠中期に心拍出量増加を示す例が多いことが最近報告された。遅発型妊娠高血圧腎症は，特に肥満を伴った妊婦に多い。それでは，肥満妊婦における妊娠高血圧腎症の発症には，妊娠中期の心拍出量増加が関連しているのではないか（第 3 の帰納法）。そこで，肥満妊婦を対象に，妊娠中期に心拍出量とその後の妊娠高血圧腎症発症との関連についての研究を計画した。心拍出量増加例（正常コントロールにおける，≧95％値）が，肥満妊婦の 20％に出現すると仮定し，心拍出量増加例での妊娠高血圧腎症発症確率を 50％，心拍出量正常例での妊娠高血圧腎症発症確率を 20％と仮定した。そして，適切なサンプルサイズを求めたところ，心拍出量増加例は 22 例，心拍出量正常例は 89 例，計 111 例の肥満妊婦を対象に研究を行えばよいことがわかった。そこで，肥満妊婦 150 例を目標に，妊娠中期に心拍出量測定を行うことになった。

先行研究の調査

　学会発表を聞いたり，最新の論文を読んだりしていると，自分も同じような研究ができそうだと思うことがよくある。いろいろ考えているうちに，もう少しこのあたりを工夫すれば，新しい発見があるかもしれないと思いつく。しかし，「思いついたらすぐ実行」では，画期的成功はまず望めない。自分が思いついた研究は，本当に誰も行ったことがない研究なのかどうか，また，先行研究があったとしても，新しい視点で再検討する価値のある領域なのかどうか，系統的に確認を取っておく必要がある。

　現在，PubMed を利用していない医学研究者はいないだろう。簡単な検索式を用いて，主要な雑誌に投稿された英語論文のタイトルおよび抄録を検索することができる。しかも，無料である。先行研究の調査では，PubMed があれば十分，といっても差し支えないだろう。もちろん，すでに研究段階に入っている研究や，研究が終了していて論文作成中のものなどは PubMed ではわからない。だから，自分の研究が完成した時すでに同じ「research question」を持った研究が複数発表されてしまっていたということも多い。しかし，研究を計画する段階で，それが新しい研究でまだ論文になっておらず，科学的に興味深く，臨床的に重要なものだと確認できたならば，研究開始の動機として十分だと思う。結果的に，自分の研究が第 2 報，第 3 報となったとしても，臨床研究では対象の違いや，微妙な研究方法の違いによって，その結果が異なっていることは多い。また，同様の臨床研究が集積していけば，メタアナリシスによって徐々に研究仮説の真偽が明らかになっていく。自分の研究終了時には，類似研究がすでに進行しているかもしれない，などと心配していたら研究は永遠にできないだろう。系統的にチェックして「行ける」と決断したなら，進むべきだ。

　では，PubMed を使って，何を調査するのか。『研究する 2』で，臨床研究テーマが決まったら，「患者 (P)」「曝露因子 (E)」「対照 (C)」そして「outcome(O)」を決めることを説明した(図10参照)。この「患者(P)」「曝露因子(E)」そして「outcome(O)」をキーワードとして，PubMedで検索をかける。そうすると，自分の「research question」に関連した文献が選別される。PubMedは，現在医学研究に関する英文誌をほぼ網羅しており，また，歴史のある有名雑誌であれば過去数十年までさかのぼって検索できる。自分の「research question」に関連した「患者(P)」「曝露因子(E)」そして「outcome(O)」を満たす文献がPubMed上で全くみつからなければ，そのテーマは新しい研究テーマだと断言できる。また，いくつか関連する文献がみつかっても，従来の研究だけでは十分なevidenceが確立されているといえなければ，その未解決領域を解決する研究デザインを考案し，より強いevidenceを作る研究を行うこともできる。

◯ PubMed 検索のコツ

　PubMedでは，その操作法についての詳細な解説が利用できる[1]。英語を読むのが苦手だという人は，『上手な情報検索のためのPubMed活用マニュアル改訂第2版』[2]などのPubMed解説書を読んでみるのもよい。
　実際にPubMedを利用するに当たっては，上記の解説や出版物を読まずとも，まずは以下に示すコツを知っていれば十分であろう。
1) key wordは1単語であればそのまま入力する。例えば，preeclampsiaとか，diabetesなど。
2) key wordが2単語以上の場合，二重引用符《" "》で囲む。例えば，"randomized controlled trial"など。
3) 絞り込みは，「AND」を用いる。しかし，スペースを空ければ，「AND」の意味になるため，通常は「AND」は省略する。pregnancyかつdiabetesを検索する場合，pregnancy AND diabetesとpregnancy diabetesは全く同じ結果となる。
4) 検索結果に，自分が知っている重要な論文が含まれていない場合，そ

の論文中に現れた key word を「OR」を用いて追加する。例えば，筆者の苦い経験を述べると，"uterine artery"で検索しても子宮動脈血流速度波形を扱った有名な論文が含まれておらず，散々試行錯誤した挙句に，"uterine artery"の代わりに"uteroplacental artery"という用語で検索するとその論文がひっかかることをみつけた。検索式「"uterine artery" OR "uteroplacental artery"」を発見したことで，さらに多くの子宮動脈血流速度波形を扱った重要論文があることがわかった。

5) MeSH (Medical Subject Headings, 統制語あるいはシソーラス)を過信しない。MeSH を用いれば理論的には同義語，関連語，参照語が自動的に関連付けられるため，必要な文献が網羅的に検索される印象がある。しかし上記 4) で具体的にあげた例について検索してみると"uterine artery"は MeSH であるが 2,903 件ヒットした。これに"uteroplacental artery"を追加して("uterine artery" OR "uteroplacental artery")として検索してみると，2,907 件と 4 件増加した。さらに，複数形である"uterine arteries"を追加すると，3,604 件ヒットしさらに 697 件も増加した。さらに，複数形の"uteroplacental arteries"も追加すると，3,673 件ヒットしさらに 69 件も増加した。このように，MeSH のみでは，類似語・関連語で書かれた文献がすべて網羅されているわけではなく，さらに，複数形で記載されている論文を見逃してしまう可能性があることがわかる。

6) もう一つのコツはアステリスク(＊)の使用である。predictive あるいは prediction を含んだ文献をすべて検索したい場合，predict＊とアステリスク(＊)を入力すれば，predict 以下 predictive でも prediction でも predict が頭にくっついた言葉は全部出てくる。ただし，どこでアステリスクをつけるかを考えながらやらないと，莫大な数の論文がヒットしてしまい収集がつかなくなる。うまく使えば論文捕捉の取りこぼしが防げる。ところが，非常に短い単語では，このアステリスクが使用でき

ない。先述した artery では，arter＊としても検索できない。このような場合は，先述したように，OR を用いて単数形と複数形両方を検索にかける以外に手がない。
7) もしも論文数が膨大ならば，重要論文だけは絶対に取りこぼさぬように，「Advanced Search—Limits—Subsets：Core clinical journals」にチェックマークを付けて検索すれば，重要な(インパクトファクターの高い)雑誌に載った論文だけがひっかかるので便利だ。

　検索式は，時期を変え，繰り返し用いることが多い。重要な論文を網羅すべく，試行錯誤して得られた検索式は，研究者の宝物である。検索式は，結果をプリントアウトした際にその上方に印字されるが，これを保存しておかないと，複雑な検索式ほど後で思い出すのが難しくなる。PubMed には検索式を保存しておく「saved searches」オプションがあるのでこれを利用できる。私は，検索式をコピーして「Key word for PubMed search」と名づけた MS Word® ファイルに保存している。同時に検索した日時とヒットした件数を記載しておくと，経時的にどの程度の論文が増加したかがわかる。記録した検索式は，そのまま PubMed の検索ボックスに貼り付けることができるため，繰り返し検索する場合に都合がよい。

　ついでに述べると ISI Web of Knowledge も便利である。ヒットする論文は PubMed とほぼ同じだが，「sort by：Times Cited」とすると，論文が年代順ではなくて，引用回数の多いものから配列される。その後の論文が当該論文を引用するので，当然古い時代の論文が上位にくることが多いが，「このテーマで皆が引用する論文，すなわちエポックメイキングな論文」が上位にヒットすることが多い。必ず目を通すべき論文を知らせてくれる。なお，Web of Knowledge の入力を address にして施設名(大学の名前) AND obstetrics と入れれば，何々大学産婦人科学教室の 1986 年以降の全論文がでてくる。他大学の研究動向を探ってみるのも有意義なことがある。

臨床（疫学）研究・遺伝子研究のための倫理申請

　なぜ，研究計画を倫理委員会へ申請するのか。『研究する 1』で，臨床研究の倫理性について述べた[3]。先に研究を行ってから倫理委員会へ申請すればいいという考え方は全く通用しない。なぜなら，観察研究，介入研究などの前向き臨床研究では，被験者からの同意書が必須とされており，同意書のない対象は臨床研究で使用できないためである。倫理委員会を構成できない小規模な一次施設や病院も例外ではない。そのような場合は，倫理委員会の設置されている施設に依頼して，代わりに倫理審査を行ってもらうことが推奨されている。また，実際に論文投稿する場合，よほどのことがない限り，前方視的研究で倫理審査が行われていない臨床研究が一流の journal に accept されることはないといっても過言ではない。必ず，臨床研究を立案したら，研究を開始する前に，臨床研究計画書，説明文書および同意書を作成し，自施設の臨床・疫学・遺伝子解析研究倫理審査委員会にこれらの書類を提出し，承認を受けておく必要がある。

　筆者の大学では，臨床研究計画書，説明文書および同意書の記載書式はテンプレートがすでに決まっており，非常に使いやすく，もれが少ない様式ができ上がっている。ほかの施設で，倫理委員会へ申請する上でも参考になると思われるので，倫理申請する上で注意すべき要点を示す。

1. 臨床研究計画書

1）添付書類

・医薬品を使用する場合は添付文書の写しを，医療機器の使用を目的とする場合はカタログなど仕様等を記載した書類の写しを添付する。
・多施設共同研究の場合は，実施計画書（プロトコール）の写しを添付する。

2）被験者の選定方針

・選択基準のみならず，除外基準も記載する。
・未成年者および本人からインフォームド・コンセントを受けることが困

難な者を除外しない場合には，代諾者の選定方針等を記載する．
3）**目標症例数**
・できれば，必要十分なサンプルサイズを計算しておく．サンプルサイズの計算については，『研究する 2』を参照していただきたい．
4）**臨床研究の意義，目的，方法および期間**
・試料（血液・組織等）の提供を受ける場合は，その種類，量および研究終了後の廃棄または保存について記載する．
・「被験者の同意が得られれば，試料を保存する計画」の場合は被験者に対する説明文書にその旨記載し，同意書に保存について同意するか否かの選択肢を設ける．
・治療を伴う研究の場合は，中止基準を記載する．
5）**臨床研究に参加することにより被験者に対して期待される利益および起こり得る危険並びに必然的に起こる不快な点，臨床研究終了後の対応**
・対象者からインフォームド・コンセントを得る上で重要なポイントなので，起こり得る可能性をもれなく考えておく．
6）**臨床研究にかかわる個人情報の保護の方法**
　（**被験者を特定できる場合の取り扱いを含む**）
・匿名化するかどうか，匿名化するとすれば，誰が行うのか，どのような方法で，情報が持ち出されないように保護するか，データのバックアップはどのように行われるか，などについて記載する．
7）**研究者等の所属，職名，氏名**
・特に，対象者に説明を行う人は，研究者として登録しておく必要がある．
8）**インフォームド・コンセントのための手続き**
・被験者本人からインフォームド・コンセントを受けることが困難な場合または未成年者を被験者とする場合は，そのような被験者の臨床研究への参加が臨床研究を実施するにあたり必要不可欠な理由および代諾者等の選定方針（例えば「配偶者，成人の子，親権者，法定代理人等」）を記載

する。
- 被験者が未成年者のために代諾者が必要な時は，被験者が 16 歳以上の場合には代諾者への説明と文書による同意に加えて本人への説明と文書による同意も得ること，16 歳未満の場合には代諾者への説明に加えて，本人の理解能力に応じて本人に説明し，本人が理解能力に応じて了承したと代諾者が判断した上で代諾者の同意を得ること，を記載する。

9) インフォームド・コンセントを受けるための説明事項および同意文書
- 研究計画書と内容を必ず一致させる。

10) 研究にかかわる資金源，起こり得る利害の衝突（利益相反）および研究者等の関連組織とのかかわり
- 資金源は，できるだけ具体的に記載する。科学研究費・民間助成金など大型予算を獲得する前であれば，とりあえず「○○講座研究費」などと書いておく。
- 研究の実施や報告の際に，金銭的な利益やそれ以外の個人的な利益のためにその専門的な判断を曲げてしまうような状況があれば，必ず記載する。
- 研究者と資金提供者（会社）等との間に利害の衝突（利益相反）がある場合にそのかかわりについて記載する。最近，この利益相反の管理に関する指針が厚生労働省から交付され[4]，各研究施設で利益相反委員会が設置され，具体的な取り決めが行われるようになった。利益相反マネージメントの対象となる研究者は，利益相反に関する自己申告書を年 1 回研究施設長（大学なら学長）に対して申告する義務が発生しているので，自施設のポリシー・内規に十分に注意を払って研究を行う必要がある。

11) 臨床研究に伴う補償の有無
- 最近の『臨床研究に関する倫理指針』の改正に伴い，臨床研究（介入研究）を実施する場合には，あらかじめ，当該臨床研究の実施に伴い被験者に生じた健康被害の補償のために，保険その他の必要な措置を講じておく

とともに，その有無を臨床研究計画に記載しなければならないこととされた[5]。このため，各研究施設で，臨床研究に伴う補償措置の取り扱いについて通知が行われているので，自施設の補償措置についての取り決めに十分に注意を払って研究を行う必要がある。ちなみに，介入研究以外と判断した臨床研究については，必ずしも保険による補償措置は必要ないと思われるが，必ず「保険以外の具体的な補償措置の方法」を記載しておく。なお，介入研究以外と判断した臨床研究であっても倫理審査委員会の審議結果によっては，補償保険の加入を求められる場合がある。
- 補償がない場合には，「研究に伴う補償はない」と記載する。

12) 研究結果の公表
- 申請時点で予定している学会名，学術雑誌名などを，具体的に記載する。

2. 説明文書および同意書
- 研究内容に応じて項目の追加，削除，記述方法の工夫などをして作成する。
- 可能な限り平易な用語を用いて記述する。
- 各被験者に対する研究終了後の対応を記述する。同じ治療を継続するのか・やめるのか，検査結果は本人に開示するのか・しないのか，など。
- 学内だけで試料等を扱う場合には，個人情報が保護されれば匿名化は必須ではないが，匿名化に代わる個人情報保護の方法を記載する。試料等を学外に提供する場合は匿名化することが原則である。
- 研究に伴う補償がない場合は，副作用など健康被害が生じた時の治療を，健康保険を用いて行うかどうかを記述する。研究に伴う補償がある場合は，具体的に記載する。

研究者，研究資金の確保

1人でできる研究であればいいが，多くの研究は協力してくれる研究者の存在が不可欠である。自分の研究を一緒に行ってくれる研究者を確保す

ることは，研究が成功するための必要条件である。研究補助員を雇えるほど資金力があればいいが，多くの臨床研究は同僚の医師（研究者）とチームを作って行うことが多い。論文では，筆頭著者とcorresponding authorが高く評価される。招請講演などでは，筆頭著者あるいはcorresponding authorがその内容を発表するのが通例である。単に論文に名前を載せてもらっただけでは，その価値は少ないといわざるを得ない。したがって，研究責任者は，論文作成の段階でcorresponding authorに回るとか，複数の研究者が筆頭著者となれるように研究成果を複数のテーマに分割して論文を作成するなどして，研究協力者の労力に報いる配慮が必要である。論文が社会で認められることが，研究継続のモチベーションとなることが多い。チーム研究であっても，個人の業績を大切にすることは，チームで行う研究が長続きする一つのコツだろう。

　臨床研究の多くは，工夫次第でそれほど費用をかけずにできるものも多い。したがって，講座費を用いて研究を開始することも多い。臨床研究で大きな資金が必要と判断された場合，日本学術振興会の科学研究費補助金，厚生労働省科学研究費補助金を申請できる。また，いろいろな種類の民間助成金や受託・委託研究がある。

研究対象者への説明・同意上の注意点

　臨床研究に関する倫理指針が，平成20年7月に改定され，臨床研究においても遺伝子解析研究同様，インフォームド・コンセントを得て，きちんと同意書がとられているかどうかチェックされることになった[5]。もちろん，きちんと説明を行い，しっかりと記入してもらっているのであれば何の問題も起こらないのであるが，忙しい臨床の合間に臨床研究を行っていることが多いため，どうしても，説明が不十分であったり，自分で説明できずほかの医師を利用して説明・同意を行ったりすることが多くなる。

　いくつか重要な注意点がある。

- 医師だけではなく，看護師も研究説明者にすることができる。しかし，研究補助員，事務員などはその資格がないので注意する。
- 研究の説明を行う可能性のあるすべての人を，臨床研究計画書にリストアップしておく。新しい研究者が研究の説明者として新たに加わった場合は，臨床研究計画を更新する。
- 同意書の対象者の記入欄へは，説明した医師が代わりに記入してはならない。必ず，説明を受けた対象者（あるいは代諾者）に直接記入していただく。
- 試料を研究終了後長期間に渡って保存する場合は，別途そのことについて，同意したことを証明する欄（チェックボックス，あるいは署名）を設ける必要がある。
- 代諾者が必要かどうかについて，あらかじめよく考えておく必要がある。例えば，被験者が疾病など何らかの理由により有効なインフォームド・コンセントを与えることができない場合，未成年者の場合，死亡後の検体を用いる場合，などである。
- 被験者はインフォームド・コンセントについていつでも不利益を受けることなく撤回する権利を有することを，研究者は説明しなければならない。
- 委員会の承認を受けた後，自分で勝手に説明書の内容を変更してはいけない。また，同意書の書式の変更を行ってはならない。
- 多施設共同研究を行う場合，他施設の同意書を取るのか，自施設の同意書を用いるのかについて，十分に話し合っておく必要がある。そうでないと，両方の施設の同意書が必要になる場合があり，研究者，被験者双方にとっていいことはない。

研究中の注意点

　研究全体に占める時間の大部分は，研究実行に当てられる。いざ研究を

開始したら,研究に参加した研究者の貴重な時間が無駄にならないように,以下の4点に特に注意を払ってほしい。①対象者が同意書に記載後,その記載に不備がないことを確認する。②試料を整理して保管する。③データベースを作成し,こまめにデータを記入する。④目標症例数が予定通り集まっているか時々確認する。もし,予定よりも症例が集まりにくい場合,臨機応変に研究計画を変更する。この4点は,研究遂行の十分条件といってよいくらい大切である。

最後に

『研究する』では第1章から3章にわたって,臨床研究テーマの選び方から始まり,PECOの決定,仮説の設定,先行研究の調査,適切なサンプルサイズの決定,臨床(疫学)研究・遺伝子研究のための倫理申請,そして,研究者・研究資金の確保に至る部分までを解説した(図11)。これらの思考は,同時発生的に起こることもあれば,突然仮説がひらめき,そこから試行錯誤を経て臨床研究テーマが決まる場合もあり,必ずしもこの図の流れに沿って行われるものではない。

臨床では,まだまだ多くの未解決の「clinical questions」が残されている。身近なところにも,研究課題となるようなテーマがみつかることがしばしばある。もしも,自分で取り組みたいテーマがみつかったら,ぜひ,本章を参考にして,臨床研究を計画してほしい。

次章からは,いよいよデータ分析編である。結果をどのような図表で表現するか(第4章),研究によって得られたデータをどのような統計学的手法で解析するか(第5~7章),統計解析ソフトの一つ,SPSS®(Statistical Package for Social Science)の使い方(第8章),また,Excel®を用いたデータベースの作成ならびに変数処理法(第9章)について,残り6章にわたり解説する。

なお,データ分析する前に,対象と研究方法(Material and method:M

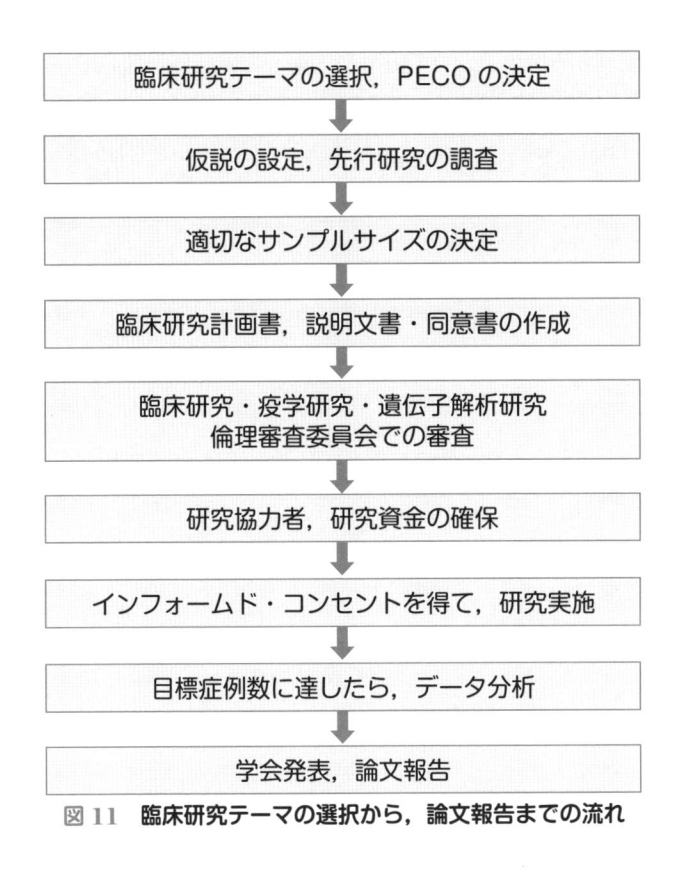

```
┌─────────────────────────────────┐
│ 臨床研究テーマの選択，PECO の決定 │
└─────────────────────────────────┘
              ↓
┌─────────────────────────────────┐
│ 仮説の設定，先行研究の調査        │
└─────────────────────────────────┘
              ↓
┌─────────────────────────────────┐
│ 適切なサンプルサイズの決定        │
└─────────────────────────────────┘
              ↓
┌─────────────────────────────────┐
│ 臨床研究計画書，説明文書・同意書の作成 │
└─────────────────────────────────┘
              ↓
┌─────────────────────────────────┐
│ 臨床研究・疫学研究・遺伝子解析研究   │
│ 倫理審査委員会での審査            │
└─────────────────────────────────┘
              ↓
┌─────────────────────────────────┐
│ 研究協力者，研究資金の確保         │
└─────────────────────────────────┘
              ↓
┌─────────────────────────────────┐
│ インフォームド・コンセントを得て，研究実施 │
└─────────────────────────────────┘
              ↓
┌─────────────────────────────────┐
│ 目標症例数に達したら，データ分析    │
└─────────────────────────────────┘
              ↓
┌─────────────────────────────────┐
│ 学会発表，論文報告                │
└─────────────────────────────────┘
```

図11 臨床研究テーマの選択から，論文報告までの流れ

&M)を決め，研究を実行する必要がある。M&Mの部分は，本書の『論文を書く6』で，解説する。

文献

1) PubMed Quick Start. http://www.ncbi.nlm.nih.gov/bookshelf/br.fcgi?book=helppubmed&part=pubmedhelp#pubmedhelp.PubMed_Quick_Start
2) 縣 俊彦：上手な情報検索のための PubMed 活用マニュアル改訂第2版．南江堂，東京，2005
3) 中山健夫，津谷喜一郎，編著：臨床研究と疫学研究のための国際ルール集．ライフサイエンス出版，東京，2008
4) 厚生労働省：厚生労働科学研究における利益相反（Conflict of Interest：COI）

の管理に関する指針, 2009. http://www.mhlw.go.jp/general/seido/kousei/i-kenkyu/rieki/txt/sisin.txt
5) 厚生労働省：臨床研究に関する倫理指針（平成 20 年 7 月 31 日全部改正），2008. http://www.mhlw.go.jp/general/seido/kousei/i-kenkyu/rinsyo/dl/shishin.pdf

研究する 4

図表を作成する
大口 昭英

統計における，グラフの効果

　統計の目的は，①差の検出，②交絡因子の調整である．早速，統計を用いて，差を検出してみよう．ここでは，「ある女性が，2008年12月から2009年12月にかけて，体重が50 kgから58 kgになった」としよう．記述統計では，「体重が1年で8 kg増加した」となる．これを，推測統計学によって証明してみよう．2008年1月～2009年12月の毎月第1日の体重は，**表24**に提示されている．2008年12月1日の体重は49.8 kg，

表24，25のデータは，webサイトからダウンロードして利用できます→詳細は巻末綴じ込みへ

表24　ある女性における月の第1日の体重（2008～2009年）

日時	体重(kg)	日時	体重(kg)
2008/1/1	49.2	2009/1/1	49.2
2008/2/1	48.8	2009/2/1	48.0
2008/3/1	51.2	2009/3/1	48.0
2008/4/1	51.8	2009/4/1	48.8
2008/5/1	51.2	2009/5/1	45.8
2008/6/1	50.0	2009/6/1	46.8
2008/7/1	49.2	2009/7/1	47.8
2008/8/1	47.8	2009/8/1	50.2
2008/9/1	48.2	2009/9/1	51.5
2008/10/1	50.2	2009/10/1	53.8
2008/11/1	49.0	2009/11/1	56.0
2008/12/1	49.8	2009/12/1	58.2

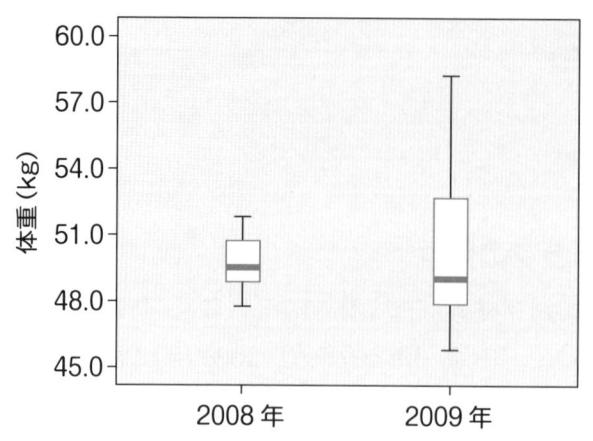

図12　箱ひげ図
2008年と2009年における体重分布

　2009年12月1日の体重は58.2 kgなので，確かに1年で8.4 kg体重が増加している。では，2008年から2009年にかけて，彼女の体重は有意に増加したといえるであろうか？　平均値，標準偏差を計算してみると，2008年の平均は49.7±1.2で，2009年は50.3±3.8である。平均値で比較してみると，体重はわずか0.6 kg増加しているだけである。次に，平均値の差の検定のゴールドスタンダードであるt検定を行った。2008年の体重平均と2009年の体重平均を比較してみたところ，等分散を仮定した場合のp値は0.586，等分散を仮定しない場合のp値は0.590と，いずれの場合も有意差を認めない。t検定では，「2008年から2009年にかけて，体重が同じである」という帰無仮説を棄却できなかったので，「2008年から2009年にかけて，体重が同じでない」という対立仮説を採用できない。

　そこでグラフを書いてみた。箱ひげ図(図12)にしてみると，昨年と今年ではデータの分布が全く異なっている，と気づいた。体重増加を比較するために，いきなり何の根拠もなくt検定を行ったが，t検定は間違いであったか？　尺度は間隔尺度，標本数は2標本で，対応なしなので，確かt検定で間違っていないはず。しかし，箱ひげ図をみると，2群の分布は明

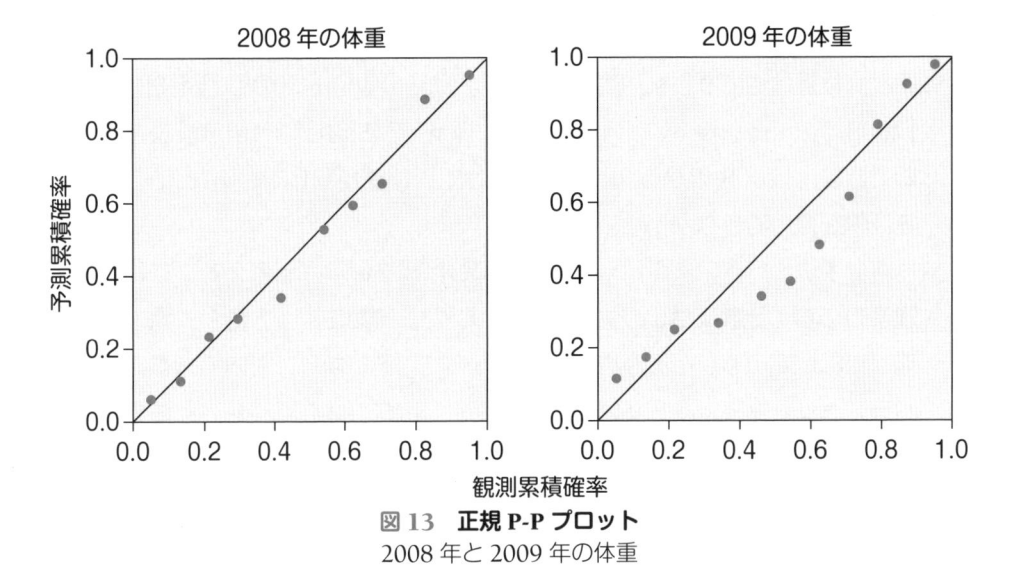

図 13　正規 P-P プロット
2008 年と 2009 年の体重

らかに異なっており，また，とても正規分布しているとは思えない。そこで，正規分布かどうかをみるためには，正規 P-P プロットを行った。正規 P-P プロットとは，変数の累積確率（観測累積確率）と検定分布の累積確率（予測累積確率）との対照プロットのことである。2008 年と 2009 年のデータについて，各々正規 P-P プロットを作成した（図 13）。2008 年は観測累積確率が予測累積確率とほぼ一致しているので正規分布しているといえるが，2009 年は観測累積確率が予測累積確率の上下に位置しており，正規分布といえない。正規分布を仮定できない場合の検定は，そう，Mann-Whitney の U 検定だ。

そこで，Mann-Whitney の U 検定をこの例で行った。ところが，Mann-Whitney の U 検定の結果は，$p=0.713$ であり，やはり体重に差がないという結論になってしまった。何かがまだおかしい。正規分布を仮定した場合の要約値は平均値と標準偏差であったが，この例では，中央値と 4 分位範囲がよさそうだ。中央値（4 分位範囲）を計算してみると，2008 年は

49.5(48.9〜51.0)，2009年は49.0(47.9〜53.2)である．中央値でみると，体重は逆に0.5 kg減少している．Mann-WhitneyのU検定でも，「2008年から2009年にかけて，体重が同じである」という帰無仮説を棄却できず，「2008年から2009年にかけて，体重が同じでない」という対立仮説を採用できなかった．

　統計手法に行き詰まり，じっくりと箱ひげ図をみながら考えて，これは通常の2群の比較ではいけない，と気づいた．時間によって同一人物の体重が変化しているかどうかを問うているのだ．それなら，対応のあるノンパラメトリック検定を行えばいい．年度での比較ではなく，もっと細分した区分を用いよう．そこで，2008年1〜6月，7〜12月，2009年1〜6月，7〜12月の4群に分類した．細分化したことで，各群のデータ数が6個と少なくなった．少ないデータでの統計は，有意差検定において「差があるのに差がない」としてしまうβエラーを増加させる．そこで，体重のデータ数を増加させ，月に2回の体重値を用いた(表25)．Wilcoxonの符号付き順位検定で，2009年7〜12月を基準として残り3群と比較してみると，いずれの時期も有意に体重が少ないことがわかった．各々の中央値(4分位範囲)は，50.2(49.2〜51.3)，49.2(48.2〜49.5)，48.0(46.9〜49.6)，および53.5(50.4〜57.0)であった．2008年前半から2009年前半にかけて体重は2.2 kg減少し，2009年後半に5.5 kg増加した．4群を箱ひげ図で表すと(図14)，中央値の変化のみならず4分位範囲の変化もよく読み取れた．2008年前半，後半と比較して2009年後半の4分位範囲は非常に広くなっていた．

　しかしここで，ふと疑問を感じた．この例で，体重が有意に増加したことを示すために，果たして検定が必要なのか？　もう一度，表25の体重データをじっくりと眺めてみた．2008年1月1日から2009年4月15日までは体重の変化があまりみられないが，2009年5月1日に急に体重が1.7 kgも減少し，さらに，2009年6月1日以降は体重が上下するこ

表25 **ある女性における月の第1日，第15日の体重**
（2008〜2009年）

日時	体重(kg)	日時	体重(kg)
2008/1/1	49.2	2009/1/1	49.2
2008/1/15	48.9	2009/1/15	48.3
2008/2/1	48.8	2009/2/1	48.0
2008/2/15	50.0	2009/2/15	47.9
2008/3/1	51.2	2009/3/1	48.0
2008/3/15	51.6	2009/3/15	48.7
2008/4/1	51.8	2009/4/1	48.8
2008/4/15	51.4	2009/4/15	47.5
2008/5/1	51.2	2009/5/1	45.8
2008/5/15	50.4	2009/5/15	45.8
2008/6/1	50.0	2009/6/1	46.8
2008/6/15	49.3	2009/6/15	47.1
2008/7/1	49.2	2009/7/1	47.8
2008/7/15	48.2	2009/7/15	49.3
2008/8/1	47.8	2009/8/1	50.2
2008/8/15	48.1	2009/8/15	50.9
2008/9/1	48.2	2009/9/1	51.5
2008/9/15	49.1	2009/9/15	53.2
2008/10/1	50.2	2009/10/1	53.8
2008/10/15	49.3	2009/10/15	54.6
2008/11/1	49.0	2009/11/1	56.0
2008/11/15	49.2	2009/11/15	57.3
2008/12/1	49.8	2009/12/1	58.2
2008/12/15	49.6	2009/12/15	58.5

となく，常に増加している！　体重データの変化をそのままグラフで表現したほうが，検定よりも，もっと正確に「差を示す」ことができるのではないか？　表25のデータを用いて，折れ線グラフ（図15）を書いてみた。体重の変化がよくみて取れる。最初の記述統計「8 kg体重が増加した」が正し

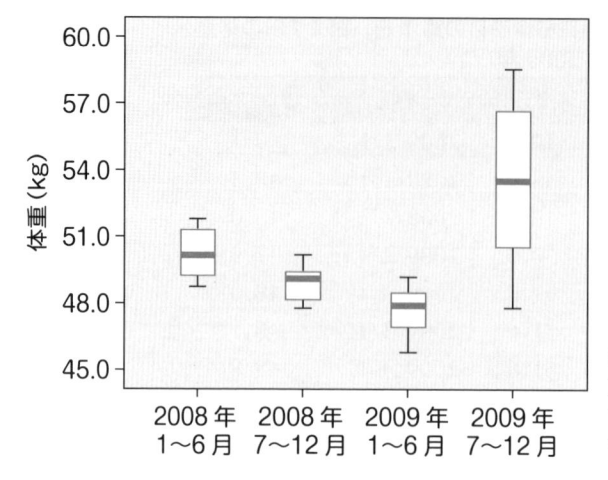

図14 箱ひげ図
2008年1〜6月から2009年7〜12月までの6カ月ごとの体重分布

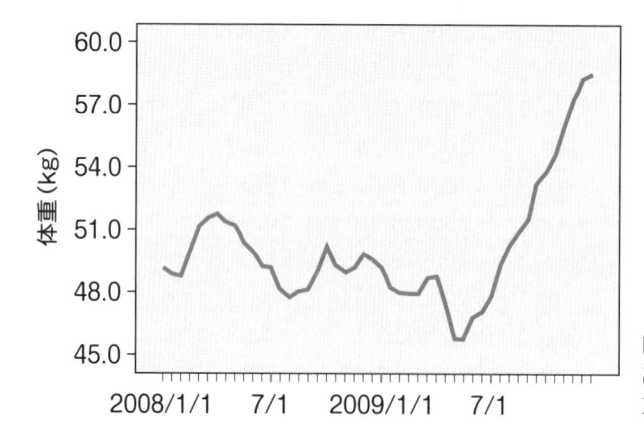

図15 折れ線グラフ
ある女性の2008/1/1〜2009/12/15の体重変化

いこと以外に，このデータは何かを物語っていないか…。「妊娠！」，そう，この人は2009年5月に妊娠し，「つわり」で体重減少が起こり，その後妊娠経過が順調で体重が増加しただけではないのか？ 体重増加は異常とはいえず，正常な妊娠経過であった可能性がある！ この例では，適切なグラフを最初に選択していれば，検定しなくても体重増加が一目瞭然であり，さらにその変化の性質から妊娠による体重変化の可能性まで「推測」できたのだ。この例が示すように，検定によらなくても，グラフを作成すれば差

を検出できるのではないか。

9 グラフを作成することはすなわち分析すること

　『研究する1』において、思考の本質は「分類すること」と「関連を探索すること」であることを述べた。ヒトは思考することで「違いをみつけ」、そして「関連づける」。そのために用いられる方法が、帰納法であることを説明した。帰納法には三つの種類があり、それらを駆使して仮説が立てられる。仮説を証明する方法の一つが統計学的仮説検定である。そして、もう一つの方法がグラフ・表の作成なのである。

　この本を読んでいる読者諸氏は、すでに研究計画を立て、何らかのデータを集め、そしてそのデータを処理して、仮説を検定したことがある方であろう。しかし、仮説検定を行えばはっきりと有意差の有無を判定できるけれど、グラフのほうがはるかにその違いがわかりやすい、と感じたことはないだろうか。分析において、統計とグラフは、車の両輪といって差し支えないくらい重要である。そして、「グラフでみえる差や関連性」と「仮説検定による有意差」は、全く同じデータを、一方は視覚化したものであり、もう一方は数値化したものなのである。同じ情報を異なる視点で表現しているという意味において、グラフ化と検定は一種のトポロジーともいえる。グラフ化することで、データの持つ意味がはっきりしてくる。そして、グラフのほうが規則性や変化を表現でき、その結果、より多くのメッセージを読み取ることができる。このため、グラフを使用しない場合、「検定」の代わりに「推定」を行って、表中に、差や比率の95%信頼区間を提示するようになってきた。

　分析することは、思考作業として最も難易度が高い作業である。現実の分析作業では扱う情報量が膨大で、しかも事象の関係性が極めて複雑だからである。したがって、集めてきた情報やデータを頭の中で処理して、分析対象を構成する要素の識別を行ったり要素間の関係性を見抜いたりする

のは，大変に繁雑で高度な作業になる[1]。そこで，集めた情報やデータから，例えば因果関係の存在や事象固有の際立った属性といった有意な意味合いを的確に抽出するための手立てが必要となる。その手立てとして最も有用なのがデータの「グラフ化」なのである[1]。

　例えば，本章の最初の1：統計における，グラフの効果の**表24**，**表25**の数字の羅列をみて，何らかの意味や傾向をすぐに読み取ることができるであろうか。ましてや，説明変数が10を超え，データ数が1,000以上になった場合は，どうであろう。人間の頭で処理できるわけがない！

　データをグラフ化する場合，最も適切なグラフ形式を選択することが鍵となる。基本は2次元のグラフで，3次元グラフは用いない。変数が一つの場合，「ヒストグラム」と「円グラフ」を作成する。変数が二つの場合，「棒グラフ」「折れ線グラフ」「点グラフ(散布図)」が基本的3グラフである。これら五つのタイプのグラフがあれば，データの持つ規則性や注目すべき変化を読み取ることが可能である。そして，読者諸氏には，まず，これら五つのグラフパターンに精通していただきたい。ただし，統計処理においては，後に述べる特殊な統計グラフは非常に有用であり，これらの特殊グラフも駆使できるようになってほしい。

　前述の**図15**は基本的5グラフの一つ，折れ線グラフである。そして，この折れ線グラフをみて，この体重変化が妊娠による正常な変化であることがわかった。複雑で大量のデータをグラフ化することによって，傾向や相関という「規則性」と突出値や変曲点という規則性を破る「変化」を容易に発見することが可能となる[1]。例題では，2008年の体重変化は正規分布しており，体重はほぼ一定範囲の変動にとどまり「規則的」であったが，2009年5月に体重が「突然減少＝変化」し，その後，体重が「規則的」に「持続的上昇＝変化」したことがわかる。グラフが表す「規則性」はそのものが価値を持つものであり，「変化」のポイントは新たな価値のありかを示してくれるものなのである[1]。

基本的5グラフ

1. ヒストグラム

　ヒストグラムは簡単な棒グラフの一形式であり，X軸に沿って整列できる値をとる一つの変数の分布を表すために使われる[2]。順序変数や連続変数の分布をみるために用いる。間隔変数の値をX軸に沿って並べ，それぞれの値の度数（またはパーセント）を示すバーをY軸の目盛りに沿って作成する[2]。連続変数の分布を正確に表現するため，通常，隣接するX値のバーの間に水平の空間を残さないようにする[2]。図16A～Cに，代表的な分布を示す。A 正規分布，B 右（または左）にひずんだ分布，C 峰が二つ以上ある分布（双峰型）。このヒストグラムの分布が左右対称でない場合，パラメトリック検定である t 検定は使用せずノンパラメトリック検定を選択するか，あるいは，対数変換を試み正規分布になるかどうか試みてみるのがよい。また，2峰性を示す場合，二つの異なる集団が混在している可能性をまず検討すべきである。

2. 円グラフ

　円グラフでは，一つの円をピザのようにスライスに分割し，それぞれの

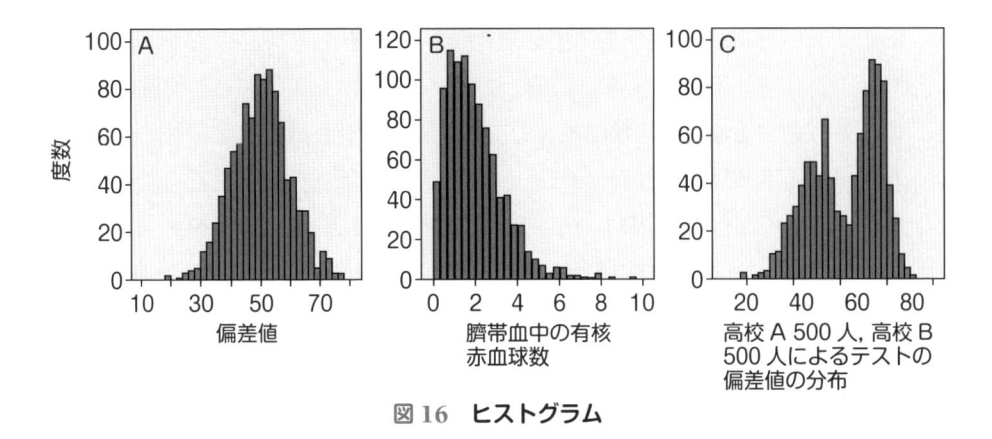

図16　ヒストグラム

A　芳賀赤十字病院の2008年
　　分娩者の居住地（市町村別）

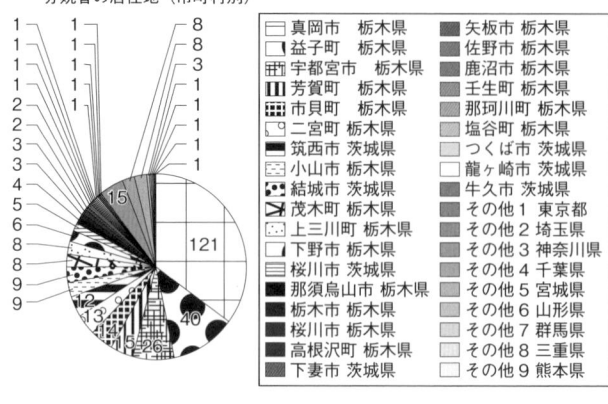

真岡市 栃木県	矢板市 栃木県
益子町 栃木県	佐野市 栃木県
宇都宮市 栃木県	鹿沼市 栃木県
芳賀町 栃木県	壬生町 栃木県
市貝町 栃木県	那珂川町 栃木県
二宮町 栃木県	塩谷町 栃木県
筑西市 茨城県	つくば市 茨城県
小山市 栃木県	龍ヶ崎市 茨城県
結城市 栃木県	牛久市 茨城県
茂木町 栃木県	その他1 東京都
上三川町 栃木県	その他2 埼玉県
下野市 栃木県	その他3 神奈川県
桜町 栃木県	その他4 千葉県
那須烏山市 栃木県	その他5 宮城県
栃木市 栃木県	その他6 山形県
桜川市 栃木県	その他7 群馬県
高根沢町 栃木県	その他8 三重県
下妻市 茨城県	その他9 熊本県

B　芳賀赤十字病院の2008年
　　分娩者の居住地（県別）

| 芳賀郡市支部 |
| 栃木県：芳賀郡市支部以外 |
| 茨城県 |
| その他 |

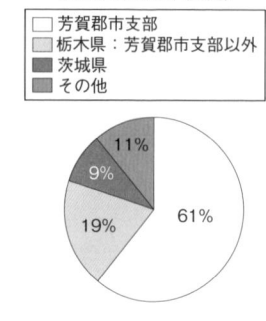

61%, 19%, 9%, 11%

図17　円グラフ

スライスが一つの変数の各カテゴリーを表す[2]。それぞれのスライスのサイズは，対応するカテゴリーの相対的なサイズまたは度数を表す[2]。それぞれのスライスの意味は，凡例で示すか，各スライスの近くに配置した値ラベルで示す[2]。円グラフをうまく用いることで，メッセージを表現できる一例を示す（**図17**A，B）。Aは，芳賀赤十字病院（茨城県に隣接）において，2008年に分娩した妊婦の居住地（市町村）を示している。情報は多いが字が小さく，また傾向も読み取りにくい。一方Bは，同じデータを芳賀郡市支部（芳賀赤十字病院に隣接した地区），栃木県で芳賀郡市支部以外の地区，茨城県，その他の県の4群に分類して示したものである。情報は少なくなっているが，はるかに意味のあるメッセージを読み取ることができる。また，字のサイズが大きくなりパーセント表示されたことで，とても理解しやすくなった。このように円グラフを作成する場合は，何をメッセージとして伝えたいかをまず考え，その上で必要に応じてグループを編成し直し，わかりやすい表現にするよう心がけることが大切である。

3. 棒グラフ

簡単な棒グラフは，X軸上のカテゴリー型の予測変数とY軸上の連続型

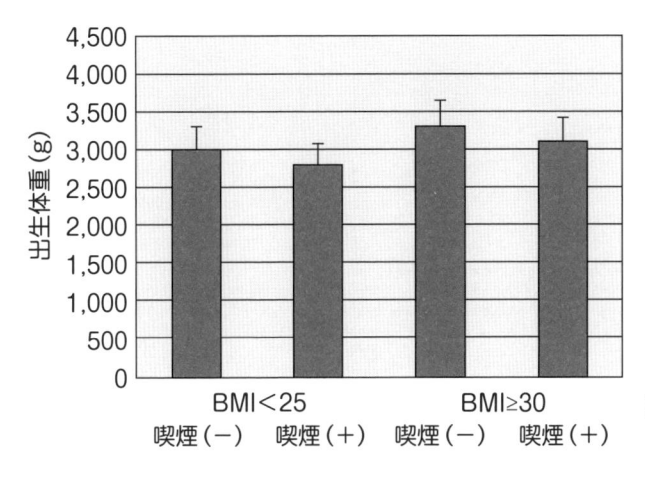

図18　棒グラフ（平均値，標準偏差）

の結果変数という二つの変数の関係を表す[2]。定量比較の次元（数値，絶対差，割合，変化率など）の多くは棒グラフで表現できる[2]。各々のグループについて，そのグループの結果変数の値を示す高さのバーを作成する[2]。この時，Y軸に単位を含んだラベルを付け，X軸には名義変数あるいは順序変数を配する[1]。名義変数の各カテゴリーは，論理的または実証的な基準に基づいて意味のある順序で並べる[2]。

　また，簡単な棒グラフに第三の次元を導入して，三つの変数の関係を示すことがある[2]。すなわち，二つのカテゴリー型の予測変数と，一つの連続型の結果変数の関係を示す[2]。例として，喫煙が児体重に与える影響を，BMI＜25の妊婦とBMI≧30の妊婦で比較した棒グラフを示す（図18）。グラフには，通常，信頼範囲を示す標準偏差（SD）または標準誤差（SE）を「ひげ」として加える。BMI≧30の妊婦はBMI＜25に妊婦と比較して，出生体重が大きいこと，そして喫煙している妊婦では，BMIのいかんにかかわらず出生体重が約200gほど小さくなっていることが読み取れる。

4．折れ線グラフ

　1本の折れ線グラフでは，二つの連続型変数の関係を表現できる[2]。例え

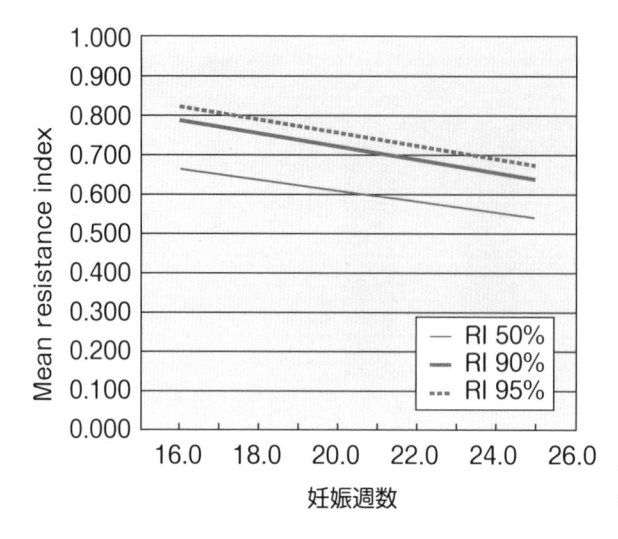

図 19　**折れ線グラフ（複数）**
mean resistance index (RI) の正常域

ば図 15 のように，時間軸に沿った体重の推移を表現できる。その他，年度別，季節別の疾患発生率，年齢別の死亡率などを表現するのに用いられる。また，1 本線の折れ線グラフは，連続変数の分布を示す時にも使用できる[2]。例えば，IQ 分布を示す「ベル型曲線」などがその 1 例である[2]。通常は予測変数を X 軸に配し，結果変数を Y 軸に配して，それぞれの単位と軸ラベルを示す[2]。

また，1 本線の折れ線グラフに第三の次元を追加できる。例として，子宮動脈血流速度波形の血管抵抗の指標の一つである Resistance index の 16～24 週における正常域を示す（**図 19**）。このグラフでは，平均値，90％値，95％値が示されており，実地臨床において得られたデータをプロットすることで，患者の値が異常値かどうか，さらにその異常が強いかどうかを判別できる。

5. 点グラフ（散布図）

　点グラフ（散布図）を使用すると，二つの連続型変数において，各 X 値に対して対応する Y 値が存在する場合に，これらの変数間の関係を示すこと

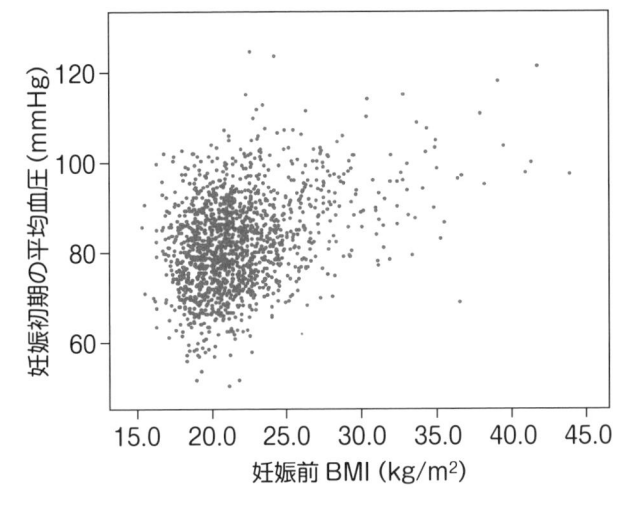

図 20　点グラフ（散布図）
妊娠前 BMI と妊娠初期の平均血圧との関係

ができる[2]。データ内の X/Y 値の組合わせを一つ一つ点としてプロットすることにより，1 本の線ではなく，点を散布したような図ができあがる[2]。通常は，二つの変数とその単位が軸タイトルと軸ラベルに示される[2]。一例として，妊娠前の BMI と妊娠初期の平均血圧の関係を示す（図 20）。BMI が 25 を超えると，平均血圧が高い妊婦が多いことが一目でわかる。そして，BMI≧25 では，BMI が大きいほど平均血圧が高い割合が増加していることが読み取れる。

散布図はほかのフォーマットや特徴と組み合わせて使用できる。例えば，2 種類のデータの点をそれぞれ異なる記号でプロットして，一つの散布図に 2 種類のデータを示すことができる。

統計で用いる特殊なグラフ

1. 箱ひげ図

それぞれの箱は，一つのカテゴリーでの中央値，4 分位，極値を示している。図 12 のように，正規分布をしていない連続変数の分布を表すため

に使われる。

2. 正規 P-P プロット

　変数の累積確率と検定分布の累積確率との対照プロットである。通常，確率プロットは，変数の分布が所定の分布と一致するかどうかを判断するために使用される。選んだ変数が検定分布と一致すると，点が直線の周囲に集まる性質がある。利用できる検定分布には，β，χ^2，指数，γ，半正規，ラプラス，ロジスティック，対数正規，正規，パレート，Student の t，ワイブル，一様などがある。図 13 では，2008 年のデータは点が直線の周囲に集まっていることからほぼ正規分布していることが読み取れるが，2009 年のデータは点が直線の周囲から離れており正規分布でないと判断できる。

3. 信頼区間の表示法（オッズ（odds）比または差）

　Cochrane データベースの解析結果は，相対リスクの推定値と 95％信頼区間が，各々ウエイトに相当する面積を持った四角形とそれを横切る幅のある直線で表現される。一般に，横軸にリスク（あるいは差）を，縦軸に予測変数，報告者などが配置される。一例として，早産リスクにある女性に対するコルチコステロイドの RDS 予防効果について，21 研究 4,038 例のメタアナリシスを示した[3]（図 21）。

4. ROC 曲線

　2 値をとる従属変数に一つの量的説明変数がある場合に，その説明変数が従属変数へ及ぼす影響を評価できる。影響力は信頼区間を持つ ROC 曲線の下の領域の推定値によって評価できる。また，この曲線は診断法，予知法の場合，そのスクリーニング特性を示すもので，一般に横軸は擬陽性率が，縦軸には感度が配置される。なお理想的な cutoff 値は，この曲線で最も左上隅に近いポイントにおける値を用いることが多い。例えば妊娠高血圧腎症では，妊娠 16～23 週に，早産となる妊娠高血圧腎症を将来発症するハイリスク妊婦を同定できるかどうかに関心がある。例（図 22）では，

Study or subgroup	Treatment n/N	Control n/N	Risk ratio M-H, fixed, 95%CI
Amorim 1999	23/100	43/100	0.53[0.35, 0.82]
Block 1977	5/57	12/53	0.39[0.15, 1.03]
Cararach 1991	1/12	0/6	1.62[0.08, 34.66]
Carlan 1991	1/11	4/13	0.30[0.04, 2.27]
Collaborative 1981	46/361	65/359	0.70[0.50, 1.00]
Dexiprom 1999	32/102	27/100	1.16[0.75, 1.79]
Doran 1980	4/80	10/60	0.30[0.10, 0.91]
Fekih 2002	3/63	19/68	0.17[0.05, 0.55]
Gamsu 1989	7/130	16/132	0.44[0.19, 1.04]
Garite 1992	21/33	28/40	0.91[0.65, 1.26]
Kari 1994	34/91	46/90	0.73[0.52, 1.02]
Lewis 1996	7/38	17/39	0.42[0.20, 0.90]
Liggins 1972a	53/542	89/550	0.60[0.44, 0.83]
Morales 1989	23/87	41/78	0.50[0.33, 0.76]
Nelson 1985	10/22	11/22	0.91[0.49, 1.69]
Parsons 1988	3/23	3/22	0.96[0.22, 4.24]
Qublan 2001	14/70	24/65	0.54[0.31, 0.95]
Schutte 1980	11/62	17/58	0.61[0.31, 1.18]
Silver 1996	43/54	34/42	0.98[0.81, 1.20]
Taeusch 1979	7/54	14/69	0.64[0.28, 1.47]
Teramo 1980	3/38	3/42	1.11[0.24, 5.15]
Subtotal (95%CI)	**2,030**	**2,008**	**0.66[0.59, 0.73]**

0.1 0.2 0.5 1 2 5 10
favours treatment   favours control

図21　オッズ比の信頼区間表示(Roberts ら，2006)[3]
早産のリスクのある妊婦に対するコルチコステロイドのRDS予防効果(21研究，4,038例のメタアナリシス)

妊娠16〜23週の平均血圧(MBP)，子宮動脈血流速度波形の一つの指標である mean notch depth index (mNDI)，および血管新生因子の一つである placental growth factor (PlGF) の濃度の各々を用いるよりも，ロジスティックモデルで作成した合成指標を用いたほうが，早産となる妊娠高血圧腎症の予知精度が優れていることが示されている(未発表データ)。

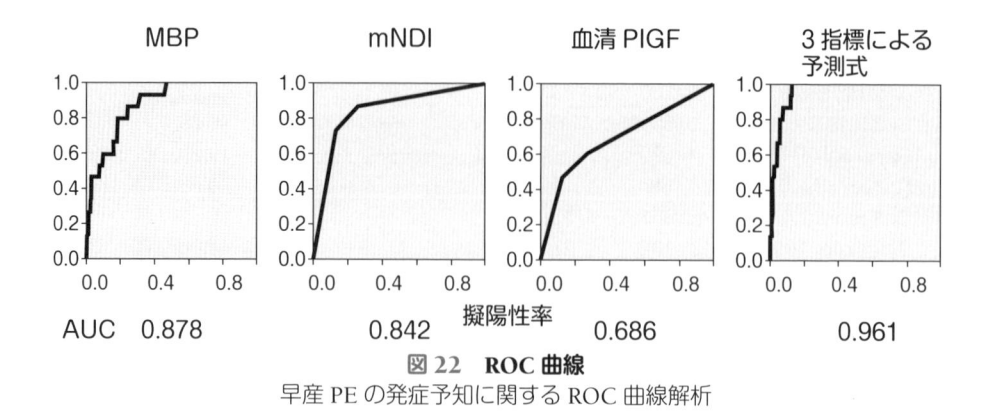

MBP	mNDI	血清 PlGF	3 指標による予測式
AUC 0.878	0.842	0.686	0.961

図 22　ROC 曲線
早産 PE の発症予知に関する ROC 曲線解析

5. 生存曲線

　生存期間（罹患から死亡までの期間）など，二つの事象の間の時間分布を調査したくなるさまざまな状況がある．ただし，この種のデータには，多少の打ち切り例も含まれているのが一般的である．打ち切り例とは，予後がこれ以上記録されないケースのことである（例えば，調査の終了時点でまだ調査対象者が死亡していない場合など）．Kaplan-Meier 法は，打ち切り例が存在する中で，事象までの時間のモデルを推定するための手法である．基本的に，Kaplan-Meier モデルは事象が発生する各時点で条件付き確率を推定し，これらの確率の積の限界を使って各時点における生存率を推定する．例（図 23）では，切迫早産妊婦において，腟内のグラム陽性桿菌半定量と，その後の分娩までの日数との関連が，生存曲線を用いて表現されている[4]。腟内の乳酸菌量が少ない群ほど，早く分娩になることが示されている．

Case Report：臨床経過図

　Case Report では，時間的に患者の検査データが変化し，また，投与される薬剤が変化する．これらの関係を記述するよりも，一つのグラフで表現

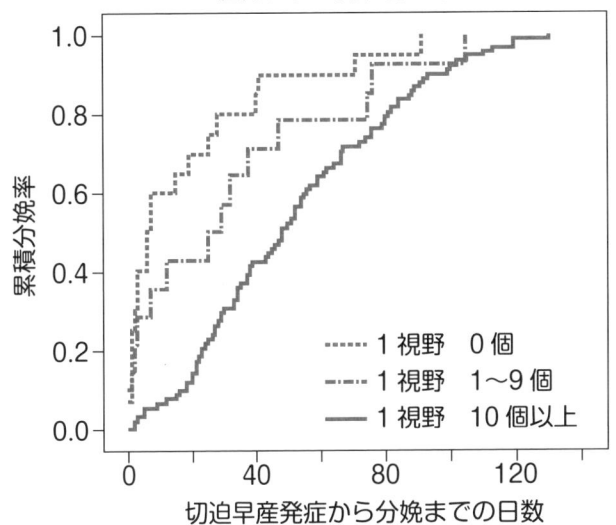

図23 生存曲線
切迫早産患者における腟内グラム陽性桿菌半定量値とその後の分娩までの日数との関係

するほうがはるかに臨床経過を把握しやすい。例(図24)は，HELLP症候群に罹患した患者の血小板数，投与された薬剤と治療法を1枚の図に示したものである。繰り返し血小板が投与されているものの，術後2週間しても全く血小板数が増加せず，血漿交換療法とステロイド投与が開始されたことが示されている。この患者は，後に肝梗塞と診断された。

グラフをみて，統計手法を考える習慣をつけよう

　研究データの処理は，まず各々のデータのヒストグラム，正規P-Pプロットを描くことから始める。従属変数が正規分布しており，2群の比較を行う場合，まずは棒グラフとSEを書いてみる。各群の平均値の差がSEの2倍以上になっていれば，有意差があると予想できる。正規分布していないなら，パラメトリック検定はあきらめ，ノンパラメトリック法を選択する。その場合，箱ひげ図を用いると2群の関連がよくみえる。相関をみるのであれば，まず散布図を描いてみる。外れ値の存在，直線関係などを

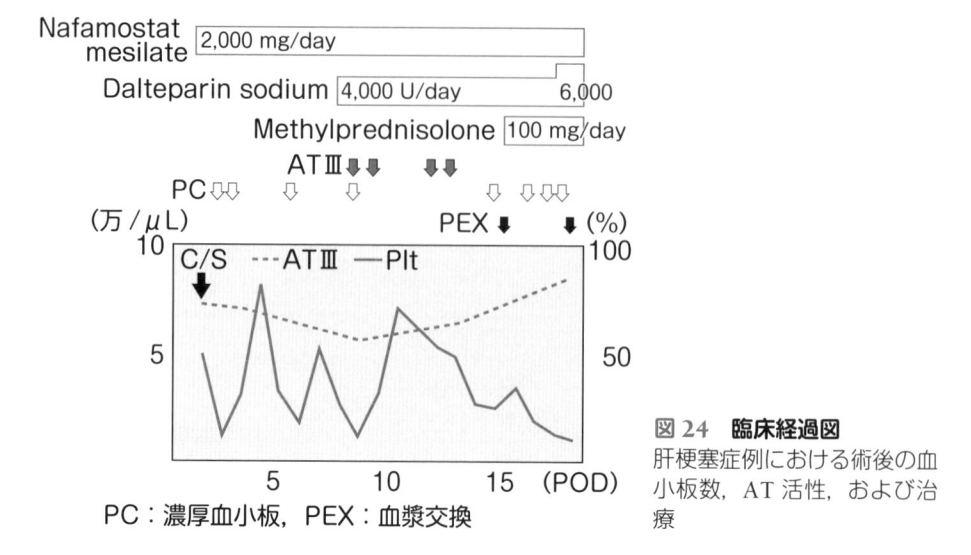

図24 臨床経過図
肝梗塞症例における術後の血小板数，AT活性，および治療

考慮して，Pearsonの相関係数を用いるべきか，あるいはSpearmanの相関係数を採用するかを決める．オッズ比(95%信頼区間)もグラフにしてみるとよくわかる．多変量解析であっても，調整後のオッズ比を用いてグラフを作成すれば，その効果を比較しやすくなる．感度，特異度を決める場合は，まずROC曲線を描き，その後どのcutoff値がよいかを検討する．時間軸に沿って変化する変数を表示する場合，折れ線グラフを用いる．正常域を折れ線(曲線)で表現することによって，正常値，異常値の判断ができる．無理に検定しなくても，グラフのみを用いて，疾患における変数の効果を表現できることも多い．

統計における，表の効果

一般に論文作成では，字数制限のため情報の表示は極力抑制される．グラフを用いるほうが視覚的にメッセージを伝えやすいが，グラフは情報の表現が単純なため，多数の情報を1枚のグラフに載せることはできない．非常にたくさんの説明変数や目的変数があり，その情報の提示がその論文

に必須であるのであれば，グラフを使用せず，表のみで結果を表す場合も多い．

　一方，学会発表(特に，口演)では，表の使用は極力少なくする．短時間で，聴衆に正しいメッセージを送るためには，情報をできるだけ少なくし，そして最も有効な視覚に訴える手段であるグラフを多用すべきである．もちろん，言葉によってその重要なメッセージを翻訳して伝え，記憶に残るように補助することを忘れてはならない．

　13のリスク因子と三つの従属変数との関連を一つの表に示した例をあげる(**表26**)[5]．多数の因子を扱う場合，表はとても優れた表現力を発揮する．また，数字を載せることができるため，後でその数字を再利用しやすく，メタアナリシスが行われる場合にその論文が引用されやすくなる．

◎ 最後に

　近年，統計ソフト，グラフ作成ソフト，表計算ソフト(Excel®など)が使用できるようになり，グラフ作成は誰でも簡単に行えるようになった．膨大なデータの情報処理を行うことは，思考の中でも最も困難な部分であったが，コンピュータ環境はこれを一変させた．グラフは，データを要約する上で最も効果的な方法である．そして，まずグラフを作成することによって，正しい統計方法を適切に判断することができる．一方，多数の変数を扱う研究では，表を用いて説明因子と従属変数の関係を表現する．こうすることで，論文発表の場合字数を制限することが可能となる．

　データ処理を行うにあたっては，実はもう一つ重要なことがある．それは，データが正しく入力されているかどうかをチェックすることである．例えば，7桁のIDを入力する場合，20〜50回に1回はデータ入力ミスが発生する(私見)．したがって，データ入力においては，二重入力が最も優れているとされる．しかし，忙しい臨床家がこの方法を用いることは通常困難で，その結果，間違いを含んでいるかもしれないデータをいきなり処

表26 多数の説明変数と複数の従属変数の関係を表現するための表(Ohkuchi ら, 2003)[5]

Table 1. Potential risk factors for excess blood loss in women with vaginal delivery (univariate analysis)

	Mean blood loss mL (no. of women)	Blood loss ≥615 mL	Blood transfusion
Overall	331±245(8,025)	809/8,025(10.1%)	26/8,025(0.3%)
Age (yr.)			
<30	330±226(4,585)	457/4,585(10.0%)	12/4,585(0.3%)
30 to 34	327±260(2,601)	246/2,601(9.5%)	8/2,601(0.3%)
≥35	351±294(839)	106/839(12.6%)[‡]	6/839(0.7%)
Multiparity	298±232(4,095)***	320/4,095(7.8%)***	12/4,095(0.3%)
Previous cesarean	436±328(210)***	44/210(21.0%)***	2/210(1.0%)
Leiomyoma	418±363(121)**	22/121(18.2%)**	1/121(0.8%)
Preeclampsia	372±273(458)***	57/458(12.4%)	3/458(0.7%)
Low lying placenta	608±505(40)***	14/40(35.0%)***	3/40(7.5%)***
Placenta previa	—	—	—
Abruptio placentae	1,302(1)	1/3(33.3%)	0/3(0.0%)
Uterine rupture	506±289(3)	1/1(100%)	1/1(100%)**
Uterine inversion	1,667±235(2)***	2/2(100%)*	2/2(100%)***
Hematoma	638±194(7)***	3/7(42.9%)*	1/7(14.3%)*
Operative vaginal delivery	459±269(793)***	179/793(22.6%)***	1/793(0.1%)
Gest. week at delivery			
<31	273±244(117)[†]	11/117(9.4%)	0/117(0.0%)
31 to 36	320±282(487)	47/487(9.7%)	7/487(1.4%)[§]
≥37	333±242(7,421)	751/7,421(10.1%)	19/7,421(0.3%)

*$p<0.05$, **$p<0.01$, ***$p<0.001$ vs. women without characteristic ; [†]$p<0.05$ vs. group of ≥37 ; [‡]$p<0.05$ vs. other two age-category groups ; [§]$p<0.001$ vs. group of ≥37.

理することになる。そこで以下の方法をお勧めする。データ処理にかかる前に，ヒストグラムや相関図を用いて，異常値，外れ値の存在をチェックするのである。この方法により，統計の結果に強く影響を及ぼす外れ値をみつけることができる。

　グラフをうまく作成する技術は，研究者の資質の一つである。効果的なグラフを作成し，学会発表できれば，多くの聴衆を魅了し，反響を得るこ

とができる。一方，グラフ作成はとても立派なのだが，何でもかんでもパラメトリック検定する「t 検定信者」に出くわすことがある。正しい統計選択能力もまた，研究者の資質の一つである。

　次は，統計処理について 3 章にわたり記述する。筆者は統計学者でもないし，統計に使われる数学を正しく理解しているものでもない。したがって，筆者が解説する統計処理は，how to select and perform medical statistics "医学統計を正しく選択し実行する方法"である。『研究する 5』では，変数，データ処理，検定の選択，有効数字，『研究する 6』では，多群間の事後検定，多変量解析，そして『研究する 7』では，スクリーニング特性，診断検査の精度について解説する。現在の科学論文では，正しく統計処理することが強く求められており，ほとんどの査読者は統計処理方法の適切さを合否の判断基準においている。また，臨床研究では，単に差をみつけるのみならず，交絡因子を調整するために，多変量解析を行うことが強く求められている。多変量解析を正しく用いる知識を持ち合わせていないと，よい臨床研究論文を作成できないといっても過言ではない。

文献

1) 波頭 亮：思考・論理・分析―「正しく考え，正しく分かること」の論理と実践. 産業能率大学出版部，東京，2004
2) Miller JE 著，長塚 隆 監訳：数を表現する技術：伝わるレポート・論文・プレゼンテーション. オーム社，東京，2006
3) Roberts D, Dalziel SR：Antenatal corticosteroids for accelerating fetal lung maturation for women at risk of preterm birth. Cochrane Database Syst Rev 3：CD004454, 2006
4) Usui R, Ohkuchi A, Matsubara S, et al：Statistical model predicting a short duration to birth in women with preterm labor at 22-35 weeks' gestation：the importance of large vaginal Gram-positive rods. J Perinat Med 37：244–250, 2009
5) Ohkuchi A, Onagawa T, Usui R, et al：Effect of maternal age on blood loss during parturition：a retrospective multivariate analysis of 10,053 cases. J Perinat Med 31：209–215, 2003

研究する 5

簡単な統計処理方法　その1
―変数，データ処理，検定の選択，有効数字

大口 昭英

統計の目的

　統計の目的は，①差の検出，②交絡因子の調整である。実験結果は，統計学的方法によってのみ客観的にその真偽を分析することができる（図25）。「科学的思考」の仮説検証過程では，前章で解説した「グラフ化」とともに「統計学的分析」が重要な役割を果たしている。

　統計には，データを要約して数学的に記述する「記述統計」と，標本集団の要約値から母集団の要約値を推測し，その要約値によって母集団の様子を確率的に記述する「推測統計」がある[1]。仮説検証で扱う統計は，主に後者，推測統計である。推測統計では，Z, t, χ^2, F, Uなどの「検定統計量」を用いて，検定を行う。

　PECOにおいて，曝露の有無によりアウトカム（有無）の発生率が異なるかどうかを考えよう。表27, 28に示したように，各群の観察値，周辺度数，期待値がわかっているとする。以下の分割表および対応のないt検定に関する統計数学は，青木繁伸：統計学自習ノート（http://aoki2.si.gunma-u.ac.jp/lecture/index.html）を参考にして記載した[2]。

　各項目について，観察値と期待値の差の2乗を期待値で割った値を，項目ごとに合計した値をχ_0^2という。この時のχ_0^2は，自由度：$(2-1)\times(2-1)=1$のχ^2分布に従う。

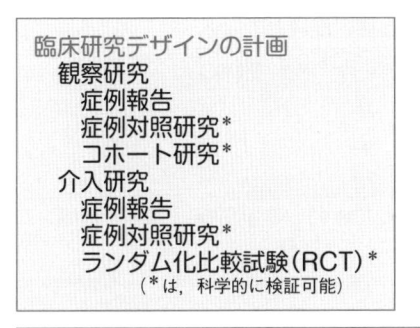

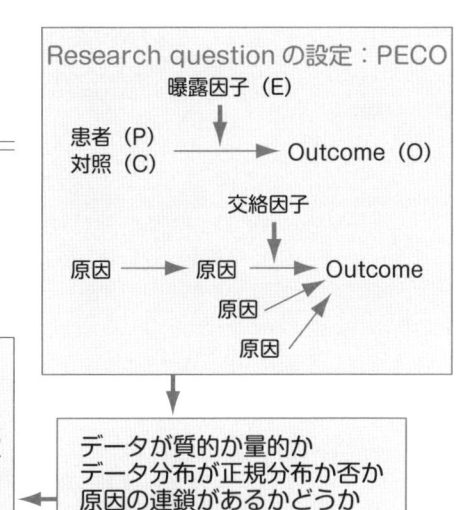

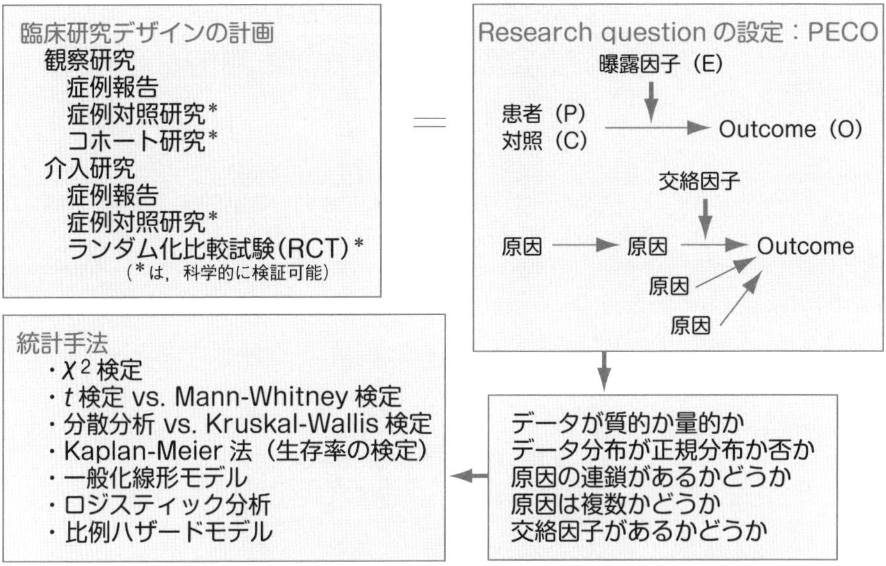

```
臨床研究デザインの計画                Research questionの設定：PECO
  観察研究                                      曝露因子（E）
    症例報告                                         │
    症例対照研究*                      患者（P）     ▼
    コホート研究*                 ＝   対照（C）──→ Outcome（O）
  介入研究
    症例報告                                     交絡因子
    症例対照研究*                                    │
    ランダム化比較試験（RCT）*         原因──→原因──▶ Outcome
         （*は，科学的に検証可能）          原因─┘↗
                                               原因─┘

統計手法
  ・χ²検定                            ┌────────────────────────┐
  ・t検定 vs. Mann-Whitney検定        │ データが質的か量的か      │
  ・分散分析 vs. Kruskal-Wallis検定   │ データ分布が正規分布か否か │
  ・Kaplan-Meier法（生存率の検定）◀──│ 原因の連鎖があるかどうか   │
  ・一般化線形モデル                  │ 原因は複数かどうか         │
  ・ロジスティック分析                │ 交絡因子があるかどうか     │
  ・比例ハザードモデル                └────────────────────────┘
```

図25　科学的分析に基づいた，観察・実験結果に対する真偽の判断

臨床研究デザインを計画すると，主に症例対照研究，コホート研究とランダム化比較試験（RCT）が主な方法となる。この方法はいずれも PECO によって構成されており，図右上のような関係になる。この場合，曝露因子（E）は，複数の原因と交絡因子であり，それらが複雑に関係しながら結果に影響している。この複雑な関係をひも解くためには，データが質的か量的か，正規分布か否か，また，原因の連鎖があるか，原因が複数か，そして，交絡因子があるかを考え，それらの要因の組合わせを考えて，左下に示した最も適切な統計手法を選択する。いきなり多変量解析を用いてもうまくいかないことが多いので，原因と結果について最初は単変量解析を行い，有意な結果のあるものだけに絞り込んで多変量解析を行うのが常套手段である。

$$\chi_0^2 = \frac{\left(a-\frac{eg}{n}\right)^2}{\frac{eg}{n}} + \frac{\left(b-\frac{eh}{n}\right)^2}{\frac{eh}{n}} + \frac{\left(c-\frac{fg}{n}\right)^2}{\frac{fg}{n}} + \frac{\left(d-\frac{fh}{n}\right)^2}{\frac{fh}{n}} \qquad 式01$$

2×2 分割表における独立性の検定では，次の簡便公式を用いると若干簡単になる。

$$\chi_0^2 = \frac{n(ad-bc)^2}{efgh} \qquad 式02$$

表27 2×2表における観察値と周辺度数との関係

	O(+)	O(−)	計
E(+)	a	b	e
E(−)	c	d	f
計	g	h	n

E(+)：曝露群，E(−)：非曝露群，O(+)：事象がみられた群，O(−)：事象がみられなかった群
$e=a+b$
$f=c+d$
$g=a+c$
$h=b+d$
$n=a+b+c+d=e+f=g+h$

表28 2×2表における期待値の求め方

	O(+)	O(−)	計
E(+)	eg/n	eh/n	e
E(−)	fg/n	fh/n	f
計	g	h	n

E(+)：曝露群，E(−)：非曝露群，O(+)：事象がみられた群，O(−)：事象がみられなかった群

　実際上は，連続性の補正（イエーツの補正）を行った χ_0^2 値のほうがよく使用される。

$$\chi_0^2 = \frac{n\left(|ad-bc|-\frac{n}{2}\right)^2}{efgh} \quad \text{式03}$$

　以上の公式で，χ_0^2 を計算し，自由度1，確率0.05 の χ^2 値（＝3.84＝1.96^2）と比較し，これよりも大きい値であれば，群間に差があると判断する。χ^2 値は，観察値と期待値の偏差を平方し，期待値で割って，1期待値あたりの差を求め，その値を度数ごとに合計した値である。この場合，自由度1の χ^2 値は自由度が無限大の時の t 値の2乗と等しい。また，第1自

表29 曝露因子(E：質的で2群)とアウトカム(連続量)の関係

	ケース数	平均値	不偏分散
E(+)：A群	n_a	x_a	u_a
E(−)：B群	n_b	x_b	u_b

E(+)：曝露群，E(−)：非曝露群

由度が1，第2自由度が無限大の場合のF値は，自由度1のχ^2値と等しい。このことからも類推できるように，χ^2値とはt値やF値と同様，シグナルの強度(ここでは観察値と期待値の差)を検出する指標である。

次に，PECOにおいて，曝露の有無によってアウトカム(連続量)が異なるかどうかを考えよう。**表29**に示したように，A群，B群のケース数，平均値，不偏分散がわかっているとする。

この2群の分散が等しいと仮定できる場合，2群をプールした分散の推定値U_eを次式により計算する。

$$U_e = \frac{(n_a-1)u_a + (n_b-1)u_b}{(n_a-1)+(n_b-1)} \qquad 式04$$

次に，U_eを用いて，検定統計量t_0を次式により計算する。

$$t_0 = \frac{|x_a - x_b|}{\sqrt{U_e\left(\frac{1}{n_a}+\frac{1}{n_b}\right)}} \qquad 式05$$

t_0は自由度が$\nu = n_a + n_b - 2$のt分布に従う。

2群の等分散性が疑わしい場合，検定統計量t_0を次式により計算する。

$$t_0 = \frac{|x_a - x_b|}{\sqrt{\frac{u_a}{n_a}+\frac{u_b}{n_b}}} \qquad 式06$$

t_0は自由度νのt分布に従う。

$$\nu = \frac{\left(\dfrac{u_a}{n_a} + \dfrac{u_b}{n_b}\right)^2}{\dfrac{\left(\dfrac{u_a}{n_a}\right)^2}{n_a - 1} + \dfrac{\left(\dfrac{u_b}{n_b}\right)^2}{n_b - 1}} \qquad 式07$$

t_0値を計算し，自由度 n，確率 0.05 の t 値（$n>60$ の場合およそ 2，$n=\infty$ の時 1.96）と比較し，これよりも大きい値であれば，群間に差があると判断する。t 値は，基準値と標本平均の差を標準誤差で割った値であり，基準値と標本平均の差が「シグナル」に相当し，標準誤差が「ノイズ」に相当すると考えると，t 値は「意味のある値」と「意味のない値」の比，すなわち，通信工学などで用いられる信号対ノイズ比（S/N 比）に相当する[1]。

　紙数の関係で，詳細は述べることができないが，分散分析では F 値が用いられ，Mann-Whitney の U 検定では U 値が用いられる。

　統計のもう一つの目的は，交絡因子の調整である。一例をあげると，車を運転する人数が増えると，ガソリンスタンドの数が増える。一方，車を運転する人数が増えると，交通事故数が増える。したがって，ガソリンスタンドの数が増えれば，交通事故数は増大している。しかし，ガソリンスタンドの数が増えることが，交通事故数増加の直接の原因ではないし，この両者間には何の関連もないことは意味論的にすぐにわかる。この場合，車を運転する人数が多いことが「交絡因子」となって，一見何の関連もないガソリンスタンドの数と交通事故数の間に相関が発生する。ある因子が曝露と事象発生の関連において交絡因子として作用するためには，三つの条件が必要である：①事象発生の危険因子であること，②曝露と関連があること，③曝露と事象発生の中間過程ではないこと[3]。中村[3]は，その著書において，「患者のライター所持と肺癌発生における，喫煙」「時代の変遷と虚血性心疾患死亡における，高齢者」を，交絡因子の例としてあげている。

　では，どのようにしてこの交絡因子を制御するか。研究計画段階では 3 通り，解析段階では 2 通りの解決策がある[3]。計画段階では，①ランダム化

（無作為に割り付けること），②限定（交絡因子の一つの状態のみを観察対象とすること），③マッチング（2群で交絡因子の分布が等しくなるように対象者の選定を行うこと）が使われる．解析段階では，層別化（交絡因子の層ごとに解析を行うこと）と多変量解析（複数の因子で数学的モデルをつくり，因子間の影響を制御すること）が使われる．

変数の種類

　解析の前に，変数が量的か質的かを区別する必要がある（図25）．変数が連続尺度，順序尺度であれば量的であり，変数が名義尺度であれば質的である．順序分類尺度は質的であるが，統計上は量的に扱うことができる．例えば，重症，中等症，軽症，無症状といった疾患の重症度，高血圧，正常高値血圧，正常血圧，至適血圧といった血圧値の分類，やせ，正常体格，肥満といった体格指数に基づく分類などがこれに該当する．

　変数が2値の場合，その2値が対応しているか，対応がないかを検討する．例えば，薬剤を投与する群と投与しない群での比較であれば対応していないが，同一個体において薬剤を投与する前と投与した後のデータを比較するのであれば対応していることになる．多群においても，対応があるかないかによって，統計処理の方法が異なる．

データ処理

　データ処理を行うにあたっては，データが正しく入力されているかどうかをチェックすることが重要である（『研究する4』参照）．例えば，7桁のIDを入力する場合，20～50回に1回はデータ入力ミスが発生する（私見）．したがって，データ入力においては，二重入力し入力ミスを発見する方法がより優れているとされる．しかし，忙しい臨床家がこの方法を用いることは通常困難で，その結果，間違いを含んでいるかもしれないデータをいきなり処理することになる．そこで以下の方法をお勧めする．データ

処理にかかる前に，ヒストグラムや相関図を用いて，異常値，外れ値の存在をチェックするのである。この方法により，統計の結果に強く影響を及ぼす外れ値をみつけることができる。

　データ入力の間違いを訂正できたら，続いて，各変数のデータの分布を調べる。このために用いられるのが，正規 P-P プロットで，変数の累積確率と検定分布の累積確率との対照プロットをいう（『研究する 4』参照）。通常，確率プロットは，変数の分布が所定の分布と一致するかどうかを主観的に判断するために使用される。選んだ変数が検定分布と一致すると，点が直線の周囲に集まる性質がある。より客観的に正規性を検定する方法もあるが，実際は正規 P-P プロットの使用で十分である。よほど大きく正規性を逸脱しないかぎり，パラメトリックな検定手法を用いることができるからである[1]。

　連続変数でその分布がほぼ正規分布に近いものであれば，t 検定，分散分析，重回帰分析，判別分析などのパラメトリック手法を適応できる。もしも連続変数であっても，データが左に偏っているような場合，対数変換することで正規分布に近似する場合が多い。しかし，極端にデータの分布が正規分布から外れている場合は，最初からノンパラメトリック手法である，Mann-Whitney 検定，Kruskal-Wallis 検定，一般化線形モデル，ロジスティック回帰分析を選択するのがよい。

　多変量解析において，重回帰分析，ロジスティック分析，Cox の比例ハザードモデルなどの数学モデルにおいて，独立変数が質的変数を取る場合に，そのまま質的変数を用いる代わりに，ダミー変数という特殊な変数を導入する。ダミー変数は，三つ以上の値を持つ離散量や連続量の変数を，0，1 の値を持ついくつかの変数に置き換えたもので，最近のソフトでは，その変換を容易に行うことができるようになっている。ダミー変数を用いると，モデルが用いている関数の形に左右されることなく，オッズ比やハザード比を推定することができる[4]。

◎ 検定の選択方法

　PECO における，「E：曝露」と「O：結果」の関係について，E が一つだけなのか，あるいは E が複数あるのかを考える。E が一つだけであれば単変量解析になり，E が複数あれば多変量解析になる。統計解析において，通常 O は一つだけであり，複数同時に解析することはほとんどない。

　E が一つの場合，最も単純な変数の組合わせを考えると，①E が量的で O も量的，②E が量的で O が質的（2 群），③E が質的（2 群）で O は量的，④E が質的（2 群）で O も質的（2 群）の四つの組合わせがある。各々の組合わせにおいて，①回帰分析，②ROC 曲線解析または t 検定，③t 検定，④χ^2 検定が代表的な統計手法になる（図 26）。これらは最初にマスターしてもらいたい統計手法である。

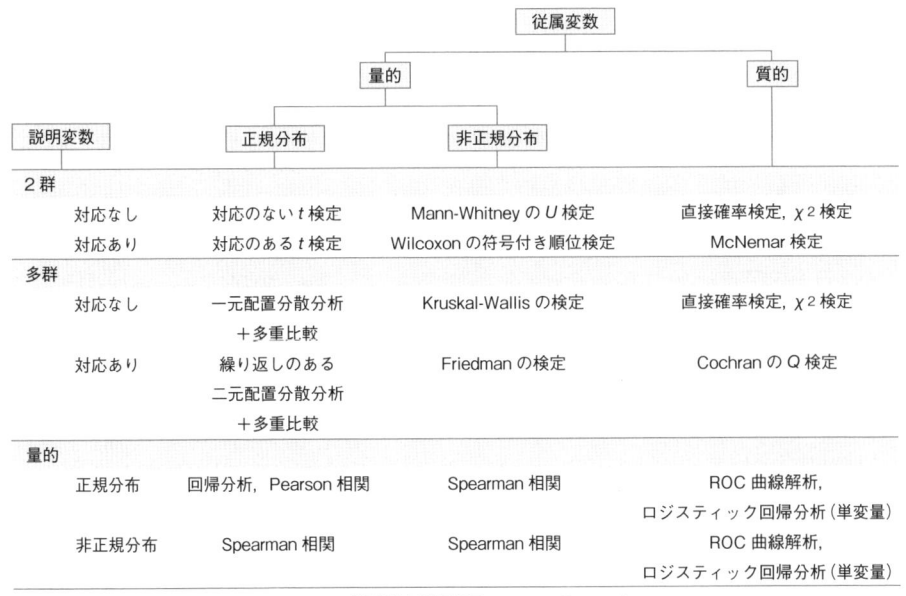

説明変数	従属変数 量的 正規分布	従属変数 量的 非正規分布	従属変数 質的
2 群			
対応なし	対応のない t 検定	Mann-Whitney の U 検定	直接確率検定，χ^2 検定
対応あり	対応のある t 検定	Wilcoxon の符号付き順位検定	McNemar 検定
多群			
対応なし	一元配置分散分析＋多重比較	Kruskal-Wallis の検定	直接確率検定，χ^2 検定
対応あり	繰り返しのある二元配置分散分析＋多重比較	Friedman の検定	Cochran の Q 検定
量的			
正規分布	回帰分析，Pearson 相関	Spearman 相関	ROC 曲線解析，ロジスティック回帰分析（単変量）
非正規分布	Spearman 相関	Spearman 相関	ROC 曲線解析，ロジスティック回帰分析（単変量）

図 26　簡単統計選択フローチャート

しかし，上記の4手法だけでは，臨床研究の解析はできない。量的変数が「正規分布」か「非正規分布」かによって，適切な統計手法が異なる。また，質的変数が2群の場合と3値以上の多群の場合では，適切な統計手法が異なる。さらに，質的変数のグループ間に対応がない場合と対応がある場合では，異なる統計手法が選択される。このように，Eが一つ，Oが一つであっても，「データの正規性」「群数」「対応の有無」によって，異なる統計手法を選ばなければならない。「統計手法がたくさんあって，どの統計を使ったらいいかわからない」，というのが初学者に共通の悩みであろう。

　そこで本章では，初学者でもどの統計手法を使えばいいか，一目でわかるフローチャート(名付けて，「簡単統計選択フローチャート」)を準備した。「従属変数」の「データ尺度」と「正規性」，「説明変数」の「データ尺度」と「正規性」，「標本の群数」(2群か多群か)および「対応の有無」でデータを分類し，統計手法と対応させて整理すると，図26のような「簡単統計選択フローチャート」ができる[1]。このように，最適な統計手法は，「説明変数」と「従属変数」の特徴を把握できれば，ほぼ自動的に決まってしまう。1対1の関係を分析するために使用する統計手法は，15種類ほどであり，最近の統計ソフトにはこれらは必ず組み込まれている。現在，研究者に求められる処理能力は，①必要なサンプルサイズの計算，②統計手法の選択，③要約値を使った結果の表現，の三つであり，過去の研究者において重要な能力の一つであった検定統計量の計算能力は現在では必要なくなった。①については，『研究する2』で述べてあるので，そこを参考にして勉強してほしい。

　第3番目の処理能力については，表30に，「統計手法に応じた，最適な要約値」としてまとめたので，これを参考に勉強してほしい。統計は有意差を出してくれるが，臨床的により重要なのは，「群間の差の程度」であり，そして，この差が「現実的に意味のある差であるかどうか」である。例えば，nを非常に多くすれば，0.1%の効果の差も有意差があることになるであ

表30 説明因子が一つ，従属変数が一つの場合に用いられる統計手法と，最適な要約値

統計手法	要約値
対応のない t 検定	N，平均値±標準誤差【または標準偏差】
対応のある t 検定	N，平均値±標準誤差【または標準偏差】
一元配置分散分析	N，平均値±標準誤差【または標準偏差】
繰り返しのある二元配置分散分析	N，平均値±標準誤差【または標準偏差】
Mann-Whitney の U 検定	N，中央値（4分位範囲）
Wilcoxon の符号付き順位検定	N，中央値（4分位範囲）
Kruskal-Wallis の検定	N，中央値（4分位範囲）
Friedman の検定	N，中央値（4分位範囲）
回帰分析	N，相関係数（p 値）
Pearson 相関係数	N，相関係数（p 値）
Spearman 相関係数	N，相関係数（p 値）
直接確率検定	N，粗オッズ比（95%信頼区間）
χ^2 検定	N，粗オッズ比（95%信頼区間）
McNemar 検定	N，粗オッズ比（95%信頼区間）
Cochran の Q 検定	N，粗オッズ比（95%信頼区間）
ROC 曲線解析	cutoff 値，n(%)，感度，特異度，尤度比（95%信頼区間）
ロジスティック回帰分析（単変量）	n(%)，粗オッズ比（95%信頼区間）
Kaplan-Meier 法	N，累積生存率（5年生存率など）

N：2群，多群の場合，その群別の観察数；相関係数では全体の観察数；分割表では群別の周辺度数，生存解析では群別の観察数
n(%)：ロジスティック回帰分析では事象の発生数（発生率）

ろうが，現実には，この程度の微少な差は臨床的に意味がない．臨床的に重要なのは，新しい治療法において，従来の治療法よりも目にみえて有効性が大きいことである．表30 に示した要約値は，この差を表現するために用いられる指標であり，発表し論文を書くためには，これらの指標をうまく使う能力に磨きをかける必要がある．

簡単統計選択フローチャート（図 26）

1. 説明変数が質的・2 群で対応がない場合

　従属変数が量的で正規分布していれば，「対応のない t 検定」になる。ただし，この「対応のない t 検定」では，2 群の分散が異なる場合，Welch の補正を行う必要がある。従属変数が量的であるが非正規分布であれば，「Mann-Whitney の U 検定」になる。また，従属変数が質的であれば，「Fisher の直接確率検定」あるいは「χ^2 検定」になる。

2. 説明変数が質的・2 群で対応がある場合

　従属変数が量的で正規分布していれば，「対応のある t 検定」になる。従属変数が量的であるが非正規分布であれば，「Wilcoxon の符号付き順位検定」になる。従属変数が質的であれば，「McNemar 検定」になる。

3. 説明変数が質的・多群で対応がない場合

　従属変数が量的で正規分布であれば，「一元配置分散分析＋多重比較」になる。「多重比較」は，多群間の分散が等しいと仮定できるか，異なるかによってその方法が異なってくるが，詳細は次章で述べる。従属変数が量的で非正規分布であれば，「Kruskal-Wallis の検定」になる。従属変数が質的であれば，「Fisher の直接確率検定」あるいは「χ^2 検定」になる。

4. 説明変数が質的・多群で対応がある場合

　従属変数が量的で正規分布であれば，「繰り返しのある二元配置分散分析＋多重比較」になる。従属変数が量的で非正規分布であれば，「Friedman の検定」になる。従属変数が質的であれば，「Cochran の Q 検定」になる。

5. 説明変数と従属変数がともに量的である場合

　両方ともが正規分布であれば，「回帰分析」ができる。この場合，要約値は「Pearson の相関係数」になる。しかし，どちらか一方が非正規分布であれば，Pearson の相関係数よりも，「Spearman の相関係数」を用いること

が多い．

6．説明変数が量的で，従属変数が質的である場合

「ROC 曲線解析」「ロジスティック回帰分析（単変量）」がよく用いられる．また，従属変数を基準にして説明変数を比較することもできるため，対応のない t 検定あるいは Mann-Whitney の U 検定なども用いられる．

7．従属変数が時間依存性の変数，例えば，疾患発生，死亡などの場合

全く別の統計手法である生存分析，特に Kaplan-Meier 法が使われる．群間の比較には，「generalized Wilcoxon 検定」あるいは「log rank 検定」がよく用いられる．

統計ソフトについて

最近の統計ソフトは，さまざまな統計手法が取り込まれており，また，グラフィカルインターフェイスのおかげで，その操作方法が簡単になった．IBM SPSS Statistics，Base SAS®は，臨床医から統計の専門家まで広く使われている代表的な統計ソフトである．SPSS は高価であるが，必要な統計のほとんどすべてを網羅しており，人気がある．SAS も同様にさまざまな手法が使用できるが，レンタル制であるため，一般人は使用しにくい．その他にも，さまざまな統計ソフトが販売されている．おそらく，どのソフトを使っても，解析の結果は同じになると思われる．したがって，統計ソフトに優劣があるとは思われず，どのソフトを使用するかは，解析する本人の好みの問題と思われる．また，Excel®には統計の分析ツールアドインプログラムが付いていて，これを用いても統計解析ができる．

臨床統計では，2×2 表の簡単な処理をする機会が多いが，これを行うためにわざわざ統計ソフトを使う必要はない．手計算でも可能であるが，Fisher の直接確率計算をしたい場合に便利なソフトがインターネット上にある．群馬大学社会情報学部の青木繁伸先生のホームページ（http://aoki2.si.gunma-u.ac.jp/exact/fisher/getpar.html）にインターネットでア

クセスすると，2×2表の観測値を入力するだけで簡単にFisherの直接確率検定が得られ，とても便利である。また，オッズ比，相対リスク，尤度比の95％信頼区間を求めるには，Physiotherapy evidence databaseのホームページのDownloadsページ（http://www.pedro.org.au/english/downloads/confidence-interval-calculator/）にインターネットでアクセスすると，Excel®形式のConfidence interval calculatorをダウンロードすることができる。

有効数字

　統計の結果を表現する場合，p値は少数点以下3桁まで記載しておくのがよい。NS（not significant），$p<0.05$，$p<0.01$，$p<0.001$という4段階の表現を用いる場合があるが，これは図表で確率を表現する（*，**，***のような記号で表現する）場合に有効である。しかし，表中にp値を記載する場合は，$p<0.001$以外ではp値を省略せずに記載することをお勧めする。

　表中に出てくる数字の有効数字には注意を払ってほしい。目安は対象の症例数と計測値の有効桁数である。小数点を含む数字については，1群の症例数が<100であれば有効数字は2桁，また，1群の症例数が≧100であれば有効数字は3桁が目安である。しかし，一の位まで測定されている整数データについて，有効数字を気にしてわざわざ四捨五入して表現する必要はない。

最後に

　近年，市販の統計ソフトが比較的安い値段で購入できるようになり，統計処理は誰でも簡単に行えるようになった。膨大なデータの情報処理を行うことは，思考の中でも最も労力を要する部分であったが，コンピュータ環境はこれを一変させると同時に，より複雑な解析まで可能にした。統計

は，科学において，仮説を客観的に検証し得る唯一の方法である。とはいえ，統計はあくまで仮説を証明するための手段にすぎず，それ以上に大切なのは，適切な研究デザインを構築し，適切なサンプルサイズを設定することである。そして，統計を行う上で大切なのは，事前にデータの入力ミスをチェックすること，そして，解析においては，データの特性を考慮した最適な統計手法を選択することである。

簡単統計選択フローチャート（図 26）に示したように，独立変数，従属変数の特徴を捉えれば，適切な統計手法はほぼ自動的に決まる。また，各々の統計手法において，どのような検定統計量（χ_2値，t値，Z値，F値，など）を用いて有意差を出しているのか，また，関連，差の指標としてどのような要約値を用いるのがいいか，を理解することが，研究結果を発表し，論文にするために必要である（表 30）。各々の統計手法の理論的な根拠については，良書が多数出版されているし[1,3~5]，インターネット上でホームページ上に公開されているものもある[2]。一度はこれらの統計解説書を読み，簡単な例題を通して，統計への理解を深めてほしい。

次章は，統計的多重比較法（multiple comparisons procedure），多変量解析（multivariate analysis）についてである。統計ソフトを用いれば，簡単に多重比較や多変量解析が行える。しかし，統計ソフトには多数の多重比較の方法が羅列されていて，いったいどの方法を使えばいいのかわかりにくい。また，多変量解析では，交絡因子でない，原因と結果の中間に位置する因子を入れてしまうと，とたんに結果が激変したり，少数例のデータで多変量解析を行えば，有意差があるのに差がないとする β エラーが増加して結果が出なくなったりする。このように，多変量解析の実施には統計を始めて間もない初学者が陥りやすいいくつかのピットフォールがある。代表的な分散分析を取り上げ，どの多重比較法を使えばいいかについて解説する。また，ロジスティック分析と Cox 比例ハザードモデルを取り上げ，どのようにしてオッズ比（ハザード比）と95％信頼区間を求めるかについ

て解説する．

文献

1) 杉本典夫：医学・薬学・生命科学を学ぶ人のための統計学入門―基礎の基礎からデータ解析の実際まで―．プレアデス出版，大阪，2008
2) 青木繁伸：統計学自習ノート．http://aoki2.si.gunma-u.ac.jp/lecture/index.html
3) 中村好一：基礎から学ぶ楽しい疫学 第2版．医学書院，東京，2006
4) 浜島信之：多変量解析による臨床研究 第3版．名古屋大学出版会，名古屋，2000
5) 杉本典夫：医学・薬学・生命科学を学ぶ人のための多変量解析入門．プレアデス出版，大阪，2009

研究する 6

簡単な統計処理方法 その2
―多重比較法,多変量解析

大口 昭英

分散分析

　初学者が最もわかりにくいと感じる統計分析法は,おそらく分散分析であろう。なぜ,分散を分析することが平均値の分析になるのか？　分散分析の結果,有意であった時に,どの多重比較法を使ったらいいのか？

　対応のない2群間の平均値の比較(対応のない t 検定)では,「曝露群と非曝露群で平均値に有意差がない」という「帰無仮説」を設定し,この帰無仮説が5％の有意水準で否定される時,「曝露群と非曝露群の平均値は有意に異なっている」と判断した。では,対応のない3群間の平均値の比較(一元配置分散分析)では,どのような帰無仮説を設定するのであろう。表31に3群の標本数,平均値,不偏分散を示す。一元配置分散分析では,「3群間で平均値に有意差がない」という「帰無仮説」を設定する。この場合,「帰無仮説」に対する「対立仮説」は「$\bar{x}_a$, $\bar{x}_b$, $\bar{x}_c$のうち少なくとも一つは異なる」になる。言い換えると,分散分析の結果,帰無仮説が否定された場合,「$\bar{x}_a \neq$

表31　3群の標本数,平均値,不偏分散

	標本数	平均値	不偏分散
A群	n_a	$\bar{x}_a$	u_a
B群	n_b	$\bar{x}_b$	u_b
C群	n_c	$\bar{x}_c$	u_c
	N	$\bar{x}$	U

表32 一元配置デザインのデータ形式

群	サイズ	データ	計 T_i	平均 $\bar{x}_i$	不偏分散 V_i
第1群	n_1	$x_{11}\ x_{12}\ \cdots\ x_{1n_1}$	T_1	$\bar{x}_1$	V_1
第2群	n_2	$x_{21}\ x_{22}\ \cdots\ x_{2n_2}$	T_2	$\bar{x}_2$	V_2
⋮					
第i群	n_i	$x_{i1}\ x_{i2}\ \cdots\ x_{in_i}$	T_i	$\bar{x}_i$	V_i
⋮					
第a群	n_a	$x_{a1}\ x_{a2}\ \cdots\ x_{an_a}$	T_a	$\bar{x}_a$	V_a

$N = n_1 + n_2 + \cdots + n_a =$ 全データ数
$T = T_1 + T_2 + \cdots + T_a =$ データの総和

$\bar{x}_b$または，$\bar{x}_a \neq \bar{x}_c$または，$\bar{x}_b \neq \bar{x}_c$または，$\bar{x}_a \neq \bar{x}_b \neq \bar{x}_c$のいずれかである」となるが，どの群間に差がみられるかを示していない。このため，分散分析を行う場合，多重比較法が必要になる。

さらに一般化して，n 群の平均値の比較を考えよう。なお，以下の分散分析，体重比較法に関する説明は，永田ら[1]の『統計的多重比較法の基礎』を参考に，わかりやすく解説し直したものである。詳細を勉強したい人はぜひ参考にしていただきたい。表32 に一元配置デザインのデータ形式を示す。ある一つの因子 A について a 個の群を設定し，それぞれの群においてサンプルサイズ n_i のデータがあるとする。群間においても群内においてもデータは独立であると仮定する。

全データの平均は，

$$\bar{x} = \frac{T}{N} = \frac{n_1\bar{x}_1 + n_2\bar{x}_2 + \cdots + n_a\bar{x}_a}{n_1 + n_2 + \cdots + n_a} \qquad 式01$$

と表す。

因子 A の群間の差を検定するために，総平方和 (S_T)，群間平方和 (A 間平方和，S_A)，群内平方和 (誤差平方和，S_E) を次式により求める。

表33　分散分析表

要因	平方和 S	自由度 ϕ	平均平方 V	F_O
A	S_A	$\phi_A = a-1$	$V_A = S_A/\phi_A$	V_A/V_E
E	S_E	$\phi_E = N-a$	$V_E = S_E/\phi_E$	
計	S_T	$\phi_T = N-1$		

$$CT = \frac{T^2}{N} \qquad 式02$$

$$S_T = \sum_{i=1}^{a}\sum_{j=1}^{n_i}(x_{ij}-\bar{\bar{x}})^2 = \sum_{i=1}^{a}\sum_{j=1}^{n_i}x_{ij}^2 - CT \qquad 式03$$

$$S_A = \sum_{i=1}^{a}\sum_{j=1}^{n_i}(\bar{x}_i-\bar{\bar{x}})^2 = \sum_{i=1}^{a}\frac{T_i^2}{n_i} - CT \qquad 式04$$

$$S_E = \sum_{i=1}^{a}\sum_{j=1}^{n_i}(x_{ij}-\bar{x}_i)^2 = S_T - S_A \qquad 式05$$

これらを基にして，次の分散分析表（**表33**）を作成する。

自由度（ϕ_A, ϕ_E）の F 分布の上側5%点 $F(\phi_A, \phi_E ; 0.05)$ を求め，分散分析表において $F_O = V_A/V_E \geq F(\phi_A, \phi_E ; 0.05)$ であるなら，有意水準5%で有意であると判定し，因子 A の群間に有意差があると判断する。

さて，なぜこの分散分析が平均値の差の検定なのか。

ここで，前章の t 検定における式04を思い出してほしい。2群の併合分散 V は，

$$V = \frac{(n_1-1)V_1 + (n_2-1)V_2}{(n_1-1)+(n_2-1)} \qquad 式06$$

であり，式06の分子は二つの母集団からのデータより計算されたそれぞれの平方和の和であり，分母は自由度の和であった。そして，二つの母平均の差の検定のための検定統計量 t_0 は，

$$t_0 = \frac{\bar{x}_1 - \bar{x}_2}{\sqrt{V\left[\dfrac{1}{n_1} + \dfrac{1}{n_2}\right]}} \qquad \text{式 07}$$

であった。

　さて，分散分析表において最終的に得られる検定統計量 $F_0 = V_A/V_E$ の分子の V_A は式 04 の群間平方和 S_A を自由度 ϕ_A で割ったものであり，1 自由度あたりの群間平方を意味している。すなわち，S_A は各群の平均 $\bar{x}_i$ と全平均 $\bar{x}$ との差を見積もったものであり，まさに群ごとに母平均が異なっているかどうかの尺度になっている。そしてこれは，式 07 の分子に対応している。**表 32** より各群の分散 V_i は，$\sum_{j=1}^{n_i}(x_{ij}-\bar{x}_i)^2/(n_i-1)$ と計算されることから，

$$V_E = \frac{S_E}{\phi_E} = \frac{\sum_{i=1}^{a}\sum_{j=1}^{n_i}(x_{ij}-\bar{x}_i)^2}{N-a} = \frac{\sum_{i=1}^{a}(n_i-1)V_i}{(n_1-1)+(n_2-1)+\cdots+(n_a-1)}$$
$$= \frac{(n_1-1)V_1 + (n_2-1)V_2 + \cdots + (n_a-1)V_a}{(n_1-1)+(n_2-1)+\cdots+(n_a-1)} \qquad \text{式 08}$$

と変形することができる。これは，式 06（併合分散）を拡張した形となっており，式 07 の 2 標本 t 検定の検定統計量 t_0 の分母に現れている V に対応する。以上の検定統計量 F_0 の形に関する説明から類推できるように，一元配置分散分析は「二つの母平均の差の検定」を「三つ以上の母平均の差の検定」へ拡張したものにほかならない。

　さて，n 群間の平均値の検定における対立仮説は，「n 群間に少なくとも一つ差がある」である。こういう結果がほしいのであれば，分散分析のみ行い，多重比較は必要ない。では，多重比較には，どのような方法があるのであろうか。**表 34** に，よく使用される多重比較法 10 種類を示した。**表 34** に示したように，群間の分散が均一か，不均一かによって，適切な手法が異なる。また，群間すべての組合わせを検討するのか，基準を設けるの

表34 多重比較法の適用の場と手法の特徴

手法名	パラメトリック法 すべての群間の対比較	パラメトリック法 対照群との対比較	パラメトリック法 単調性を想定した対比較	ノンパラメトリック法 すべての群間の対比較	ノンパラメトリック法 対照群との対比較	ノンパラメトリック法 単調性を想定した対比較
Tukey	●					
Dunnett		●				
Williams			○			
Steel-Dwass				○		
Steel					○	
Shirley-Williams						○
Sheffe[a]	▲					
Bonferroni[b]	▲					
Gabriel[c]	■					
DunnettのT3[d]				■		

●および○は，文献1で示された適切な多重比較法である。この文献に基づき，有意差を検定できる。
●はSPSSに含まれている多重比較法である。
▲は，文献1において検出力が低いため，推奨されていないが，SPSSに含まれている方法である。
■は，文献1で示されていないが，SPSSに含まれている方法である。
a：Sheffeの方法は，Tukeyの方法と比較して検出力が低い。
b：Bonferroniの方法は，検出力が低い。
c：Gabrielの方法は，Student化された最大絶対値を使用したペアごとの比較検定で，一般にセルサイズが等しくない時に利用される。このため，臨床研究で群間の比較を行う場合に有力である。
d：DunnettのT3は，等分散を仮定しない多重比較検定で，Student化された最大絶対値に基づいたペアごとの比較検定で等分散を仮定できない場合にGabriel法の代わりに用いる。

か，群間に順位を想定するのかによっても，用いる手法が異なってくる。さらに，これらの手法のうち，統計ソフトであるSPSSに組み込まれているものもあれば，SPSSに組み込まれていないため自分で計算する必要があるものもある。

次に，「多群の比較の場合に，必ず分散分析あるいは多重比較法を用いる必要があるどうか」を考えてみよう。永田らは，2種類の既存薬AとBとを組み合わせた配合薬Cの配合効果（肝機能の改善）を評価する例をあげている。既存薬A・Bのそれぞれの効果と配合薬Cの効果を比較する必要がある。この場合，「CがAよりも優れている，もしくは(or)，CがBよりも優れている」ということを示したい場合，最初からDunnettの方法を用いて検定を行う。しかし，「CがAよりも優れていて，かつ(and)，CがBよりも優れている」ということを示したいのであれば，最初から2標本t検定を繰り返して用いてよい。

　さらに理解を深めるために，もう一つ例をあげてみよう。コントロールを用いた実験に対し，薬物Aの濃度を3段階に設定し（CとA_1，A_2，A_3群とする），コントロールに対して，A_1，A_2，A_3いずれも血圧効果作用があることを確認したいとする。この場合も，A_1〜A_3までのすべてにおいてコントロールよりも血圧効果作用があることを確認したいわけであり，いずれか一つだけでも効果がみられればいいというわけではないので，分散分析を行う必要はなく，t検定を繰り返し用いることが正しい統計解析になる。このように，ある基準群に対して，その他の複数群との間にすべて有意差があることを示したいのであれば，最初からt検定でよく，分散分析は必要ない。

　次に，分散分析を用いて，多重比較を行うことを考える。どの群間に差があるかわからないとする。例えば，やせ，標準体格，過体重，肥満といった4群において，60歳時の動脈硬化の指標が異なるかどうかといったclinical questionに対しては，「やせ≦標準体重≦過体重≦肥満の順に動脈硬化の指標が高い」といった仮説が必ずしも正しいとはいえない。そこで，まず，分散分析を行う。この場合，群間の分散が等しいと仮定できるのであれば，すべての群間の対比較を行う，Tukeyの方法，Scheffeの方法，Bonferroniの方法，あるいは，Gabrielの方法を用いるのがいいであろう。

しかし，群間の分散が等しいと仮定できないのであれば，ノンパラメトリック法である Steel-Dwass 法あるいは Dunnett の T3 法を用いるのがよい。

次に，血圧レベルによって，その後の脳卒中の発生が異なるかどうかといった clinical question に対しては，「至適血圧≦正常血圧≦正常高値血圧≦軽症高血圧≦重症高血圧の順で脳卒中の発生率が高くなる」と最初から強く予想できる。したがって，分散分析によって群間の有意差がみられた場合，群間の分散が等しいと仮定できるのであれば，Dunnett の方法によって，至適血圧を基準としてほかの 3 群間との対比較を行うのが適切であろう。群間の分散が不均一であれば，Steel の方法を用いるのがよい。これらの方法は，ロジスティック回帰分析において，ダミー変数を用いて，一つの群を基準にしてほかの群との比較を行う方法とよく似ている。また，一般化線形モデル，Cox 比例ハザードモデルにおいても，ダミー変数を用いることで多群間の比較が可能であるが，これも一つの群を基準にしてほかの群との対比較を行うものである。

ロジスティック回帰分析

多変量解析には，実に多くの方法がある。統計の目的の一つは「交絡因子の補正」である。因子と因子はお互いに関連を持ち，独立ではないことが多い。また，交絡因子があると，実際には原因でないにもかかわらず，結果との間にみかけの関連が生じてしまうことがある。このように，あるリスク因子が，ほかの因子（交絡因子）の影響を調整しても，結果と関連があるのかどうかを明らかにしようとするのが多変量解析であり，さまざまな領域においてこのような問題を解決するために用いられている。

臨床研究においては，PECO の O（結果）は「疾患なし，疾患あり」の 2 値データであることが多い。このため，臨床研究では，従属変数として 2 値データを扱う，「多重ロジスティックモデル」が頻用される。以前は，このような 2 値データの解析には，「判別分析」あるいは「数量化 II 類」といった

方法が使用されていた。しかし現在では，この「多重ロジスティックモデル」に取って代わられ，「判別分析」や「数量化II類」をみることはほとんどなくなった。その理由は，「多重ロジスティックモデル」では，正規分布を仮定する必要がないこと，質的な説明因子を用いることができること，そして，最大の理由として，解析結果を理解しやすいことがあげられる。「多重ロジスティックモデル」では，「オッズ比」によってその因子がどの程度結果に影響するかを表す。「オッズ比」は相対リスクであり，素人でもその意味が理解できる。オッズ比が3倍であれば，その因子を持っていると3倍病気になりやすいと解釈できるからである。また，多数の因子のオッズ比を組み合わせることで，複数因子を同時に存在している場合のリスクを計算できる。さらに，複数因子を用いて，どの程度の確率で疾患が発生するかを数式で表すこともできる。従属変数として2値データを扱う臨床研究においては，「多重ロジスティックモデル」を使いこなす能力が求められる。

では，この「多重ロジスティックモデル」とは，どのようなモデルなのであろうか。なお，以下の多重ロジスティックモデル，ダミー変数の使用法に関する説明は，浜島[2]の著書を参考に，わかりやすく解説し直したものである。

ある一定時間の後，エンドポイントが起こってくる確率を p とする。p の logit を λ とすると，

$$\lambda = \text{logit}\, p = \log\left[\frac{p}{1-p}\right] \qquad \text{式09}$$

と表される。これを p について解くと，

$$p = \frac{e^\lambda}{1+e^\lambda} \qquad \text{式10}$$

となり，logit p がどのような値をとっても，p は0と1の間にある。

ここで logit p が予後因子を表す変数 x_i の一次式で表現されるのが「ロジスティックモデル」である。すなわち，

$$\text{logit } p = \alpha + \beta_1 x_1 + \beta_2 x_2 + \cdots + \beta_n x_n \qquad \text{式 11}$$

$\dfrac{p}{1-p}$ は，odds であるので，式 11 は，

$$\text{odds} = e^{\alpha + \beta_1 x_1 + \beta_2 x_2 + \cdots + \beta_n x_n} = e^{\alpha} e^{\beta_1 x_1} e^{\beta_2 x_2} \cdots e^{\beta_n x_n} \qquad \text{式 12}$$

と変形できる。

具体例を用いて，ロジスティックモデルを検討してみよう。x_1 が 0，1 の二つの値しかもたないとする。$x_1 = 0$ の場合，式 12 は，

$$\text{odds}_{x_1=0} = e^{\alpha} e^{\beta_2 x_2} \cdots e^{\beta_n x_n} \qquad \text{式 13}$$

となり，$x_1 = 1$ の場合，式 12 は，

$$\text{odds}_{x_1=1} = e^{\alpha} e^{\beta_1} e^{\beta_2 x_2} \cdots e^{\beta_n x_n} \qquad \text{式 14}$$

となる。ここで，$\dfrac{\text{odds}_{x_1=1}}{\text{odds}_{x_1=0}}$ をオッズ比と呼び，相対危険度の近似値になる。式 13 と式 14 より，オッズ比は

$$\dfrac{\text{odds}_{x_1=1}}{\text{odds}_{x_1=0}} = e^{\beta_1} \qquad \text{式 15}$$

となる。このように，説明変数が 0 と 1 の 2 値で表現できる場合，ロジスティックモデルを用いれば，簡単にオッズ比が計算できる。また，β_1 とその標準誤差 SE が計算されれば，オッズ比の 95％信頼区間は

$$e^{\beta_1 \pm 1.96 \times SE} \qquad \text{式 16}$$

より計算できる。

ここで，説明変数が x_i の一つだけのロジスティックモデルを考える。

$$\text{logit } p = \alpha + \beta_i x_i \qquad \text{式 17}$$

この時，x_i が，至適血圧，正常血圧，正常高値血圧，高血圧の 4 群に分類

されるデータとする。この場合，通常であれば，至適血圧＝0，正常血圧＝1，正常高値血圧＝2，そして，高血圧＝3のように分類されている。しかし，このデータをそのままロジスティックモデルに当てはめると，至適血圧と正常血圧の間の効果，正常血圧と正常高値血圧の間の効果，そして，正常高値血圧と高血圧の間の効果は同じと仮定していることになる。実際の臨床では，基準値である至適血圧に対して，正常血圧，正常高値血圧，そして，高血圧がどの程度結果に対して効果があるかを検討したいことが多い。このような場合，ダミー変数を用いる。具体的には，群数nに対して，$n-1$個の0，1の値を持つ変数（ダミー変数）を作り，基準となるレベルに対する個々のレベルのオッズ比を推計できる。

至適血圧に対して，
$$x_{i_1}=0, \ x_{i_2}=0, \ x_{i_3}=0$$
正常血圧に対して，
$$x_{i_1}=1, \ x_{i_2}=0, \ x_{i_3}=0$$
正常高値血圧に対して，
$$x_{i_1}=0, \ x_{i_2}=1, \ x_{i_3}=0$$
高血圧に対して，
$$x_{i_1}=0, \ x_{i_2}=0, \ x_{i_3}=1$$
を作る。こうすることで，式17は，

$$\text{logit } p = \alpha + \beta_{i1}x_{i1} + \beta_{i2}x_{i2} + \beta_{i3}x_{i3} \qquad 式18$$

と変形させることができる。式18より得られたβ_{i1}，β_{i2}，β_{i3}を用いて，xの第1のレベルに対する第2，第3，第4のレベルの相対危険度を計算する。相対危険度はそれぞれ$e^{\beta_{i1}}$，$e^{\beta_{i2}}$，$e^{\beta_{i3}}$より得られる。また，各々のSEがわかれば，95％信頼区間も求めることができる。もちろん，この方法は，複数の因子を用いる多重ロジスティックモデルにおいて使用することができる。

⑨ Cox 比例ハザードモデル

　臨床研究では，時間経過によって変化する指標である，疾患発生率，死亡率などを扱うことが多い。そのため，時間依存性に発生する事象を扱う，「生存分析」を学ぶ必要がある。単変量解析の生存分析の代表は，「Kaplan-Meier 法」であるが，ここでは，その詳細については，浜島[2]がわかりやすい解説をしているので参考にしてほしい。

　例として，卵巣癌の生存率にどのようなリスク因子が関連しているかを調べることにしよう。1995 年に New England Journal of Medicine に掲載された，「The effect of debulking surgery after induction chemotherapy on the prognosis in advanced epithelial ovarian cancer」[3]を参考にして解説する。この研究では，卵巣癌のため初回手術を行い 1 cm 以上の残存病変があった患者に，シクロフォスファミドとシスプラチン併用化学療法を 3 コース行い，ここで患者を①debulking surgery を行う群（手術群），②surgery を行わない群（非手術群）の 2 群に割り付け，さらに，両群に対して，シクロフォスファミドとシスプラチン併用化学療法を追加する研究デザインを取っている。primary outcome は生存率とした。319 名に対して割付が行われ，単変量解析では，手術群では生存率が有意に延長した。しかし，腹水貯留，腫瘍グレード，化学療法への反応，パフォーマンスステータス，国際産科婦人科連合（FIGO）ステージが生存と有意に関連がみられた。そこで，これらの因子を Cox 比例ハザードモデルに投入し，これらの因子の影響を調整したが，手術群は予後を有意に改善させる因子であった。このことから，著者らは，卵巣癌において debulking surgery は生存率を改善させる独立予後因子であると結論付けた。ここでは，本当に debulking surgery が生存において有利に働くかどうかは問題にしないことにする。単に，Cox 比例ハザードモデルをどのように適応するかを解説するために，適当な例として選んだにすぎないことをお断りしておく。

では，この「Cox比例ハザードモデル」とは，どのようなモデルなのであろうか。なお，以下のCox比例ハザードモデルに関する説明は，浜島[2]の著書を参考に，わかりやすく解説し直したものである。

最初に，ハザードについて解説する。ハザードとは瞬間死亡確率のことである。これは，生存率を時間tの関数$S(t)$とすると，

$$\frac{-\frac{d}{dt}S(t)}{S(t)} \qquad 式19$$

で表される。ここで，$S(t)$は累積生存率のことであり，観察開始時を1とした場合の時間tでの生存者の割合のことである。ハザードとは各時点での「単位時間あたりの死亡確率」と定義される。死亡率は単位時間を1年に取ることが多く，「年齢別死亡率」と同じ概念であるというと，ハザードとは何かを理解しやすいであろう。このように，ハザードは確率と考えられることから，基準とする群のハザード関数を$h_0(t)$，比較する群のハザード関数を$h(t)$とすれば，ハザード比は，

$$\frac{h(t)}{h_0(t)} \qquad 式20$$

となる。ここで，$h(t)$は瞬間死亡確率であったことを思い出そう。すなわち，$h(t)$は0〜1の値しかとらないので，$h(t)/h_0(t)$は0〜∞の値をとることがわかる。

ここで，$\log\{h(t)/h_0(t)\}$が予後因子を表す変数x_iの一次式で表現されるのが「Cox比例ハザードモデル」である。予後因子$x_1, x_2, \cdots, x_n=0$の時を基準としてハザード比を考え，ハザード比の$\log$が$x_1, x_2, \cdots, x_n$の一次式であるというモデルを作ると，

$$\log\{h(t)/h_0(t)\} = \beta_1 x_1 + \beta_2 x_2 + \cdots + \beta_n x_n \qquad 式21$$

という式になる。これを変形すると，

$$h(t) = e^{\beta_1 x_1 + \beta_2 x_2 + \cdots + \beta_n x_n} \times h_0(t) = e^{\beta_1 x_1} e^{\beta_2 x_2} \cdots e^{\beta_n x_n} h_0(t) \qquad 式22$$

となる．

　具体例を用いて，Cox 比例ハザードモデルを検討してみよう．x_1 が 0，1 の二つの値しか持たないとする．$x_1=0$ の場合，式 22 は，

$$h_{x_1=0}(t) = e^{\beta_2 x_2} \cdots e^{\beta_n x_n} h_0(t) \qquad 式23$$

となり，$x_1=1$ の場合，式 22 は，

$$h_{x_1=1}(t) = e^{\beta_1} e^{\beta_2 x_2} \cdots e^{\beta_n x_n} h_0(t) \qquad 式24$$

となる．ここで，$\dfrac{h_{x_1=1}(t)}{h_{x_1=0}(t)}$ がハザード比であり，一方の群を基準にして他方の死亡確率が何倍高いかということを示すものである．式 21 から判るように，このモデルは時間にかかわらず，ハザード比が一定であることを前提にしたモデルである．式 23 と式 24 より，ハザード比は，

$$\frac{h_{x_1=1}(t)}{h_{x_1=0}(t)} = e^{\beta_1} \qquad 式25$$

となる．このように，説明変数が 0 と 1 の 2 値で表現できる場合，Cox 比例ハザードモデルを用いれば，簡単にハザード比が計算できる．また，β_1 とその標準誤差 SE が計算されれば，ハザード比の 95%信頼区間は，

$$e^{\beta_1 \pm 1.96 \times SE} \qquad 式26$$

より計算できる．

　ここまで説明してきて，読者諸氏の多くは，「多重ロジスティックモデル」と「Cox 比例ハザードモデル」が一卵性双生児のように瓜二つであることに気づいたであろう．すなわち，「Cox 比例ハザードモデル」とは，odds をハザードに置き換えたものにほかならない．したがって，ロジスティックモデルを十分に使いこなす力量があれば，「Cox 比例ハザードモデル」はほ

ぼ同じ要領で使用できる。

　ここでは，例として生存率を予後として解説したが，疾患発生率，事象発生率などを予後として Kaplan-Meier 法や Cox 比例ハザードモデルを使用することもできる。また，ダミー変数を用いて，複数の群を持つ要因について，多重比較法を行うことができる。

多変量解析を行う上でのピットフォール

　多変量解析の実施には統計を始めて間もない初学者が陥りやすいいくつかのピットフォールがある。以下の三つは特に誤りやすいので注意する必要がある。

1) 複数の変数のうち，特に強い相関を持った二つの変数が，同時に多変量解析の説明変数として組み込まれていると，いずれか一方のみの変数を用いた場合と比較して，結果に大きな違いが発生する（多重共線性の問題）。この場合，相関の強い変数を同時にモデルに投入せずに，別々に解析するのがよい。
2) 全体の数が十分に多くない時に，多数の説明因子を多変量解析に投入すると，実際は差があるにもかかわらず，差がないという結果が生じやすい（β エラーの増加）。全体の数が少ない場合は，単変量解析で有意差のあった変数のみを用いた多変量解析モデルを作成するか，あるいは，それに加えて以前から交絡因子として指摘されている因子を追加するかして，できるだけ変数の少ないモデルにする。多くの変数を同時に調整したいのであれば，十分に大きな対象数になるように，あらかじめ研究計画を立てる。
3) 説明因子が介在変数（リスクファクターとアウトカムの因果経路に位置する変数）の場合，リスクファクターとその介在変数を同時に多変量解析の説明因子として組み入れると，そのどちらの因子も予後因子でなくなることがある。この問題を解決するためには，最初からいきなり多

数の変数を用いた多変量解析を行わず，説明因子を二つ，三つと少しずつ多くしながら多変量解析モデルを構築していくのがよい。もし，変数を増加した時にリスク比が大きく変化することがあれば，介在変数が存在している可能性がある。もちろん，最初から介在変数であることがわかっているのであれば，同時に多変量解析モデルに入れず，別々に解析するのがよい。

最後に

　臨床研究を始めて間もない初学者にとって，「多変量解析」を駆使して発表する先輩は，雲の上の存在のように映るであろう。しかし，ここで解説したように，「多重ロジスティックモデル」や「Cox 比例ハザードモデル」を使用することは，少し統計ソフトの使い方になれた研究者であれば，とても簡単なことである。それでも，この多変量解析は，何でもかんでも変数を式に投入すれば，望みの答えがでてくる，魔法の箱では決してない。初学者が陥りやすい三つのピットフォールについて解説したが，多変量解析を使いこなすには相当な慣れと経験が必要である。多変量解析に慣れない初学者が初めて多変量解析を行う時は，同僚で多変量解析に慣れている先輩，あるいは，同じ大学の公衆衛生，臨床疫学の専門家に相談し，多変量解析を最初から一緒にやってもらうことをお勧める。

　また，「多重比較法」について解説したが，ここで説明した方法がベストとはいえない。この方面について，「なるほどそうか！」といったほど明快に解説してある書物に出会ったことがない。しかし 2 群でなく，多群を対象とした基礎・臨床研究をまとめる場合，「分散分析」を行わないで論文が accept されることはまずないであろう。筆者がここで述べた方法がベストとはいえないが，筆者の意見も参考にして reviewer とのやりとりに応じていただきたい。

　次章は，臨床疫学の基本である，①2×2 表を用いたスクリーニングの指

標：感度，特異度，陽性的中率，陰性的中率，相対リスク，オッズ比，尤度比の計算方法，②ROC 曲線から cutoff 値を求める方法，そして，③事前確率，尤度比を用いた事後確率の計算方法について解説する。

文献

1) 永田 靖，吉田道弘：統計的多重比較法の基礎．サイエンティスト社，東京，1997
2) 浜島信之：多変量解析による臨床研究 第 3 版．名古屋大学出版会，名古屋，2000
3) van der Burg ME, van Lent M, Buyse M, et al：The effect of debulking surgery after induction chemotherapy on the prognosis in advanced epithelial ovarian cancer. Gynecological Cancer Cooperative Group of the European Organization for Research and Treatment of Cancer. N Engl J Med 332：629-634, 1995

研究する 7

簡単な統計処理方法　その3
―スクリーニング特性，診断検査の精度

大口 昭英

ROC曲線（AUC，カットオフ値）とトレードオフ

　現在，ある検査において，予知能や診断効率を問題にする場合，receiver-operating characteristics curve（ROC曲線）を示さずに，任意にカットオフ値を設定しても，まず一流雑誌に取り上げられることはないであろう。ROC曲線は，単にカットオフ値の設定に役立つのみならず，問題にしている予知能や診断効率の精度を推定するのに役立つからである。ROC曲線の重要性については，『研究する4』で取り上げてあるので，作成のポイントはそこを参照していただきたい。

　本章では，カットオフ値のトレードオフについて述べたい。感度，特異度については次節で詳述するが，ここでは読者がこの概念を理解しているとして話を進める。一般的に，ある検査が疾患予知や診断に有用であるためには，感度と特異度がともに高いほうが望ましい[1]。しかし，残念なことに，普通はこのようなことはとても少ない。このため，感度と特異度については，いずれか一方を重視することでもう一方を犠牲にすることが要求される。通常，そのカットオフ値，すなわち正常と異常の境界は，「任意に」決定されることが多い。表35に，妊娠20〜23週の子宮動脈血流速度波形のPI値とその後の妊娠高血圧腎症の発症について，カットオフ値を変更するとどのように感度，特異度が変化するかを示した（未発表データ）。妊婦1,354例がPIの検査を受け，その内39例（2.9％）に妊娠高血圧腎症が発症した。カットオフ値を2.20にすると，妊娠高血圧腎症発症予知

表35 妊娠20〜23週の子宮動脈血流速度波形 pulsatility index(PI)のカットオフ値と妊娠高血圧腎症発症の感度，特異度のトレードオフ

PI値	感度	特異度
0.60	0.974	0.029
1.00	0.590	0.567
1.40	0.462	0.886
1.80	0.154	0.977
2.20	0.051	0.995

におけるPIの感度は5.1%，特異度は99.5%であり，特異度は非常に高いが，感度はとても低くなってしまい，全くスクリーニングに役立たない。カットオフ値を少し低くして1.80とすると，感度は15.4%，特異度は97.7%となり，特異度を高く保持したまま感度を大きく改善できた。次に，カットオフ値をさらに低く1.40とすると，感度は46.2%，特異度は88.6%と，特異度を比較的高く保ちつつ感度をさらに大きく改善できた。もっと感度を高くしたいので，次にカットオフ値を1.00とさらに低くしてみたところ，感度は59.0%と改善をみたが，特異度は56.7%と大きく低下してしまった。この関係をROC曲線で示すと各々のカットオフ値は矢印(→)で示したポイントになる(図27)。このように，感度と特異度をともに満足させる方法はなく，どちらを重視するかは，検査の目的によって異なってくる。例えば，子宮頸部の細胞診では見逃しが問題になるので，できるだけ異常が疑われるものは正常と判断せず異常と判断して，その後，精査(コルポスコープ，組織診)によって異常の有無を検査する体制がとられる。この場合，感度を重視していることになる。一方，組織診断は，特異度を重視する。例えば，疑わしいものをすべて癌と診断すると，多くの正常者の組織を手術で取り除くことが多数発生してしまい，医療訴訟が絶えなくなるであろう。一般的には，感度と特異度を最も高くするポイント，

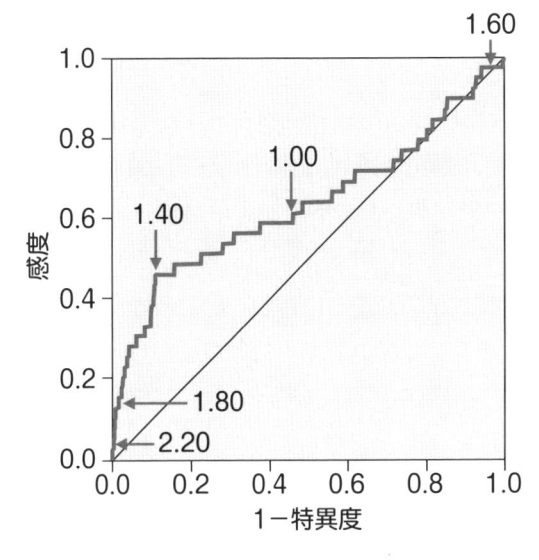

図27 妊娠高血圧腎症発症予知における，妊娠20〜23週の子宮動脈
血流速度波形の pulsatility index (PI) の ROC 曲線

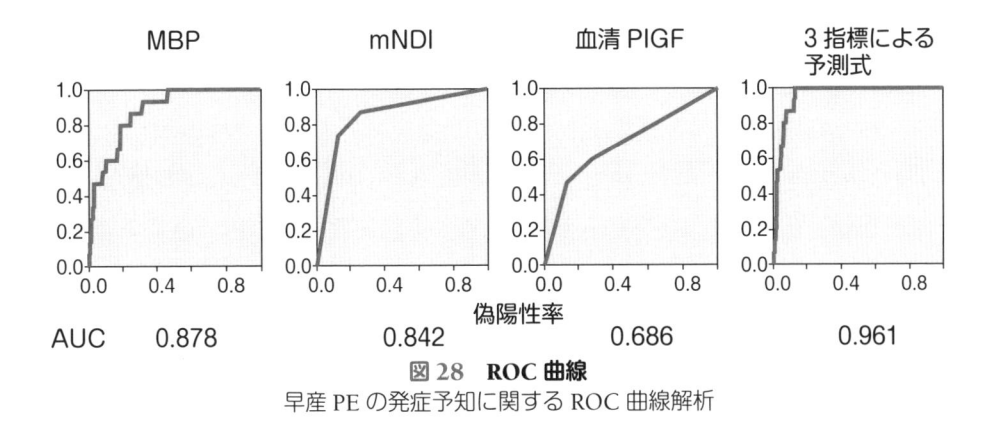

	MBP	mNDI	血清 PlGF	3指標による予測式
AUC	0.878	0.842	0.686	0.961

図28 ROC 曲線
早産 PE の発症予知に関する ROC 曲線解析

通常は，ROC 曲線の左上隅に最も近い点が選択されることが多い。この例では，そのポイントが PI＝1.40 であった。

『研究する4』で取り上げた図を再掲し（図28），area under the curve (AUC)について説明する。ROC 曲線は，同じ診断について異なる検査を

簡単な統計処理方法　その3―スクリーニング特性，診断検査の精度　205

比較する場合特に有用である[1]。個々のテストの全体的な精度（accuracy）はAUCとして数値化できる[1]。AUCが大きいほど，その検査の精度は高い。図28は，妊娠16〜23週におけるmean blood pressure（MBP），mean notch depth index（mNDI），血清PlGF濃度の妊娠高血圧腎症発症予知精度をROC曲線およびAUCで比較したものである。PlGF＜mNDI＜MBPの順にAUCが高くなっているので，妊娠16〜23週でいずれか一つだけ検査を選択するとすればMBPがいいことになる。ところが，この検査は，多変量解析をしてみるとお互いに独立であることがわかり，三つの指標を用いた総合指標によって妊娠高血圧腎症を予測した場合のAUCは，ほかの三つの指標を単独で用いる場合と比較して大きく，3指標をすべて総合した発症確率で表現したほうがいいことがわかった。このように，AUCは同じ診断について異なる検査を比較する上で必須のツールである。

感度，特異度，陽性的中率，陰性的中率，相対リスク

表36に感度・特異度を計算するために基本となる2×2表を掲載した。行に検査を配置し，陽性を上段，陰性を下段とする[1]。列に疾患を配置し，疾患（＋）を左側に，疾患（－）を右側とする。ここで検査はPECOのEを調べる手段であり，E：陽性は曝露群であり，E：陰性はCのコントロール群である。また，疾患はPECOのOであり，2×2表はPECOそのものであることがわかる。2×2表は，PECOの最もシンプルな表現形式であるとともに，人間にとって最も直感的に，ある検査が疾患の予知・診断に有用かどうかを判断し得る，とても優れた科学的方法になっている。なぜなら，この2×2表から，どのくらいの疾患がつかまるのか（感度），この検査はどのくらい誤りが発生するのか（偽陽性率），この検査で陽性の場合，どのくらいの頻度で疾患が発症するのか（陽性的中率），この検査で陽性の場合，どのくらい疾患発症のリスクが強くなるのか（相対危険度）を導くこと

表36　2×2表：感度，特異度，陽性的中率，陰性的中率，相対危険度の計算方法について

		疾患 (+)	疾患 (−)	合計
検査	陽性	a(真陽性)	b(偽陽性)	e=a+b
	陰性	c(偽陰性)	d(真陰性)	f=c+d
合計		g=a+c	h=b+d	i=a+b+c+d

感度(sensitivity, SE)：a/g
特異度(specificity, SP)：d/h
偽陽性率(false positive ratio, FPR)：b/h=1−d/h=1−SP
陽性的中率(positive predictive value, PPV)：a/e
陰性的中率(negative predictive value, NPV)：d/f
コホート研究の場合：
相対危険度(relative risk, RR)：(a/e)/(c/f)

ができるからである。そして，このリスクは統計学的に有意差があるかどうかを客観的に検証でき，このリスクの信頼区間も求めることができるからである(『研究する5』参照)。このように2×2表は最も単純な形式のclinical question(曝露はoutcomeと関連するか)に対して答えを導くものであり，この意味で2×2表を理解する力があれば，観察研究，介入研究を計画できるといっても過言ではない。

○ 臨床的重要性の判断(LR)，オッズと確率，事前・事後確率

　ある検査の感度と特異度がわかると，ある患者について，その検査が陽性であるか陰性であった場合，その患者がどのくらいの確率で疾患を発生する(疾患である)かを推定できる。この時，感度と特異度から陽性尤度比(LR+)と陰性尤度比(LR−)が計算できる(表37)。疫学調査などから，ある疾患の事前確率がわかっていれば表37下段に示した式から，事前オッズをまず求め，さらに陽性(陰性)尤度比を掛け算すれば，事後オッズを求めることができる。そして，事後オッズを確率に再変換すれば，事後確率

表37　2×2表：陽性尤度比，陰性尤度比，オッズと確率の変換，事前確率・事前オッズ，事後確率・事後オッズ

		疾患 (＋)	疾患 (−)	合計
検査	陽性	a(真陽性)	b(偽陽性)	e＝a＋b
検査	陰性	c(偽陰性)	d(真陰性)	f＝c＋d
合計		g＝a＋c	h＝b＋d	i＝a＋b＋c＋d

確率＝オッズ/(1＋オッズ)
証明
　　確率：a/(a+b)，オッズはa/bであることから，
　　オッズ/(1+オッズ)：a/b/(1+a/b)＝a/b/((b+a)/b)＝a/(b+a)＝a/(a+b)
　　∴確率＝オッズ/(1＋オッズ)
オッズ＝確率/(1−確率)
証明
　　確率：a/(a+b)，オッズはa/bであることから，
　　確率/(1−確率)：a/(a+b)/(1−a/(a+b))＝a/(a+b)/((a+b)−a)/(a+b))＝a/b
　　∴オッズ＝確率/(1−確率)
コホート研究あるいはケースコントロール研究の場合：
　　オッズ比(odds ratio, OR)：(a/b)/(c/d)
　　陽性尤度比(positive likelihood ratio, LR＋)：(a/g)/(b/h)＝SE/FPR＝(a/g)/(1−d/h)＝SE/(1−SP)
　　陰性尤度比(negative likelihood ratio−, LR−)：(c/g)/(d/h)＝FNR/SP＝(1−a/g)/(d/h)＝(1−SE)/SP

事前オッズ×陽性(陰性)尤度比＝事後オッズ
事後確率＝事後オッズ/(1＋事後オッズ)

が計算できる。このように，検査によって曝露因子があるかどうか判明すると，その患者がその後疾患を発症する確率，あるいは，現在疾患を有している確率が容易に計算できる。

　通常の疾患のリスクは，コホート研究で明らかにされることが多いが，

疾患の発生率の非常に低い疾患などでは，まずコホート研究は無理であり，その代わりケースコントロール研究が行われる。LR は，感度と特異度から計算できるため，コホート研究でもケースコントロール研究でも計算できる。LR を使用する最大のメリットは，事前確率さえわかっていれば，事後確率を計算できることである。このため，現在では，観察研究の結果を表現する場合，相対リスク（RR）の代わりに LR＋および LR－を示すことが多くなっている。

診断検査の精度：1）変動係数か標準偏差か

　検査の精度を判断する上で，同時に同一検体を複数回測定した時の値の変動（intra-assay variability），日を変えて同一検体を複数回測定した時，あるいは測定する人を変えて同一検体を複数回測定した時の値の変動（inter-assay variability）を M&M に示すことは，論文の必要条件となっている。これが示されていないと，しばしば reviewer から提出を求められ，それに応じられないと reject されてしまうこともある。したがって，新しく検査を開発した研究者はこれらの指標を論文を完成させる前に自分で算出しておく必要がある。また，既存の検査を用いる場合も，検査マニュアル中に必ずこれらの指標が提示されているので論文中に引用しておくのがよい。PECO の C：comparison は「ノイズ」を意味している。シグナル（意味のある差）を正確に検出するためには，もともとの測定法ができるだけ「ノイズの少ない測定法」であることが保障されている必要がある。測定法自体のノイズが大きい場合，コントロール群の検査値はとても誤差の大きいものになる。一方，曝露群の検査値も，測定法自体のノイズの影響を受け，とても誤差の大きいものになってしまうであろう。その結果，曝露群とコントロール群のシグナル（両群の差）は，測定法自体の持つ大きな誤差の影響を受けてうまく検出できないであろう。この考察からわかるように，測定法のノイズが十分に小さいことを事前に証明しておくことが，研究の

質を保証することにつながるのである。

標準誤差(standard error：SE)，標準偏差(standard deviation：SD)，変動係数(coefficient of variation：CV)はどれもばらつきを要約する値である[2]。SE は平均値の誤差であり，測定法の精度を表現するためには適切とはいえない。なぜなら，測定数によって変化する指標であるからである。CV は，平均値に対する標準偏差の大きさを表すもので，

$$CV = \frac{\sigma}{\mu}$$ (式01)

(σ は SD，μ は平均値)

上記のように定義される。この式からわかるように，CV が本質的に意味を持つのは，①平均値が正の場合で，かつ，②SD が平均値に比例するようなデータ，すなわち，比例尺度データの場合だけである[2]。比例尺度ではデータのばらつきもデータの値に比例して大きくなるが，通常このようなデータ分布を示すものは少ない(対数正規分布するようなデータが該当する)。一般のデータは，何らかの変換によって正規分布に近似した分布を仮定できることが多く，この場合のデータは比例尺度ではなく，標準偏差が平均値とは無関係な，間隔尺度のデータとなっている[2]。したがって，データの分布を提示する時は，平均値とその標準偏差を提示することが多い。一般に，測定法の質がいいと判断される基準は，標準偏差が平均値に対して 10%未満の大きさに留まっている場合である(私見)。例をあげると，血清 sFlt-1 の値の平均値が 1,000 pg/dL であったとすると，intra-assay も inter-assay も，ともにその SD が 100 pg/dL 未満であれば，その測定法は信頼できると考える。ちなみに，sFlt-1 測定キットである R&D 社の DVR100B では，3 種類の異なる濃度で測定が行われており，intra-assay precision は 2.6〜3.8%，inter-assay precision は 5.5〜9.8%と提示されている。

診断検査の精度：2)最低検出感度

　最低検出感度を設定することは，研究の質を保証する上でとても大切である。測定法自体のノイズが十分に小さくても，臨床検体がその測定法の守備範囲を超えて濃度が低い場合，臨床研究（予知，診断）に用いることはできない。また，測定法は，一定の範囲では intra-assay variability が小さいことが多く，ELISA などを使用する場合，通常は 10^2 程度の濃度差が守備範囲になっている。したがって，最低検出感度（例えば a pg/mL とする）というものが設定されていて，それ以下の濃度が検出された場合は，その濃度は＜a pg/mL とすべきである。

　最近，妊婦の VEGF 濃度を ELISA 測定する機会があったが，正常非妊婦では VEGF が測定できるにもかかわらず，妊娠した途端に VEGF が検出感度以下になり測定できないことが判明した（未発表データ）。このような場合，会社の示す最低検出感度以下の値が自動的に計算されて示されても，その値をそのまま用いることは科学的に正しいとはいえない。なぜなら，そのようなデータはとても測定誤差が大きく，信頼性に欠けるからである。

診断検査の精度：3)何回反復して測定すべき？

　新しい測定法であれば，通常は2回あるいは3回同一検体を測定し，その平均値を採用すべきである。しかし，すでにその検査が確立した方法で，しかも，検査の誤差が十分に小さいものであれば，1回の測定で十分と思われる。

　基礎研究では，通常血圧を繰り返し測定し，安定したのち最後の2～3回の測定値の平均値を用いることが多い。日常臨床では，外来血圧は1回目の測定値よりも，2回目，3回目の測定値がより低くなることが多いので，1分間おきくらいに複数回測定し，最後の血圧値を採用するのがよい

と思われる。しかし，臨床研究で血圧値を用いる場合は，regression toward the mean という現象が知られているため，時を変えて測定した複数回の血圧値の平均値を用いるのがよい。

● 診断検査の精度：4)新しい検査と従来の検査との相関

最近，妊婦の血漿 sFlt-1，PlGF について，従来の R&D 社の ELISA と，欧州で先行して発売された Elecsys sFlt-1®(Roche Diagnostics)と Elecsys PlGF®(Roche Diagnostics)を同時に測定する機会を得た[3]。従来の R&D 社の製品は研究目的に用途が限られていたため，臨床で使用可能なキットの出現が強く望まれていた。幸い，筆者らの研究に Roche 社が無償で協力してくれたおかげで，晴れて，両方のキットを同時に検討する機会に恵まれた。

図 29A に，R&D の sFlt-1 と Elecsys sFlt-1 の相関を示した。このように，R&D 社と Roche Diagnostics 社の製品はとても高い相関を示すことが明らかになった。PlGF についても，ほぼ同様の結果を得た(図 29B)。お互い開発は秘密裏に行われその成果を公表していないにもかかわらず，高い相関を示したことにとても驚いた。

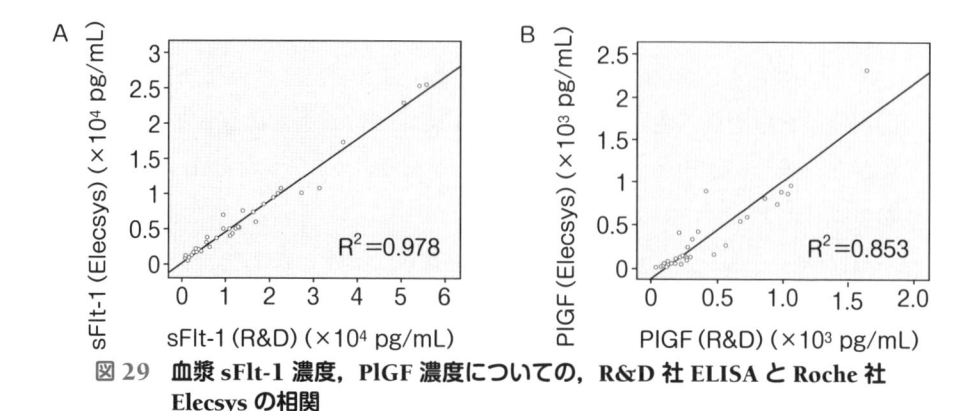

図 29 血漿 sFlt-1 濃度，PlGF 濃度についての，R&D 社 ELISA と Roche 社 Elecsys の相関

最後に

　第1〜7章まで，研究デザイン，結果の処理法について，筆者の知識，経験をフルにつぎ込んで，できるだけ筆者自身の言葉を用いて解説してきた。もちろん，多くの良書（これまで文献として提示）に恵まれなければ，本書をまとめることは不可能であったことはいうまでもない。人生において，良書とめぐり合えることは，勉強する楽しみであるとともに，自分を知らない世界に導いてくれるよきメンターとめぐり合うことでもある。

　これから研究は複雑で多変量を扱うものにますます進化していくであろう。その要求を満たすため，新しい研究手法，統計解析手法が登場してくると予想される。そのたびに，それらの新しい方法を学び，自分自身の研究に取り入れていく必要があると感じている。しかし，筆者がこれまで解説してきた標準的な研究手法と統計手法についての知識は，科学の根幹を成す科学的思考そのものであり，その基礎は揺らぐことがないと信じている。これから科学を行う人たちは，ますます高度な領域を扱うことになるであろうが，昔から「守，破，離」と表現される格言があるように，まずは古典的手法に精通することが重要である。応用は，基礎がしっかりとできていなければ，もろくも崩れ去るものである。

　このあとの2章は，統計解析ソフトのSPSS®の使い方と，Excel®の使い方について述べる。筆者の使っているSPSS®はversion 13であり，現在はversion 19となっているので少し使い勝手が異なっているかもしれない。しかし，SPSS®は元来プログラムで動くソフトのため，基本操作自体はversionが新しくなっても変わることはないと思われるので，version 13で解説を行う。また，Excel®も現在2010年版が登場しているが，Excel®の関数自体は2003年版からそれほど変化していないので，Excel 2003®で解説を行う。

　研究計画の要点は，『研究する1』の図9および図10にすべて凝縮され

ている。これらの図を参考にしつつ，PECO，FINERを意識しながら，研究計画を立ててほしい。

　研究者にとって最も大切なのは，「良い，実行可能な研究仮説」を発見・創造することである。そして，その生成，検証は研究者の夢，生きがい，人生の目的となり，また，その実現（論文作成）は研究者が「人として生きた永遠の証」となる。

文献

1) Fletcher RH, Fletcher SW, Wagner ED（eds）：Diagnosis. Clinical epidemiology：the essentials-third ed, Lippincott Williams & Wilkins, Philadelphia, pp43-74, 1996
2) 杉本典夫：医学・薬学・生命科学を学ぶ人のための統計学入門―基礎の基礎からデータ解析の実際まで―．プレアデス出版，大阪，2008
3) Ohkuchi A, Hirashima C, Suzuki H, et al：Evaluation of a new and automated electrochemiluminescence immunoassay for plasma sFlt-1 and PlGF levels in women with preeclampsia. Hypertens Res 33：422-427, 2010

研究する 8

SPSS のうまい使い方
大口 昭英

SPSS とは

　SPSS®（以下，SPSS）は当初はシカゴ大学で開発され，Statistical Package for the Social Sciences（社会科学のための統計パッケージ）の略とされていたが，現在は単なる SPSS が正式名称となった。現在 IBM が SPSS の販売を行っており，最新バージョンは「IBM SPSS Statistics 19」となっている。SPSS は，さまざまな分野の統計解析需要に対応するために，データベース，基本統計，基本グラフ作成機能を有したスタンダード版に加え，応用統計手法を提供するためにオプションモジュールを提供している。例えば，「IBM SPSS Regression」にはロジスティック回帰が，「IBM SPSS Advanced Statistics」には一般線形モデル，生命表分析，Cox 回帰が含まれ，「スタンダード＋Regression＋Advanced」があれば，医学研究で必要とされるほぼすべての統計に対応できる。

　SPSS は早くから Microsoft Excel®（以下，Excel）のデータを読み込む機能があり，raw data を最初 Excel で処理し，その後 SPSS に取り込んで使うことができたため，Excel でデータベースを構築していた筆者にとってとても便利であった。また，SPSS 自体にも Excel 同様の強力な変数処理機能があり，SPSS data 形式にした後に変数処理したい場合でも，いちいち Excel にデータを戻して処理する必要がないのでとても便利である。さらに SPSS は，豊富な関数が使える。例えば，年月日を用いた日数計算なども Excel 同様簡単に処理ができる。また，SPSS は，乱数を発生させる機能を持っているので，実験的に乱数を発生させ SPSS 中の統計手法を練習したり，実際に必要な対象数を設定するためにシミュレーションを行ったりす

ることもできる。

　SPSSはデータ処理に加え，グラフ作成機能がとても優れている。『研究する4』で述べた基本5グラフ，統計5グラフの作成に利用できる。また，そのグラフをPostScript形式で出力できるため，いったんSPSSで作成したグラフをPowerPoint®に落とし，そこで『グループ解除』を施せば，PowerPoint上で自由にグラフを加工できるようになる。当然であるが，PostScript形式のため，いくらサイズを変化させても図形の精度は変化しない。

❾ Excelとの連携

　筆者は，SPSS version 13.0J，Excel 2003（二つ前の古いversion）を愛用している。現在は，SPSS ver. 19およびExcel 2010と世代が進んでいるが，基本的な統計や関数は変化していないので，基本的にここで述べる操作は現在，そして将来のExcelにおいても大方応用できると思う。

　Excelで特に便利なのは，強力なデータ抽出・結合能力である。このため，臨床研究で複数のデータベースを作成していても，Excel関数：【VLOOKUP】を使用すれば，あちこちに点在する複数のデータベースから必要なデータを探索，抽出し，最終的に必要な変数群のデータをすべて含んだ一つのデータベースを作成することができる。そして，この一つにまとめたExcelシートをSPSSに取り込んで使用している。この時，Excelのファイルバージョンをversion 4の単一シート（複数シートでないことに注意！）にしておくと，SPSSへの移行に失敗することはない。

　SPSSにデータを読み込む以前にExcelで済ませておいたほうがいい処理を三つ解説する。①数字，文字の区別：数字の場合，必ず桁数を設定する。例えば，「13.5」という数字に対しては，小数点以下1桁の数字であることを設定しておく。②欠損値の設定：欠損値については，自分で定義しておくのがよい。筆者は通常，「−9」を用いている。もちろん，SPSSに取

り込んだ時点で欠損値を設定できるのであるが，Excel を用いたほうが簡単に欠損値を作成できる。Excel 上で空欄（blank）を欠損値（－9）と定義する場合，変換したい領域を指定し（ドラッグして指定），『置換』を選択し，『検索する文字列』をそのまま（空欄）にして，『置換後の文字列』に「－9」を設定すれば，対象領域の空欄がすべて「－9」に変換される。ただし，この操作は，Excel がデータベースとしての最低限の条件（複数の変数と少なくとも 1 個のデータを有していること）を満たしている必要があるのはいうまでもない。③合成変数の計算：複数の数値変数を用いて，新しい数値変数を作成する場合は，Excel 上で処理することをお勧めする。なぜなら Excel では，その計算式を保存しておき，後からどのような計算式を用いて新しい変数値が作成されたのかを確認することができるからである。SPSS でも同様の式を用いた数値変数の変換はできるが，計算式が残らない。このため，SPSS で新しい合成値を作ると，後からその計算結果がどのような式で導き出されたかがわからなくなってしまう。

● PowerPoint との連携

SPSS はグラフ作成機能がとても優れている。そして，そのグラフを PostScript 形式で出力できるため，いったん SPSS で作成したグラフを PowerPoint に落とし，そこで『グループ解除』を施すと，PowerPoint でグラフを自由に加工できるようになる。『研究する 7』で用いた図 27 を再掲する（図 30）。これは，①最初 SPSS で ROC 曲線を作成し，PostScript 形式で保存後，PowerPoint に読み込み，②PowerPoint 上でグループ解除をして，必要な図形のみ残し，③行，列の説明と行，列の数値を PowerPoint 上で作成しなおし，④そして最後に，cutoff 値を設定した感度と 1－特異度の地点を指し示す矢印とその時の cutoff 値を PowerPoint 上で挿入したものである。この一連のグラフ作成過程を図 31 に表した。

このように，SPSS で基本図を作成し，PowerPoint へ図形を取りこみ，

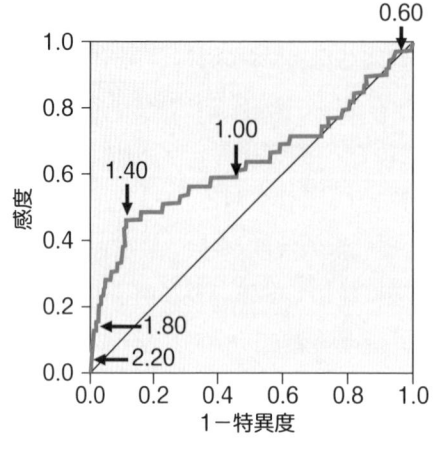

図30 妊娠高血圧腎症発症予知における，妊娠 20〜23 週の子宮動脈血流速度波形の pulsatility index (PI) の ROC 曲線

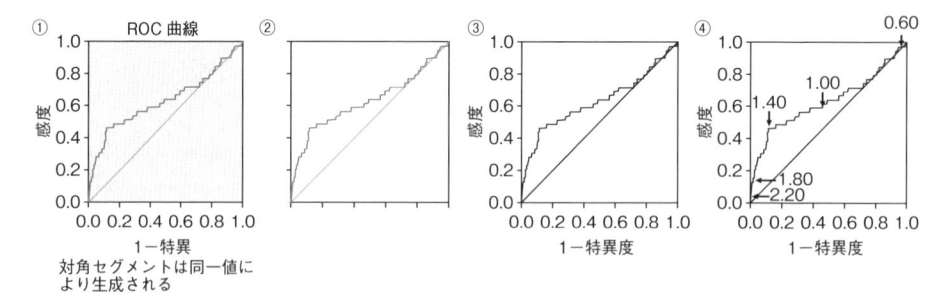

図31 図1を作成するための工程：SPSS から PowerPoint へ

PowerPoint 上で図，表，文章を加工できる技術を身につけると，『研究する 7』の図 29 のような二つ以上のグラフを併記した複合図や，『研究する 4』の図 24 のような複雑な臨床経過図を作成できるようになる。

正規 P-P プロット

『研究する 4』の図 13A，B で，正規分布かどうかをみるためには，正規 P-P プロットが有用であると述べた。正規 P-P プロットとは，変数の累積確率と検定分布の累積確率との対照プロットのことである。詳細は『研究

する 4』の解説を参照してほしい．

　SPSS での使用法について解説する．図 32A に示したように，『グラフ』→『正規 P-P プロット』を選択する．すると，図 32B のような画面が現れるので，『変数』に分布を調べたい変数を移動する．この時，時間によって変化する変数では，測定した時間をある範囲に絞り込んでその分布を検討する必要がある（例えば，妊娠中であれば，妊娠 20 週と 21 週は別々に検討するなど）．また，ヒストグラムで左に偏っているような変数は対数正規分布の場合が多いので，『変換』の『自然対数変換』をチェックすることで，対数変換して統計処理したほうがいいかどうかを判断できる．

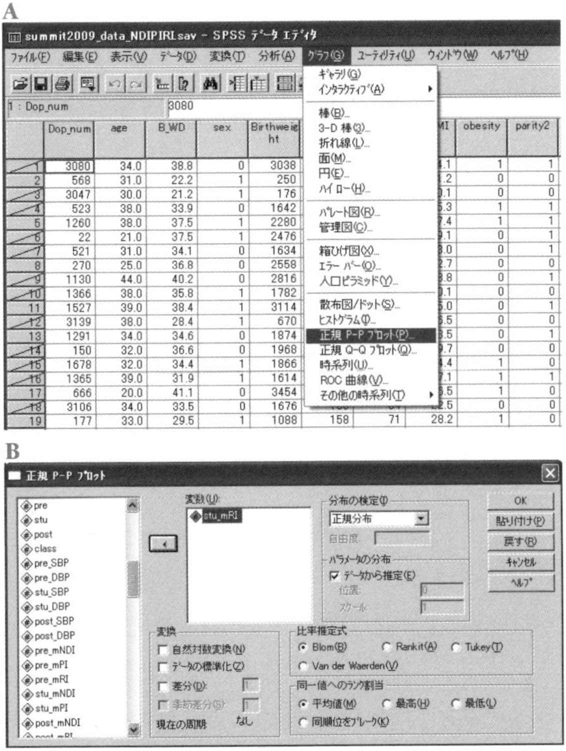

図 32　SPSS における正規 P-P プロットの使い方

P-P プロットで正規性を確認したと論文中に書いておけば通常大丈夫なのであるが，レフェリーによっては，正規 P-P プロットによる視覚的な判定では十分でないとする場合がある。その場合は，『分析』→『ノンパラメトリック検定』→『1 サンプルによる K-S 検定』を選択し，「Kolomosov-Smilnoff 法」を行っておけば，そのサンプルが正規分布しているかどうかを客観的に検証できる。

ROC 曲線

『研究する 4』の図 22，『研究する 7』の図 27, 28 で，ある検査において，予知能や診断効率を問題にする場合に ROC 曲線が重要であることを述べた。この ROC 曲線は，Excel などの表計算ソフトを用いても作成できるのであるが，SPSS を用いれば，グラフ機能の一つとしてとても簡単に作成できるのみならず，診断効率の精度の推定に役立つ AUC (area under the curve) とその確率値を求めることができ，さらに，cutoff 値を次々に変化させた時の感度および特異度を一覧表として出力することができる。SPSS にこの ROC 曲線機能が組み込まれるまでは，自分で cutoff 値を変化させた時の感度・特異度を計算し，その多数の感度・特異度値を Excel に入力しなおしてから Excel 上で ROC 曲線を作成していた。実際にやっていただくとわかると思うが，とても大変な作業であった。

　　SPSS での使用法について解説する。図 33A に示したように，『グラフ』→『ROC 曲線』を選択する。すると，図 33B のような画面が現れるので，『検定変数』に検定したいリスク因子 (ここでは stu_mPI) を移動し，『状態変数』に目的とする従属変数 (ここでは PE) を移動する。そして，『状態変数の値』欄に outcome を発生した場合の値 (ここでは 1 が PE 発生と定義してある) を入力する。『表示』はすべてチェックしておく。注意すべきは，ROC 曲線では値の高い数字から徐々に cutoff 値を移動させながら感度と特異度を決定するので，逆に値の低い数字のほうが outcome 発生に関連

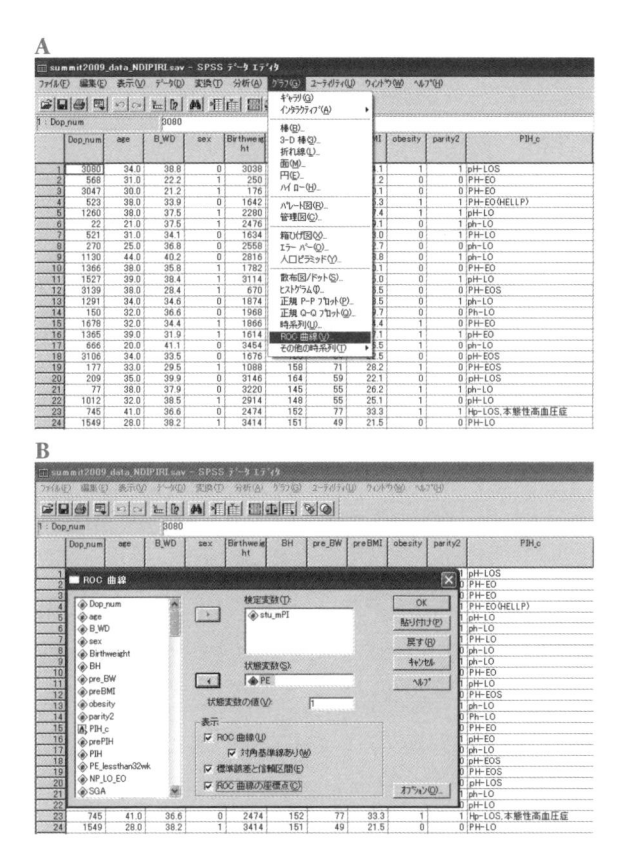

図33 **SPSS における ROC 曲線機能の使い方**

している場合は，値に「−1」をかけて逆転させてから，この SPSS の機能を使用するのがよい。

曲線推定

SPSS の統計機能の一つに，強力な曲線推定機能があるが，この機能を使った論文はとても少ない。しかし，この曲線推定機能は，医療分野において，時系列で変化する変数の正常域を推定するために必須の手法である。医学研究では，年齢や性によって分布の違う値を扱うことが多い。また，

周産期分野では，在胎週数によって変動する変数を扱うことが多い。このため，正常域の設定は，在胎週ごとにサンプルを集め，その変動域を設定することで異常値を求めている報告も多い[1]。しかし，この方法は，正常域を求めるために，極めて多くのサンプルが必要であるばかりか，異常値を時間の関数ではなく，時間ごとの変動幅を提示するに留まっていることが多い[1]。HarrisとBoyd[2]は，時間によって変化する変数の正常域を決める方法について触れている。まず，各時間でのデータの分布が正規分布を仮定できるのであれば，その平均値の動きを，直線あるいは二次関数で近似させる。次に，各時点での絶対残差（absolute residuals）が均一か，あるいは時間に比例して増減するかを確認し，SDを定数あるいは一次関数で近似させる。また，SDが時間に比例して変化する場合のSDの求め方については，SilverwoodとCole[3]の総説も参考になる。

　SPSSでの使用法について解説する。図34Aに示したように，『分析』→『回帰』→『曲線推定』を選択する。すると，図34Bのような画面が現れるので，『従属変数』に時間との関連をみたい変数（ここではlog 10 mPI）を移動し，『独立変数』に時間に関係した変数（ここではwd）を移動する。そして，『モデル』欄の『線形』と『二次』にチェックを入れる。注意すべきは，各時間での変数の分布が正規分布を示すことを最初に確認しておくことである。もしも，各時点での値が対数正規分布するような変数であれば，本例に示したように，最初に変数を対数化した後（log 10 mPIとはmPIの対数値のこと），この曲線推定を用いることをお勧めする。

　筆者らは，妊娠中の血清sFlt-1，PlGF，sEngは，各週数で値が対数正規分布を示し，また，その対数値の各週数での変化が二次曲線で近似されることを見出した[4〜6]。筆者らが最初にこの曲線推定機能を用いて正常域曲線を作成したグラフを図35に提示した[4]。血清sFlt-1とPlGFの正常域が二次曲線で示され，また，各値が曲線内できれいに分布していることが読み取れる[4]。このように，時間で変化する値を数式で近似できると，美し

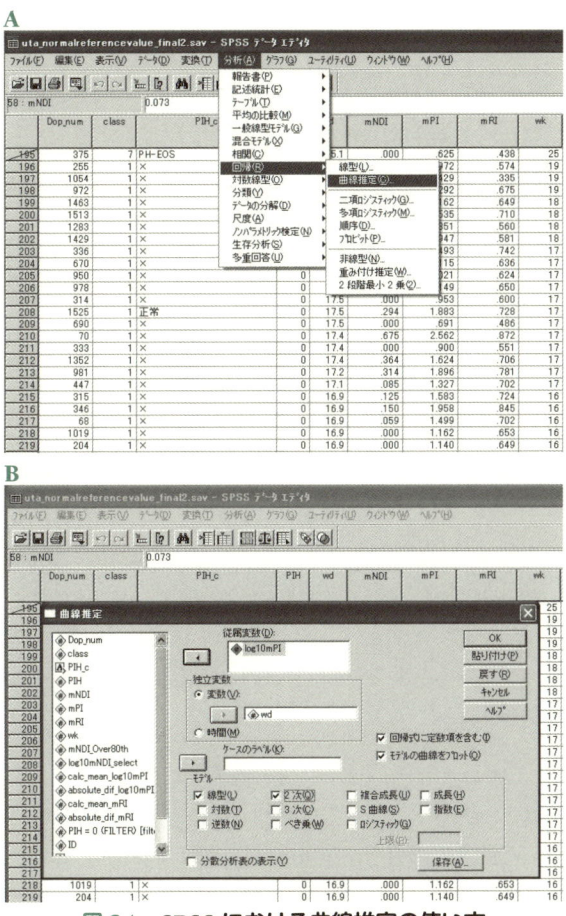

図 34　SPSS における曲線推定の使い方

い正常域曲線を作成することができる。

❾ ロジスティック回帰分析

『研究する 6』において，ロジスティック回帰分析について述べた。PE-CO における E（曝露）の程度を表現するために，オッズ比は必須の統計量であり，現在の臨床医学研究ではこのロジスティック回帰分析が頻繁に用

図35 曲線推定により決定された，血清 sFlt-1 および PlGF の在胎週数別正常域
(Hirashima ら, 2005)[4]

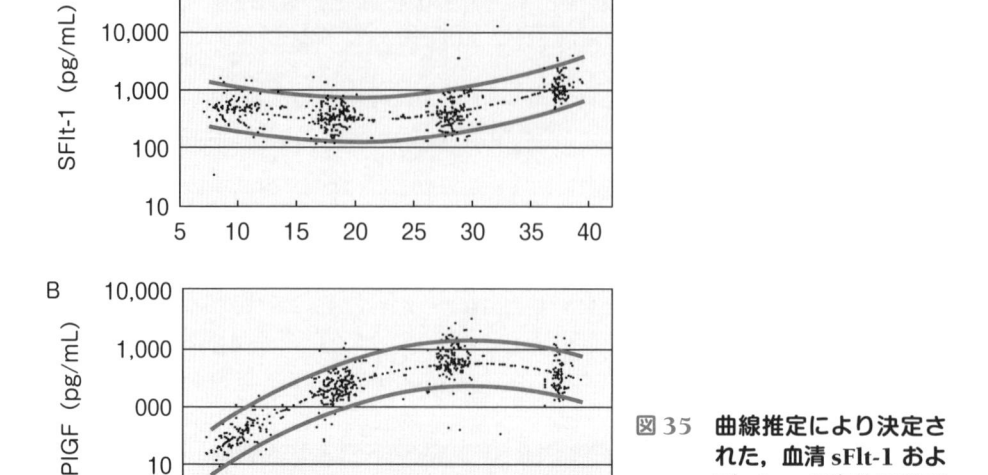

いられている。ロジスティック回帰分析の使用法については，『研究する6』を参照にしてほしい。

　SPSS での使用法について解説する。図 36A に示したように，『分析』→『回帰』→『二項ロジスティック』を選択する。すると，図 36B のような画面が現れるので，『従属変数』に outcome（これは，値が 0 または 1 の，2 値データでなければならない）を移動し，『共変量』に E（曝露因子，介入因子：これは，2 値変数，順序変数，離散変数，連続変数のいずれであってもよい）を移動する。なお，3 値以上の順序変数や離散変数では，ダミー変数を用いることができるが，その場合は図 36B 下方に存在している『カテゴリ』をクリックすると，その操作ができるようになっている。なお，ここまでの操作では，SPSS の結果ウィンドウにオッズ比の SE は表示されるが，自動的にオッズ比の 95%信頼区間までは計算されていない。しかし，SPSS には，この面倒な計算をあらかじめ行ってくれる機能がある。それが，図

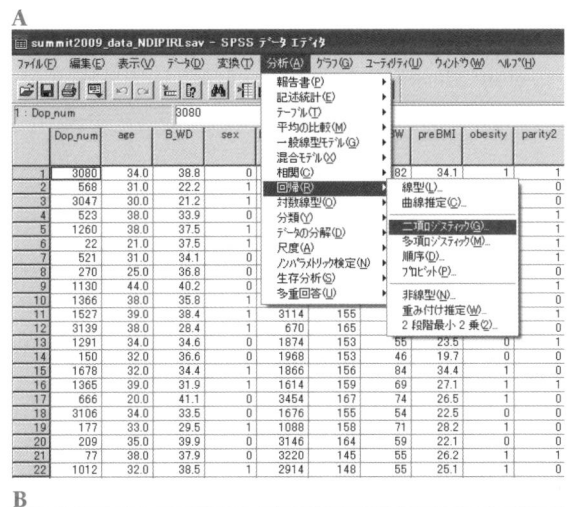

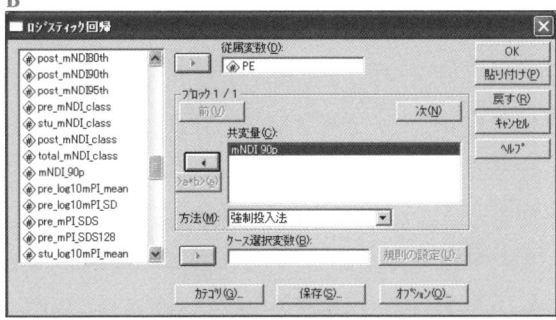

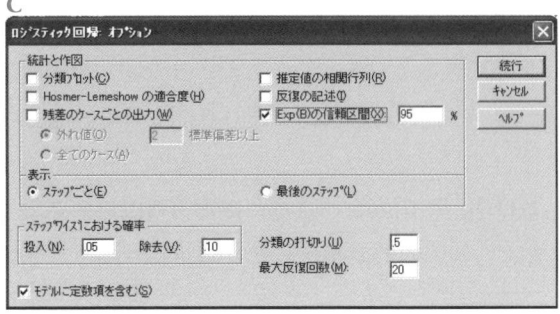

図36 SPSSにおけるロジスティック回帰分析の使い方

表38 Odds ratio of risk factors associated with excess blood loss in women with vaginal delivery after multi-variate analysis (Ohkuchi ら, 2003)[7]

	Multivariate analysis		
	odds ratio	(95% CI)	p value
Low lying placenta	4.4	(2.2-8.6)	<0.001
Previous cesarean	3.1	(2.1-4.4)	<0.001
Operative delivery	2.6	(2.2-3.2)	<0.001
Leiomyoma	1.9	(1.2-3.1)	<0.01
Primiparity	1.6	(1.4-1.9)	<0.001
Age≥35	1.5	(1.2-1.9)	<0.01
Preeclampsia	1.2	(0.89-1.6)	0.23
Age of 30 to 34	1.1	(0.89-1.3)	0.51

CI：confidence interval

36C の『Exp(B)の信頼区間』のチェックボックスである。この機能はとても便利なのでぜひ活用していただきたい。

筆者らは，妊婦コホート10,053例について，妊娠中の合併症と分娩時出血の関係を調査した[7]。表38 はその結果をまとめたもので，経腟分娩で90%値以上に関連するリスク因子として，低値胎盤，既往帝切，吸引分娩または鉗子分娩，子宮筋腫，初産婦，年齢(35歳以上，30〜34歳，30歳未満の3群に分類し，30歳以下を基準としたダミー変数を作成)，妊娠高血圧腎症の7変数を選択し，多重ロジスティック回帰分析を行ったものである[7]。この結果，低値胎盤は経腟分娩における異常出血の最大のリスク因子であることが明らかになった[7]。この結果は，分娩時出血に関する最近の論文にもたびたび引用され，また，産婦人科診療ガイドライン産科編2011の「CQ306 低置胎盤の管理は？」にも引用された。このように，大規模な対象を多変量解析した臨床医学研究は，長い年月にわたり臨床研究論文に引用され，また，ガイドラインでも利用されることが多いので，ぜひ，皆さんも大規模な対象を扱った多変量解析にチャレンジしていただきた

い。

生存分析

『研究する 4』において，生存図(Kaplan-Meier 法)について，また，『研究する 6』において，Cox 比例ハザードモデルについて述べた。時間で変化する outcome を扱う場合，Kaplan-Meier 法は必須であり，また，生存分析で多変量解析を行う場合，PECO における E(曝露)の影響を表現するために，ハザード比は必須の統計量である。これら生存分析の使用法については，『研究する 4, 6』を参照してほしい。

SPSS での Kaplan-Meier 法の使用法について解説する。図 37A に示したように，『分析』→『生存分析』→『Kaplan-Meier』を選択する。すると，図 37B のような画面が現れるので，『生存変数』に時間で変化する outcome を移動する。『状態変数』には，outcome で目的とする変化，例えば，死亡や分娩などが発生した場合を「1」などと数字であらかじめ定義しておき，『事象の定義』にその目的とする変化を表す数字を当てはめる。『因子』には E(曝露因子，介入因子)を移動する。この因子間に有意差があるかどうかについては，図 37B 左下にある『因子の比較』をクリックすることで，統計方法を選択できる。図 37C の検定の統計で，『ログランク』と『Breslow』(generalized Wilcoxson 検定のこと)を選択すれば十分である。Breslow 検定で有意差の有無を判断することが多い。

次に，SPSS での Cox 比例ハザード法の使い方を解説する。図 38A に示したように，『分析』→『生存分析』→『Cox 回帰』を選択する。すると，図 38B のような画面が現れるので，『生存変数』に時間で変化する outcome (これは基準点からの時間[数値：例えば，日，年など]でなければならない)を移動する。『状態変数』には，Kaplan-Meier 法と同様に，outcome で発生する事象(死亡や分娩など)を定義した変数を移動し，また，「事象の定義」にその目的とする変化を表す数字を当てはめる。『共変量』に E(曝露因子，

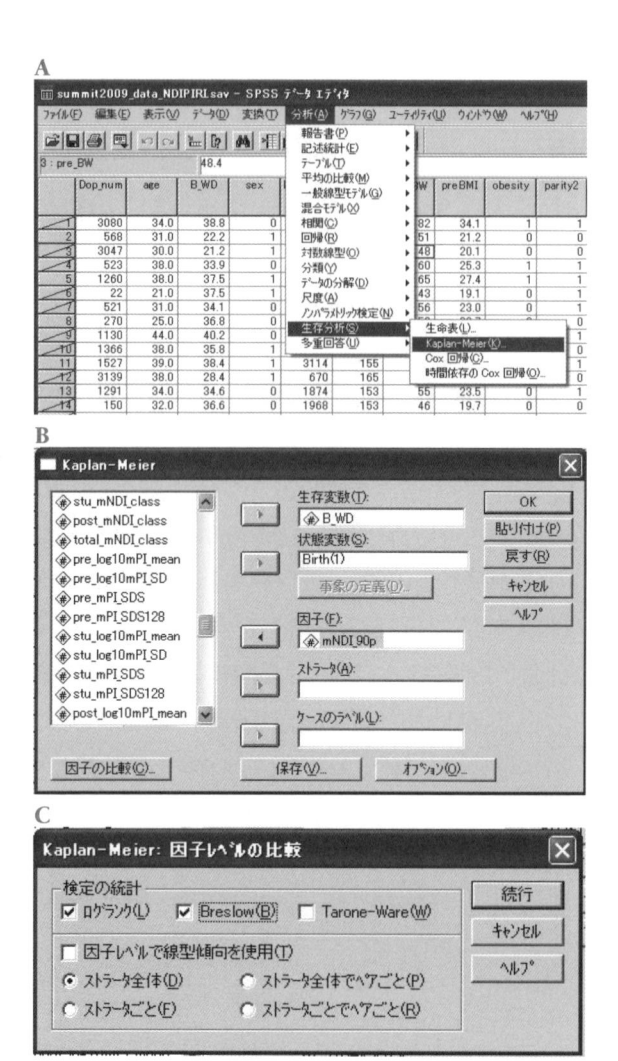

図 37　SPSS における Kaplan-Meier 法の使い方

介入因子：これは，2 値変数，順序変数，離散変数，連続変数のいずれであってもよい）を移動する．なお，3 値以上の順序変数，離散変数では，ダミー変数を用いることができるが，その場合は図 38B 右方に存在している『カテゴリ』をクリックすると，ロジスティック回帰分析同様に，ダミー

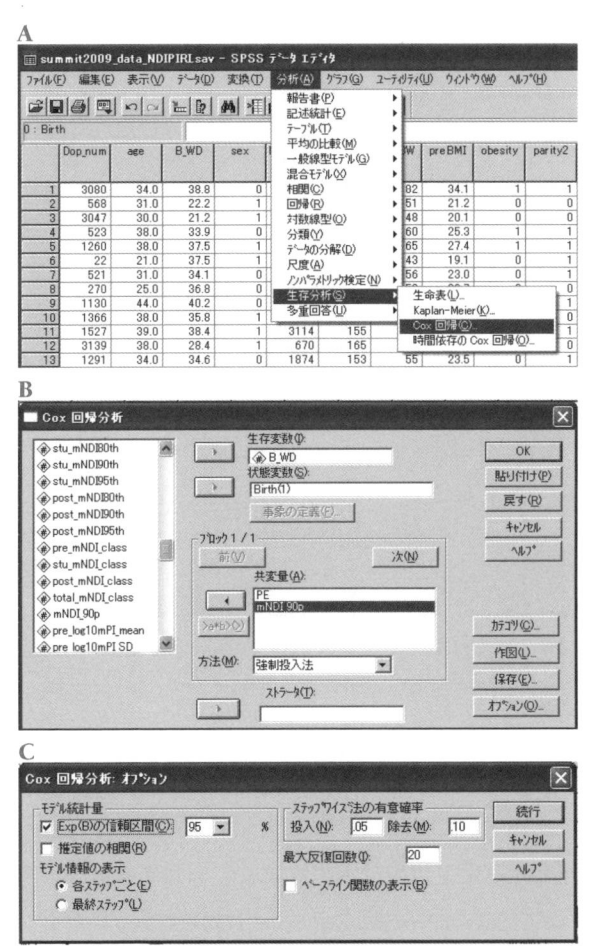

図 38 SPSS における Cox 比例ハザードモデルの使い方

変数を作成できるようになっている。なお，ここまでの操作でハザード比のSEは表示されるが，自動的にハザード比の95%信頼区間を計算して表示してくれる機能がある。それが，図 38C の『モデル統計量』中の『Exp(B)の信頼区間』のチェックボックスである。この機能はとても便利なのでぜひ活用していただきたい。

表39 Hazard ratios of vaginal Gram positive rods (GPRs) classes, cervical dilatation, and the past history of preterm birth associated with the duration from the diagnosis of preterm labor to birth (Usui ら, 2009)[8]

	univariate analysis			multivariate analysis		
	crude hazard ratio	(95% CI)	p value	adjusted hazard ratio	(95% CI)	p value
Vaginal GPRs classes						
Normal flora	1			1		
Decreased GPRs	1.7	(0.96-3.0)	0.071	2.0	(1.1-3.6)	0.017
Loss of GPRs	3.1	(1.9-5.2)	<0.001	3.4	(2.0-5.5)	<0.001
Cervical dilatation						
0-1.9 cm	1			1		
2.0-3.9 cm	1.9	(1.2-2.9)	0.005	1.9	(1.2-3.0)	0.006
≥4.0 cm	2.6	(1.2-5.4)	0.011	3.0	(1.4-6.3)	0.004
Past history of preterm birth						
absent	1					
present	2.5	(1.1-5.7)	0.033	2.4	(1.03-5.7)	0.043

CI：confidence interval

　筆者らは，妊娠22〜35週で入院した切迫早産126例の入院時の腟内グラム陽性桿菌半定量とその後の分娩までの日数との関連を調査したところ，腟内グラム陽性桿菌半定量でグラム陽性桿菌がみられない場合＜少ない場合＜正常な場合，の順に入院後分娩に至るまでの日数が有意に少なくなっていることを明らかにした[8]。この結果を示したKaplan-Meier図は，『研究する4』の図23に示してある。また，この腟内グラム陽性桿菌半定量によるグラム陽性桿菌消失，減少は，子宮頸管開大度，既往早産歴を補正後も有意であったことから，切迫早産の予後を決める独立危険因子であることを，Cox比例ハザード法を用いて検証し，証明した（表39）[8]。

最後に

　科学では仮説検証が必須であることから，科学者は統計手法の取り扱い，解釈，そして表現法に精通していることが望ましい。統計は数学が基礎になっているため，なかなかその理解が難しいという研究者が多いが，現在の統計処理ソフトはいずれも，とても使いやすいユーザーインターフェースが用いられているので，数学，アルゴリズムを理解しなくても，また，プログラムを行わなくても，その統計ソフトの扱い方さえマスターすれば，誰でも容易に統計処理ができるようになってきている。とはいえ，どのような変数の組合わせの時にどの統計処理が最適か，そして，その結果出力された統計量をどのように表現するかを理解していないと，最終的に論文作成はできない。『研究する 5～7』において，「基本的な統計処理」について概説したので，統計が不得手な方はぜひ参考にしていただきたい。

　SPSS は，数ある統計処理ソフトの一つにすぎない。現在では，どの統計処理ソフトもほぼ同じような結果が出力されるように修正，改善されてきている。したがって，どの統計処理ソフトを使用するかは好みの問題であって，SPSS を使用するメリットは統計処理の信頼性の観点からは薄れてきている。とはいえ，本章で概説したように，SPSS は単に統計処理機能のみならず，データベース，豊富な関数群，ランダム変数作成機能，そして，多数のグラフ作成機能を有している点で，とても便利なソフトである。さらに，この統計ソフト（Basic＋Advanced＋Regression）を持っていれば，医科学研究で必要とされる基本的な統計処理はすべて自分で行うことができる。ただし，最近よく RCT で使用される「非劣性比較」には SPSS はまだ対応していないので，この検定を必要とする場合は独力で計算する以外に方法はない。本章を読んでくれた読者諸氏が SPSS を活用し，良い発表，論文作成を行い，医療の発展に貢献してくれることを願ってやまない。

文献

1) Ramsay MM ed/武谷雄二 監訳：妊娠時における母体評価と胎児評価，エルゼビア・ジャパン，東京，2004
2) Harris EK, Boyd JC eds：Statistics：Textbooks and monographs：146 statistical bases of reference values in laboratory medicine, Marcel Dekker, New York, 1995
3) Silverwood RJ, Cole TJ：Statistical opinion：Statistical methods for constructing gestational age-related reference intervals and centile charts for fetal size. Ultrasound Obstet Gynecol 29：6-13, 2007
4) Hirashima C, Ohkuchi A, Arai F, et al：Establishing reference values for both total soluble Fms-like tyrosine kinase 1 and free placental growth factor in pregnant women. Hypertens Res 28：727-732, 2005
5) Hirashima C, Ohkuchi A, Matsubara S, et al：Alteration of serum soluble endoglin levels after the onset of preeclampsia is more pronounced in women with early-onset. Hypertens Res 31：1541-1548, 2008
6) Hirashima C, Ohkuchi A, Takahashi K, et al：Gestational hypertension as a subclinical preeclampsia in view of serum levels of angiogenesis-related factors. Hypertens Res（in press）
7) Ohkuchi A, Onagawa T, Usui R, et al：Effect of maternal age on blood loss during parturition：a retrospective multivariate analysis of 10,053 cases. J Perinat Med 31：209-215, 2003
8) Usui R, Ohkuchi A, Matsubara S, et al：Statistical model predicting a short duration to birth in women with preterm labor at 22-35 weeks' gestation：the importance of large vaginal Gram-positive rods. J Perinat Med 37：244-250, 2009

研究する 9

Excel をデータベースとして利用しよう
大口 昭英

● Excel とは

　Microsoft Excel®（Excel）は表計算ソフトであるため，本来は表を作成して合計などを計算したり，あるいはデータを利用してグラフを作成したりするものである。一方，ワークシートを方眼紙に見立てた設計書や進歩管理のための作業表として活用されたりもしている。さらに，今回 Excel の機能として取り上げた「データベース」として頻繁に利用されているが，これは Excel が複数のワークシートを同時に扱うことができ，また，数値だけでなく文字列や日付を扱うことができ，さらに 140 前後の関数を持っているためである。なお，Excel 2007，Excel 2010 で多少新しい関数が付け加わっているが，日常必要とされる関数に関しては Excel 2003 でほぼ完成の域に達している。

　従来，表計算ソフトの代表は，Lotus の「1-2-3」であった。筆者も MS-DOS 環境の時は，この「1-2-3」を愛用していたが，グラフィカルインターフェースで先行していた Macintosh 用に「Microsoft Excel」が開発されたため，「Excel」を徐々に使用するようになっていった。さらに，Microsoft は，ワープロの Word とプレゼンテーションソフトの PowerPoint を抱き合わせした高機能オフィススイート製品を Windows 版として開発しこれらの連携機能を強化した。Windows95 が出荷され Macintosh 並みの Windows のグラフィカルユーザーインターフェイスが成熟し，また，医療分野では次第に PowerPoint によるスライド作成，さらには PowerPoint 自体を用いたプレゼンテーションが主流となっていったことから，筆者は 1997 年ごろより Macintosh から Windows へ仕事のツールを変

更した。そして，従来はデータ管理を MS-DOS 環境の dBASEIII で行っていたのであるが，Windows95 に移行後は，ほぼすべてのデータの管理を Windows Excel で行うようになっていった（当然，Macintosh 版で作成した Excel データは容易に Windows 環境に移行できたし，dBASEIII もテキストファイルでの出力機能を有していたため，古いデータはすべて移行可能であった）。また，SPSS が当初から Excel のデータベースを読み込む機能を持っていたことも Excel でデータベース管理するようになった理由の一つである。

　筆者が普段論文作成に使用しているソフトウェアは，Windows XP Professional，SPSS version 13.0J，Microsoft Office 2003 である。現在，Windows 7，SPSS version 19，Microsoft Office 2010 の時代になっているが，前述のソフト群で論文作成に困ることがないばかりか，むしろ，現在の環境では過去に簡単に行えたグラフィックス処理が困難になってしまっており，そのため，過去の環境から離脱できない状態にある。特に，現在の PowerPoint 2007，2010 では，Excel で作成したグラフや表を『グループ解除』して PowerPoint 上で加工することができなくなってしまった。その意味で，一般にはあまり知られていないと思われるが，Excel 2003 と PowerPoint 2003 を使ったオブジェクトデータの Excel から PowerPoint への移行，そしてその後のグラフィックス処理法について，最後に 1 節を設けて詳述する。

SPSS との連携

　Excel が便利なのは，強力なデータ抽出・結合能力である。このため，臨床研究で複数のデータベースを作成しておき，必要なデータを最終的に取り出し（Excel の関数は【VLOOKUP】），一つのデータベースにまとめた段階で SPSS に取り込ませる。SPSS は Excel で当然となった複数シートに対応していないため，SPSS に移す直前には，Excel のファイルバージョンを

version 4 の単一シート（複数シートでないことに注意！）にしておくことがうまくデータを移行するコツである。

SPSS にデータを読み込む以前に Excel で済ませておいたほうがいい処理は，①数字，文字の区別，②欠損値の定義，③新しい変数の作成である。それから，当然のことであるが，Excel の第 1 行は，すべて変数であり，そして第 2 行以降がデータとなるように設定しておく必要がある。これは，Excel がこのような形式をデータベースとみなすためであり，また，SPSS の変数とデータの配列がそのようになっているからである。また，当然のことであるが，変数は第 1 行にのみ存在させておく必要があるし，また，データを含まない行や列がないようにしておくことも重要である。

逆に SPSS のデータを Excel 形式で出力しなおすことも容易である。SPSS 上でデータを加工することが多いので，SPSS 上で変数を追加したりデータを修正したりした場合は，Excel 形式に出力しなおして，オリジナルの Excel データベースを SPSS のデータに合わせて更新しておいたほうがよい。

Excel で可能な便利なデータベース管理

表 40〜44 のデータは，web サイトからダウンロードして利用できます→詳細は巻末綴じ込みへ

これから，Excel が持つ機能を使って，データベース管理を行うために有用と思われる 10 個の操作について解説する。以下の記述はすべて Excel 2003 についての解説であり，現在の環境（Excel 2007, 2010）を使っている場合はユーザーインターフェースが Excel 2003 と全く異なっているので注意していただきたい。なお，Excel 中の操作ボタンは『』で，関数および数式は【】で，順番は→で表現した。

①並べ替え（ソート）

表40　母体データベース：M_data.xls

	A	B	C	D	E	F	G	H	I	J	K	L	M	N	O	P	Q	R	S
1	Num	ID	Name	M_YMD	Age	Pari-ty	BH	Pre_BW	Pre_BMI	F_count	F_num	C_ID	C_YMD	C_EDC	C_birthW	C_birthD	C_weight	C_sex	GDM
2	1	5999941	AA	1970.1.1		0	1.45	40		1	1	8000010	2010.1.1	2010.1.15			2000	1	1
3	2	5999958	BB	1971.1.1		0	1.50	45		1	1	8000028	2010.1.15	2010.2.15			1800	0	0
4	3	5999966	CC	1972.1.1		0	1.55	50		1	1	8000036	2010.2.1	2010.3.15			2200	1	0
5	4	5999974	DD	1973.1.1		0	1.60	55		2	1	8000044	2010.2.15	2010.4.15			1800	0	0
6	5	5999974	DD	1973.1.1		0	1.60	55		2	2	8000051	2010.2.15	2010.4.15			1900	1	0
7	6	5999982	EE	1974.1.1		0	1.65	60		2	1	8000069	2010.3.1	2010.5.15			800	1	0
8	7	5999982	EE	1974.1.1		0	1.65	60		2	2	8000077	2010.3.1	2010.5.15			1500	1	0
9	8	5999990	FF	1975.1.1		0	1.45	65		2	1	8000085	2010.3.15	2010.6.15			600	0	0
10	9	5999990	FF	1975.1.1		0	1.45	65		2	2	8000093	2010.3.15	2010.6.15			650	0	0
11	10	6000004	GG	1980.1.1		1	1.45	50		3	1	8000101	2010.4.1	2010.7.15			500	1	0
12	11	6000004	GG	1980.1.1		1	1.45	50		3	2	8000119	2010.4.1	2010.7.15			550	0	0
13	12	6000004	GG	1980.1.1		1	1.45	50		3	3	8000127	2010.4.1	2010.7.15			600	1	0
14	13	7000003	HH	1981.1.1		1	1.50	55		1	1	8000135	2010.4.15	2010.4.10			3800	1	0
15	14	7000011	II	1982.1.1		1	1.55	60		1	1	8000143	2010.5.1	2010.4.15			4500	0	1
16	15	7000029	JJ	1983.1.1		1	1.60	65		1	1	8000150	2010.5.15	2010.5.20			3900	1	0
17	16	7000037	KK	1984.1.1		1	1.65	70		1	1	8000168	2010.6.1	2010.6.11			3700	0	1
18	17	7000045	LL	1985.1.1		1	1.45	75		1	1	8000176	2010.6.15	2010.6.30			3800	1	1
19	18	7000052	MM	1986.1.1		1	1.50	80		1	1	8000184	2010.7.1	2010.7.21			3700	0	1
20	19	7000060	NN	1987.1.1		2	1.55	85		1	1	8000192	2010.7.15	2010.8.15			4000	1	1
21	20	7000080	OO	1988.1.1		2	1.60	90		1	1	8000200	2010.8.1	2010.9.6			4200	0	1

②計算式（=，+，-，/，*，関数群）

③日数計算（日付関数）

④数字，文字変換（文字列操作関数）

⑤検索

⑥置換

⑦マーキング

⑧細分類【IF】

⑨高度な利用方法：IDチェック

⑩高度な利用方法：二つのデータベースの統合【VLOOKUP】

　本章にてデータベース管理を解説する目的で，**表40**（母データ），**表41**（児データ）の模擬データを作成した。**表40**は，15人の妊婦データ（単胎

表41　新生児データベース：C_data.xls

	A	B	C	D	E	F	G	H	I	J	K	L	M	N	O	P	Q	R	S	T
1	Num2	C_ID	C_name	In_Out	C_YMD	C_birthW	C_birthD	C_weight	C_sex	Ap1	Ap5	Um PH	C_dis	C_dis_c	NI-CU	Anom-aly	Anom-al_c	SGA	HGA	ND
2	1	8000010	AX	0	2010.1.1	38	0	2000	1	8	9	7.40	0		0	0				0
3	2	8000028	BX	0	2010.1.15	35	4	1800	0	8	9	7.38	0		0	0				0
4	3	8000036	CX	0	2010.2.1	34	0	2200	1	6	9	7.30	0		0	0				0
5	4	8000044	DX	0	2010.2.15	31	4	1800	0	4	7	7.25	1	RDS	1	0				0
6	5	8000051	DY	0	2010.2.15	31	4	1900	1	5	8	7.22	1	RDS	1	0				0
7	6	8000069	EX	0	2010.3.1	29	2	800	1	3	7	7.15	1	BPD, NEC	1	0				0
8	7	8000077	EY	0	2010.3.1	29	2	1500	1	4	9	7.25	1	TTN	1	0				0
9	8	8000085	FX	0	2010.3.15	26	6	600	0	3	6	7.40	1	RDS	1	0				0
10	9	8000093	FY	0	2010.3.15	26	6	650	0	3	6	7.40	1	RDS, ICH	1	0				0
11	10	8000101	GX	0	2010.4.1	25	0	500	1	1	5	6.90	1	RDS, BPD, NEC, ICH, PVL	1	0				1
12	11	8000119	GY	0	2010.4.1	25	0	550	0	2	6	7.20	1	RDS	1	0				1
13	12	8000127	GZ	0	2010.4.1	25	0	600	0	3	7	7.30	1	RDS	1	0				0
14	13	8000135	HX	0	2010.4.15	40	5	3800	1	0	0	−9.00	−9	IUFD	−9	0				−9
15	14	8000143	IX	0	2010.5.1	42	2	4500	0	8	5	7.35	1	MAS	1	0				0
16	15	8000150	JX	0	2010.5.15	39	2	3900	1	8	9	7.40	0		0	0				0
17	16	8000168	KX	0	2010.6.1	38	4	3700	0	8	9	7.45	1	RDS	1	0				0
18	17	8000176	LX	0	2010.6.15	37	6	3800	1	8	9	7.35	0		0	0				0
19	18	8000184	MX	0	2010.7.1	37	1	3700	0	8	9	7.40	1	RDS	1	0				0
20	19	8000192	NX	0	2010.7.15	35	4	4000	1	7	9	7.45	1	RDS	1	0				0
21	20	8000200	OX	0	2010.8.1	34	6	4200	0	6	9	7.30	1	TTN, Apnea	1	0				0
22	21	9000019	PX	1	2010.1.10	40	0	3200	1	1	2	6.80	1	低酸素性脳症, 痙攣	1	0				1
23	22	9000027	QX	1	2010.2.10	39	0	3000	0	9	5	7.40	1	MAS	1	0				0
24	23	9000035	RX	1	2010.3.10	38	0	2800	1	8	9	7.35	1	Apnea	1	0				0
25	24	9000043	SX	1	2010.4.10	37	5	2700	0	8	9	7.30	0		0	1	Ebstein奇形			0
26	25	9000050	TX	1	2010.5.10	38	1	2500	1	2	4	7.40	0		0	1	横隔膜ヘルニア			1
27	26	9000068	UX	1	2010.6.10	38	2	2700	0	3	6	7.35	0		0	1	横隔膜ヘルニア			0
28	27	9000076	VX	1	2010.7.10	39	0	3000	1	8	9	7.40	0		0	1	腹壁破裂			0
29	28	9000084	WX	1	2010.8.10	40	0	3200	1	8	9	7.45	0		0	1	口唇・口蓋裂			0
30	29	9000092	XX	1	2010.9.10	38	5	2800	1	8	9	7.40	1	発熱	1	0				0
31	30	9000100	YX	1	2010.10.10	39	5	3000	0	8	9	7.35	1	発疹	1	0				0

11人，双胎3人，品胎1人)である．①Num（母番号），②ID（母のカルテ番号），③Name（母氏名），④M_YMD（母の生年月日），⑤Age（母の年齢），⑥Parity（既往分娩回数），⑦BH（母の身長[m]），⑧Pre_BW（母の妊娠前の体重[kg]），⑨Pre_BMI（妊娠前のBMI），⑩F_count（胎児数），⑪F_num（児の順番），⑫C_ID（児のカルテ番号），⑬C_YMD（児の出生年月日），⑭

C_EDC(児の出産予定日)，⑮C_birthW(出産日：週)，⑯C_birthD(出産日：日)，⑰C_weight(児の出生体重[g])，⑱C_sex(児の性別，女児：0，男児：1)，⑲GDM(妊娠糖尿病の有無，なし：0，あり：1)の19変数が定義されたデータベースである。表41は，30人の児データであり，表40に示した15人の母親から出産した児20人のデータを含んでいるが，それに加えて，新生児搬送された単胎児10人のデータが同時に含まれている。①Num2(児番号)，②C_ID(児のカルテ番号)，③C_name(児の氏名)，④In_Out(院内出生・院外出生の別，院内出生：0，院外出生：1)，⑤C_YMD(児の出生年月日)，⑥C_birthW(出産日：週)，⑦C_birthD(出産日：日)，⑧C_weight(児の出生体重[g])，⑨C_sex(児の性別，女児：0，男児：1)，⑩Ap1(Apgar score 1 分値)，⑪Ap5(Apgar score 5 分値)，⑫UmPH(臍帯動脈血 PH)，⑬C_dis(児の合併症有無，なし：0，あり：1)，⑭C_dis_c(児の合併症の内容)，⑮NICU(NICU入院の有無，なし：0，あり：1)，⑯Anomaly(奇形の有無，なし：0，あり：1)，⑰Anomal_c(奇形の種類)，⑱SGA(SGAの有無，なし：0，あり：1)，⑲HGA(HGAの有無，なし：0，あり：1)，⑳ND(新生児死亡の有無，なし：0，あり：1，胎児死亡：−9)の20変数が定義されたデータベースである。総合周産期母子医療センターをはじめとして，産科，新生児を扱う医療機関では，母(妊婦)のデータベースと，新生児のデータベースが通常別々に管理されているので，新生児のデータを解析する場合などでは，両者のデータベースを統合して新しいデータベースを作成した後にデータ解析をする必要が出てくる。このような使い方を想定して今回の模擬データベースを作成してある。下線を引いたC_ID(児のカルテ番号)，C_YMD(児の出生年月日)，C_birthW(出産日：週)，C_birthD(出産日：日)，C_weight(児の出生体重[g])，C_sex(児の性別，女児：0，男児：1)の6変数が「共通変数」であるが，唯一C_IDのみがデータ統合の際に適切な「データ判別マーカー」になる。したがって，この共通変数は1データにつき必ず一つ決まるもの，すなわち固体を識別

できる固有の値でなければならない。このように，データの抽出，統合によく用いられるのが ID である。しかし，母のカルテ番号を「マーカー」にすると，品胎の場合 3 人の新生児がいるわけであるから，特定の新生児のデータを抽出できない。また，時期を変えて複数人出産している女性では，この場合も複数人の新生児がいるので，やはり，母の ID を用いると特定の時期に出産した新生児のデータを抽出できない。このような「1 対多」のデータ構造に対応するためには，何らかの方法で「多」を区別する「記号」を作成しておく必要がある。筆者が用いているのは，以下の方法である：個体識別のため，【出生年 & 分娩台帳番号（4 桁の数字）&_& 単胎・双胎・品胎の別（単胎：1，双胎：2，品胎：3）&_& 出生順】で作成される児番号を新たに合成する。例えば，2010 年の分娩台帳番号 500 番の単胎は，20100500_1_1 となり，2005 年の分娩台帳番号 1100 番の品胎の第 2 子は，20051100_3_2 となる。このようにして，個々の児を母体データベース上でも識別できるようにしている。なお，【&】（アンパサンド）は文字の結合に用いる関数である。また，文字は数字と区別するため"文字"のように，文字の両脇にダブルクォーテーションマークを挿入する。例えば，「今日は」と「天気だ」を結合する数式は，【"今日は" & "天気だ"】となる。

並べ替え（ソート）

　Excel のデータベース機能の一つに，並べ替え（ソート）がある。**表 40** について，児の出生体重別にソートするためには，『データ』→『並べ替え』をクリックし，『並べ替え』というボックスを表示させる。『最優先されるキー』に「C_weight」を選び，その横のチェックボックスの『昇順』をチェックすると，体重順にソートされる。通常ソート機能は，三つくらいの変数を組み合わせてその関係を調べるのに適している。その場合，『2 番目に優先されるキー』，『3 番目に優先されるキー』に目的とする変数を入れてソートすればよい。抄録を作成するだけであれば，わざわざ統計処理をしなく

ても，このソート機能を用いれば十分な場合も多い。

〇 計算式（＝，＋，－，/，*，関数群）

表40で，「Age」，「Pre_BMI」，「C_birthW」，「C_birthD」のデータ欄が空欄になっている。これらの変数はその他の変数から計算ができる。Ageは，【＝（C_YMD－M_YMD）/365.25：E2セル上の式は，＝（M2-D2）/365.25】で計算できる。Pre_BMIは，【＝Pre_BW/BH/BH：I2セル上の式は，＝H2/G2/G2】で計算できる。C_birthWの計算には特殊な関数である【INT】を用いる。【INT】は，指定した数値を超えない最大の整数を返す関数で，【INT（数値）】のように使用する。C_birthWは【＝INT（（280－（C_EDC－C_YMD））/7））：O2セル上の式は，＝INT（（280－（N2－M2））/7）】で計算される。C_birthDの計算にも特殊な関数である【MOD】を用いる。【MOD】は，数値を除数で割ったときの剰余を返す関数で，【MOD（数値，除数）】のように使用する。C_birthDは，【＝MOD（280－（C_EDC－C_YMD），7）：P2セル上の式は，＝MOD（280－（N2－M2），7）】で計算される。表42に計算結果を表示した。

〇 日数計算（日付関数）

Excelの日付関数は，1900年1月1日を1とし，その日からの通算日数を表すシリアル値を持っている。このため，Ageの計算でみたように，母の出生時から児の出生時までの日数は単純にその日付の引き算で表すことができる。したがって，1年365.25日とすれば，現在の母の年齢は簡単に計算できるわけである。同様に，分娩日が最終月経から何日目にあたるかは，【280－（C_EDC－C_YMD）】によって簡単に計算できる。ここでその日が，7進数で表現すると何番目に当たるか，その剰余がいくつかを考えれば，在胎週数日が計算できるわけである。

表42 母体データベース：M_data_ADD.xls

	A	B	C	D	E	F	G	H	I	J	K	L	M	N	O	P	Q	R	S	T	U	V	W	X
1	C_ID	Num	ID	Name	M_YMD	Age	Parity	BH	Pre_BW	Pre_BMI	F_count	F_num	C_YMD	C_EDC	C_birth WW	C_birth D	C_weight	C_sex	GDM	F_daicho	ID_2_7	ID_2_3	ID_1	Obesity
2	8000010	1	5999941	AA	1970.1.1	40.0	0	1.45	40	19.0	1	1	2010.1.1	2010.1.15	38	0	2000	M	1	20100001_1_1	599994	94	1	0
3	8000028	2	5999958	BB	1971.1.1	39.0	0	1.50	45	20.0	1	1	2010.1.15	2010.2.15	35	4	1800	F	0	20100002_1_1	599995	95	8	0
4	8000036	3	5999966	CC	1972.1.1	38.1	0	1.55	50	20.8	1	1	2010.2.1	2010.3.15	34	0	2200	M	0	20100003_1_1	599996	96	6	0
5	8000044	4	5999974	DD	1973.1.1	37.1	0	1.60	55	21.5	2	1	2010.2.15	2010.4.15	31	4	1800	F	0	20100004_2_1	599997	97	4	0
6	8000051	5	5999974	DD	1973.1.1	37.1	0	1.60	55	21.5	2	2	2010.2.15	2010.4.15	31	4	1900	M	0	20100005_2_2	599997	97	4	0
7	8000069	6	5999982	EE	1974.1.1	36.2	0	1.65	60	22.0	2	1	2010.3.1	2010.5.15	29	2	800	M	0	20100006_2_1	599998	98	2	0
8	8000077	7	5999982	EE	1974.1.1	36.2	0	1.65	60	22.0	2	2	2010.3.1	2010.5.15	29	2	1500	M	0	20100007_2_2	599998	98	2	0
9	8000085	8	5999990	FF	1975.1.1	35.2	0	1.45	65	30.9	2	1	2010.3.15	2010.6.15	26	6	600	F	0	20100008_2_1	599999	99	0	1
10	8000093	9	5999990	FF	1975.1.1	35.2	0	1.45	65	30.9	2	2	2010.3.15	2010.6.15	26	6	650	M	0	20100009_2_2	599999	99	0	1
11	8000101	10	6000004	GG	1980.1.1	30.2	1	1.45	50	23.8	3	1	2010.4.1	2010.7.15	25	0	500	M	0	20100010_3_1	600000	0	4	1
12	8000119	11	6000004	GG	1980.1.1	30.2	1	1.45	50	23.8	3	2	2010.4.1	2010.7.15	25	0	550	F	0	20100011_3_2	600000	0	4	1
13	8000127	12	6000004	GG	1980.1.1	30.2	1	1.45	50	23.8	3	3	2010.4.1	2010.7.15	25	0	600	F	0	20100012_3_3	600000	0	4	1
14	8000135	13	7000003	HH	1981.1.1	29.3	1	1.50	55	24.4	1	1	2010.4.10	2010.4.15	40	5	3800	M	0	20100013_1_1	700000	0	3	0
15	8000143	14	7000011	II	1982.1.1	28.3	1	1.55	60	25.0	1	1	2010.5.1	2010.4.15	42	2	4500	F	1	20100014_1_1	700001	1	1	0
16	8000150	15	7000029	JJ	1983.1.1	27.4	1	1.60	65	25.4	1	1	2010.5.20	2010.5.20	39	2	3900	M	0	20100015_1_1	700002	2	9	1
17	8000168	16	7000037	KK	1984.1.1	26.4	1	1.65	70	25.7	1	1	2010.6.1	2010.6.11	38	4	3700	F	1	20100016_1_1	700003	3	7	1
18	8000176	17	7000045	LL	1985.1.1	25.5	1	1.45	75	35.7	1	1	2010.6.15	2010.6.30	37	6	3800	M	1	20100017_1_1	700004	4	5	1
19	8000184	18	7000052	MM	1986.1.1	24.5	1	1.50	80	35.6	1	1	2010.7.1	2010.7.21	37	1	3700	F	0	20100018_1_1	700005	5	2	1
20	8000192	19	7000060	NN	1987.1.1	23.5	2	1.55	85	35.4	1	1	2010.7.15	2010.8.15	35	4	4000	M	1	20100019_1_1	700006	6	0	1
21	8000200	20	7000080	OO	1988.1.1	22.6	2	1.60	90	35.2	1	1	2010.8.1	2010.9.6	34	6	4200	F	1	20100020_1_1	700008	8	0	1

○ 数字，文字変換（文字列操作関数）

表 40 の「Num」，「C_YMD」，「F_count」，「F_num」を使って新生児を識別する番号を作成してみよう。例えば，「Num：1」は，2010/1/1 生まれの単胎であることがわかる。2010/1/1 から年を取り出す関数は，【YEAR】であり，この関数はシリアル値を年に変換した結果（1900～9999 年の範囲の整数）を返す。固体識別のため，【出生年＆分娩台帳番号（4 桁の数字）＆_単胎・双胎・品胎の別（単胎：1，双胎：2，品胎：3）＆_＆出生順】で作成される児番号を新たに合成してみよう。列 T に「F_daicho」なる変数を新しく作成する。F_daicho は，【＝TEXT（YEAR（C_YMD），"0000"）& TEXT（Num，"0000"）& "_" & TEXT（F_count，"0"）& "_" & TEXT（F_num，"0"）：T2 セル上の式は，＝TEXT（YEAR（M2），"0000"）& TEXT（A2，"0000"）& "_" & TEXT（J2，"0"）& "_" & TEXT（K2，"0"）】で計算される。

次に，7 桁の ID から①右から第 2～7 桁の数字を取り出すこと，②右から第 2～3 桁の数字を取り出すこと，③右から第 1 桁の数字を取り出すことをしてみよう。各々，①「ID_2_7」，②「ID_2_3」，③「ID_1」と表現し，U 列，V 列，W 列の第 1 行にこれらの変数名を入力する。ID_2_7 は，【＝VALUE（LEFT（TEXT（ID，"0000000"），6））：U2 セル上の式は，＝VALUE（LEFT（TEXT（C2，"0000000"），6））】で計算される。ID_2_3 は，【＝VALUE（MID（TEXT（ID，"0000000"），5，2））：V2 上の式は，＝VALUE（MID（TEXT（B2，"0000000"），5，2））】で計算される。ID_1 は，【＝VALUE（RIGHT（TEXT（ID，"0000000"），1））：W2 上の式は，＝VALUE（RIGHT（TEXT（B2，"0000000"），1））】で計算される。ここで，【VALUE】は，文字列として入力されている数字を数値に変換した結果を返す関数であり，【VALUE（文字列）】のように使用する。【TEXT】は，数値を書式設定した文字列に変換する関数であり，【TEXT（値，表示形式）】のように使用

する。なお，表示形式で"0000000"とすると0を含んだ7桁の数字が文字列として表現される。また，【LEFT】は，文字列の先頭から指定した数の文字を返す関数で，【LEFT(文字列，文字数)】のように使用する。【MID】は，文字列の任意の位置から指定された文字数の文字を返す変数で，【MID(文字列，開始位置，文字数)】のように使用する。【RIGHT】は，文字列の末尾(右端)から指定された文字数の文字を返す変数で，【RIGHT(文字列，文字数)】のように使用する。**表42**に計算結果を表示した。

● 検索

表40の症例Num：10(C_ID＝8000101)を**表41**で該当する患者がいるかどうか検索してみよう。まず**表40**のC_ID：8000101をCtrl＋Cによってコピーする。続いて，**表41**に移り，C_IDの存在するB列の「B」と表示されている部分をクリックすると，B列だけが暗く選択される。次に，『編集』→『検索』を選択すると，『検索と置換ボックス』が表示されるので，『検索する文字列』に先ほどコピーしておいた数値(文字)をCtrl＋Vによってペーストし，『次を検索』をクリックする。この時，余分なスペースが誤って挿入されていたら，削除しておく必要がある。該当する数字があるため，白抜きのセルが第11列で表示され，検索が終了する。

● 置換

表40の「C_sex」は0が女児で，1が男児であるが，区別がわかりずらい。そこで0→F，1→Mと変換してみよう。まず，**表40**のC_sexのあるR列の先頭をクリックし，R列全体を選択する。続いて『編集』→『置換』をクリックすると『検索と置換ボックス』が表示されるので，『検索する文字列』に「0」を，『置換後の文字列』に「F」を入力し，『すべて置換』をクリックする。同様に，『検索する文字列』に「1」を『置換後の文字列』に「M」を入力し，『すべて置換』をクリックする。これら2回の操作で，0と1は各々F

とMにすべて置換された。**表42**に置換した結果を表示した。

マーキング

「ID」に基づいてカルテを出した時に，**表40**の症例20がないことがわかった。そこで，IDが正しいかどうかを検証してみたところ，IDは7000080ではなく，7000086であることがわかった。正しい値に入力しなおし，その訂正したことがわかるようにマーキングを付けたいと考えた。このような場合，修正前は赤でマーキングしておき，修正後は水色に変えておけば，その部分が修正済みであることが一目瞭然である。

細分類【IF】

I2セルに作成した「Pre_BMI」の式をI3セルからI21セルまで，I2セルの右下隅を保持しながら下にドラックすると，計算式がすべてコピーされ，すべてのセルにおいてPre_BMIが計算され表示される。計算式をみるとわかるが，計算式で使用されたセル番号は，セルの位置によって自動的に変化している。このようなセル番号を相対セル番号という。これに対して，このようなコピー操作によってセル番号が変化しないようにしておくこともできる。この時使用するのが【$】マークであり，これをセル列，セル行の前に付けておくと「絶対セル番号」に変化し，コピー操作によっても番号数が変化しなくなる。

こうやって作成したPre_BMIを使って，X列に「Obesity」という新しい変数を作成してほしい。Obesityは，Pre_BMIが25.0未満の場合0を，25.0以上の場合1を当てはめることにする。この判別は，【=IF(Pre_BMI＜25.0, 0, 1)：X2セル上では，=IF(I2＜25, 0, 1)】で行う。【IF】は，指定された条件がTRUE(真)の時真の場合を返し，FALSE(偽)の時偽の場合を返す関数で，【IF(論理式, 真の場合, 偽の場合)】のように使用する。また，この【IF】はいくつでも【IF】を入れ子にすることができるので，複数の

条件によって場合分けをすることにも使用できる。X2セル上の計算式を，Pre_BMIで行ったように下にドラッグすれば，この判別式を再入力せず，X3〜X21まで一気に計算できる。**表42**に計算結果を表示した。

🔵 高度な利用方法：IDチェック

　先に示したように，症例20の「ID」は1文字数値を入力ミスしていた。このように，7桁のIDを転記する時，経験的に20〜50例に1例ほどIDの転記ミスが発生するようだ。IDが間違っていると，当然カルテが出ないので，データに不備が発生する。前もってこのIDが間違っていないかどうかを，事前に検証しておいたほうがよい。

　病院ごとに独自の方法で，IDの入力ミスを防ぐための方策が採られている。当院では，最初の2桁目から7桁目までが，来院した順番につけられるIDで個人を識別するための数字になっている。そして，最後の1桁目は，この2桁から7桁までの数字を組み合わせて計算させ求めた数字になっている。この7桁のうちの一つが間違っていると，正しいIDにならないので，電子カルテシステムで検索すると，カルテが存在しないという返事が返ってくる。

　筆者は，データベースを作成する時にこのIDの2〜7桁の数字を使って，1桁の数字が正しいかどうかを自動的にExcel上でチェックするシステムを構築した。おかげで，この10年間にわたり，カルテが出てこなかったという憂き目にはあっていない。

🔵 高度な利用方法：二つのデータベースの統合【VLOOKUP】

　最初に述べたように，SPSSにデータを移行して解析するには，複数あるデータベースを一つにしてから移行するのがよい。ここでは，**表41**で「SGA」と「HGA」を求める方法を述べる。まず，SGAかどうかを決定する

ためには，性別，初産・経産の別，そして在胎週数の情報が必要であり，これら三つの情報によって，SGA の cutoff 値が決まっている。HGA も同様である。**表 43** は，「Sex」（性別），「Parity」（初・経産の別），「Week」（在胎週数：22～41 週）別の「SGA_cut」（SGA の cutoff 値）と「HGA_cut」（HGA の cutoff 値）とを示したものである。ここでも，「Sex」は女児が 0，男児が 1 になっている。「Parity」は初産が 0 で，経産はすべて 1 となっている。一番左の数字は，【＝40＊Sex＋20＊Parity＋Week－21】で計算された数字になっている。

まず，**表 40** にある「Parity」を**表 41** に移したい。この準備のため，**表 40** の C_ID 列を切り取って，**表 40** の一番左列に移し変える（**表 42**）。この操作は，C_ID を探索マーカーとして使用するための必須操作である。この操作によって，Parity は左から数えて 7 番目の変数になった。**表 41** の U1 セルに「Parity」と入力し，U2 セルに【＝VLOOKUP(C_ID, 表 40, 7, FALSE：U2 セル上では，＝VLOOKUP(B2, [M_data.xls]母体データベース！A1：$×$21, 7, FALSE))】を打ち込めば，**表 42** の Parity が**表 41** の C_ID が一致する場所に転記される（**表 44**）。続いて，この Parity を 0 と 1 のデータに変化させる。V1 セルに「Parity2」と入力し，V2 セルに【＝IF(parity=0, 0, 1)：V2 セル上では，＝IF(U2=0, 0, 1)】を打ち込めば，初産は 0 に，経産は 1 に変換される（**表 44**）。そして，W1 セルに「Number」と入力し，W2 セルに【＝40＊C_Sex＋20＊Parity＋C_birthw－21：U2 セル上では，＝40＊I2＋20＊V2＋F2－21】を打ち込めば，**表 43** の左端の数字が計算される（**表 44**）。

次に，**表 41** と**表 43** を用いて，SGA かどうかを判断する。その際，SGA の判別値がわかっていればいいので，X1 セルに「SGA_cut」を入力し，X2 セルに【＝VLOOKPU(Number, 表 43, 7, FALSE)：X2 セル上では，＝VLOOKUP(W2, [SGA_HGA.xls]SGA_HGA!A1：G81, 7, FALSE)】を打ち込めば，SGA の cutoff 値を**表 43** から**表 41** へ転記できる（**表 44**）。

表43　SGA および HGA 早見表：SGA_HGA.xls

Number	Sex	Parity	Week	Median	HGA_cut	SGA_cut	Number	Sex	Parity	Week	Median	HGA_cut	SGA_cut
1	0	0	22	477	554	405	41	1	0	22	514	594	430
2	0	0	23	547	635	465	42	1	0	23	585	676	489
3	0	0	24	627	727	532	43	1	0	24	670	774	560
4	0	0	25	724	840	615	44	1	0	25	769	888	642
5	0	0	26	829	963	704	45	1	0	26	879	1016	735
6	0	0	27	945	1097	803	46	1	0	27	1002	1157	837
7	0	0	28	1071	1243	909	47	1	0	28	1135	1311	948
8	0	0	29	1206	1400	1024	48	1	0	29	1279	1477	1068
9	0	0	30	1350	1567	1146	49	1	0	30	1433	1655	1197
10	0	0	31	1502	1744	1276	50	1	0	31	1596	1844	1333
11	0	0	32	1663	1930	1412	51	1	0	32	1768	2043	1477
12	0	0	33	1814	2105	1540	52	1	0	33	1921	2219	1605
13	0	0	34	1981	2299	1682	53	1	0	34	2083	2406	1740
14	0	0	35	2173	2522	1845	54	1	0	35	2276	2629	1901
15	0	0	36	2375	2757	2017	55	1	0	36	2465	2848	2059
16	0	0	37	2576	2990	2188	56	1	0	37	2668	3082	2229
17	0	0	38	2763	3207	2347	57	1	0	38	2863	3307	2392
18	0	0	39	2925	3395	2484	58	1	0	39	3036	3507	2536
19	0	0	40	3052	3542	2591	59	1	0	40	3173	3665	2650
20	0	0	41	3133	3636	2660	60	1	0	41	3281	3790	2741
21	0	1	22	477	554	405	61	1	1	22	514	594	430
22	0	1	23	547	635	465	62	1	1	23	585	676	489
23	0	1	24	627	727	532	63	1	1	24	670	774	560
24	0	1	25	724	840	615	64	1	1	25	769	888	642
25	0	1	26	829	963	704	65	1	1	26	879	1016	735
26	0	1	27	945	1097	803	66	1	1	27	1002	1157	837
27	0	1	28	1071	1243	909	67	1	1	28	1135	1311	948
28	0	1	29	1206	1400	1024	68	1	1	29	1279	1477	1068
29	0	1	30	1350	1567	1146	69	1	1	30	1433	1655	1197
30	0	1	31	1502	1744	1276	70	1	1	31	1596	1844	1333
31	0	1	32	1687	1958	1432	71	1	1	32	1802	2082	1506
32	0	1	33	1897	2202	1611	72	1	1	33	2075	2397	1733
33	0	1	34	2138	2482	1816	73	1	1	34	2322	2682	1940
34	0	1	35	2340	2716	1987	74	1	1	35	2551	2947	2131
35	0	1	36	2549	2959	2165	75	1	1	36	2759	3187	2305
36	0	1	37	2763	3207	2346	76	1	1	37	2980	3442	2489
37	0	1	38	2993	3474	2542	77	1	1	38	3185	3679	2661
38	0	1	39	3188	3700	2707	78	1	1	39	3355	3875	2803
39	0	1	40	3280	3807	2785	79	1	1	40	3461	3998	2891
40	0	1	41	3361	3901	2854	80	1	1	41	3546	4096	2962

表 44 新生児データベース：C_data_ADD.xls

◇	Num	C_ID	C_name	In_Out	C_YMD	C_birthW	C_birthD	C_weight	C_sex	Ap1	Ap5	UmPH	C_dis	C_dis_c	NICU	Anomaly	Anomal_c	SGA	HGA	ND	Parity	Parity2	Number	SGA_cut	HGA_cut
1																									
2	2	8000036	CX	0	2010.2.1	34	5	2200	1	6	9	7.30	1		-9	0		0	0	-9	0	0	53	1740	2406
3	3	8000135	HX	0	2010.4.15	40	4	3800	1	0	7	-9.00	-9	IUFD	1	0		0	0	0	1	1	79	2891	3998
4	4	8000044	DX	0	2010.2.15	31	4	1800	0	4	8	7.25	1	RDS	1	0		0	1	0	0	0	10	1276	1744
5	5	8000051	DY	0	2010.2.15	31	4	1900	1	5	8	7.22	1	RDS	1	0		0	1	0	0	0	50	1333	1844
6	6	8000077	EY	0	2010.3.1	29	2	1500	0	4	9	7.25	1	TTN	1	0		0	1	0	0	0	48	1068	1477
7	14	8000143	IX	0	2010.5.15	42	2	4500	0	8	9	7.35	1	MAS	1	0		0	1	0	1	1	41	430	594
8	15	8000150	JX	0	2010.5.15	39	4	3900	0	8	9	7.40	0		0	0		0	0	0	1	1	78	2803	3875
9	16	8000168	KX	0	2010.6.1	38	2	3700	1	8	9	7.45	0		0	0		0	0	0	1	1	37	2542	3474
10	17	8000176	LX	0	2010.6.15	37	4	3800	1	8	9	7.35	1	RDS	1	0		0	0	0	1	1	76	2489	3442
11	18	8000184	MX	0	2010.7.1	37	1	3700	0	7	9	7.40	1	RDS	1	0		0	1	0	1	1	36	2346	3207
12	19	8000192	NX	0	2010.7.15	35	4	4000	1	8	9	7.45	1	RDS	1	0		0	0	0	2	1	74	2131	2947
13	20	8000200	OX	0	2010.8.1	34	6	4200	0	8	9	7.30	1	TTN, Apnea	1	0		0	0	0	1	1	33	1816	2482
14	1	8000010	AX	0	2010.1.1	38	0	2000	1	8	9	7.40	1	BPD, NEC	0	0		1	0	0	0	0	57	2392	3307
15	4	8000028	BX	0	2010.1.15	35	4	1800	0	8	9	7.38	1	RDS, ICH	1	0		1	1	0	0	0	14	1845	2522
16	6	8000069	EX	0	2010.3.1	29	2	800	1	3	7	7.15	1	RDS	1	0		1	0	0	0	0	48	1068	1477
17	8	8000085	FX	0	2010.3.15	26	6	600	0	3	6	7.40	1	RDS, BPD, NEC, ICH, PVL	1	0		1	0	0	0	0	5	704	963
18	9	8000093	FY	0	2010.3.15	26	6	650	1	3	6	7.40	1	RDS, BPD, NEC, ICH, PVL	1	0		1	0	0	0	0	5	704	963
19	10	8000101	GX	0	2010.4.1	25	0	500	1	1	5	6.90	1	RDS	1	0		1	0	1	0	1	64	642	888
20	11	8000119	GY	0	2010.4.1	25	0	550	0	2	6	7.20	1	RDS	1	0		1	0	1	1	1	24	615	840
21	12	8000127	GZ	0	2010.4.1	25	0	600	1	3	7	7.30	1	RDS	1	0		1	1	0	1	1	24	615	840
22	21	9000019	PX	1	2010.1.10	40	3	3200	1	1	2	6.80	1	低酸素性脳症, 痙攣	1	1		0					#N/A	#N/A	#N/A
23	22	9000027	QX	1	2010.2.10	39	0	3000	0	9	9	7.40	1	MAS	0	0		0					#N/A	#N/A	#N/A
24	23	9000035	RX	1	2010.3.10	38	0	2800	0	8	9	7.35	1	Apnea	1	0		0					#N/A	#N/A	#N/A
25	24	9000043	SX	1	2010.4.10	37	0	2700	1	3	7	7.30	1		1	0		0					#N/A	#N/A	#N/A
26	25	9000050	TX	1	2010.5.10	38	5	2500	0	2	4	7.40	0		0	1	Ebstein 奇形	0					#N/A	#N/A	#N/A
27	26	9000068	UX	1	2010.6.10	38	2	2700	1	3	6	7.35	0		0	1	横隔膜ヘルニア	0			1		#N/A	#N/A	#N/A
28	27	9000076	VX	1	2010.7.10	39	0	3000	1	8	9	7.40	0		1	1	横隔膜ヘルニア	0			0		#N/A	#N/A	#N/A
29	28	9000084	WX	1	2010.8.10	40	0	3200	0	8	9	7.45	0		0	1	腹壁破裂□唇・□蓋裂	0			1		#N/A	#N/A	#N/A
30	29	9000092	XX	1	2010.9.10	38	5	2800	1	8	9	7.40	1	発熱	1	0		0					#N/A	#N/A	#N/A
31	30	9000100	YX	1	2010.10.10	39	5	3000	0	9	9	7.35	1	発疹	0	0		0					#N/A	#N/A	#N/A

R2 セルに,【=IF(C_weight＜SGA_cut, 1, 0):R2 セル上では,=IF(H2＜X2, 1, 0)】を打ち込めば,SGA は 1 に,非 SGA は 0 に分類される(表44)。HGA については,読者諸氏が独力で挑戦してほしい。

ここで,表 41 の症例 21〜30 については,SGA と HGA の判別ができないことに気づく。母の Parity 情報が欠如しているためである。したがって,元々の児のデータベースには,母親の Parity 情報をあらかじめ入力しておいたほうがいいことがわかる。特に,このデータベースに含まれる新生児搬送症例の場合は,後から母親のデータを取得しようとしても他施設へ問い合わせなければならず,必要な情報を利用することが困難になる。

○ Excel 2003 から PowerPoint 2003 へのオブジェクトデータの移行,および変形操作

> 図 39A〜C は,web サイトからダウンロードして利用できます→詳細は巻末綴じ込みへ

表 44 を利用して,在胎週数と出生体重の関係を散布図で示し,AGA は○で,SGA は●で,そして,HGA は▲で表示させてみよう。まず,SGA と HGA の二つの変数を同時に用いて昇順でソートをかける。次に,『挿入』→『グラフ』をクリックし,『グラフウィザード-1/4-グラフの種類ボックス』を表示させ,『グラフの種類』から『散布図』をクリックする。『形式』は一番上部のものでよい。『次に』をクリックすると,自動的になにやらグラフが現れるが,これは無視して,『系列』タグをクリックし,『系列』に表示されているものをすべて『削除する』。『追加』ボタンをクリックし,『名前』にAGA と入力し,『X の値』に AGA に該当する在胎週数の F2〜F3 を選択し,『Y の値』に AGA に該当する児体重の H2〜H3 を選択する。次に,『追加』ボタンを押し,『名前』に SGA を入力し,『X の値』に SGA に該当する在胎週数の F14〜F21 を選択肢,『Y の値』に SGA に該当する H14〜H21

を選択する。続いて，再度『追加』ボタンを押し，HGA についても同様に処理する。『完了』ボタンを押したらカラーグラフが自動で表示されるが，白黒データにするために，グラフ上で AGA のマークをダブルクリックすると，『データ系列の書式設定』が表れるので，『マーカー』→『指定』：『スタイル』を○に，『前景』を黒塗りに，『背景』を白塗りにして，そして『サイズ』は 5→12 ポイントへ変更する。次に，グラフ上で SGA のマークをダブルクリックして，同様に『スタイル』を○に，『前景』を白塗りに，『背景』を黒塗りにすれば，○は●に変換される。『サイズ』は，12 ポイントと大きくしておく。最後に HGA について，『スタイル』を△に，『前景』を白塗りに，『背景』を黒塗りにすれば，△は▲に変換される。同様に，『サイズ』は，12 ポイントにしておく。デフォルトの背景は灰色になっているので，『背景』をダブルクリックして，『領域』を『なし』にすれば，背景は透明になる。凡例が表示されているが，論文では Legend で説明するので削除しておく。『グラフ』→『グラフオプション』を選択し，『グラフオプションボックス』を表示させる。『X/数値軸』に「在胎週数」を，『Y/数値軸』に「出生体重(g)」を入力する。

　ここまで，Excel で作成した後，単純にこのグラフをコピーしてしまうと，写真形式でコピーされるので，PowerPoint 上でデータの加工ができなくなる。そこで，作成したグラフをクリックして選択し，シフトキーを押しながら『編集』をクリックすると，これまではみえなかった，『図のコピー』が現れるので，これをクリックする。すると『図のコピーボックス』が現れるが，『外観』は『用紙に合わせる』を選択して，OK を押す。そして PowerPoint を立ち上げ，白紙のスライドへコピーする。こうして PowerPoint 上に移したグラフが図 39A である。これをグループ解除して，余分な枠線を取ったものが図 39B である。そして最後に，文字サイズを大きくし，数字を間引いて見やすくしたのが図 39C である。このように，写真でなくグラフィックデータとして PowerPoint に持ってくれば，とても見

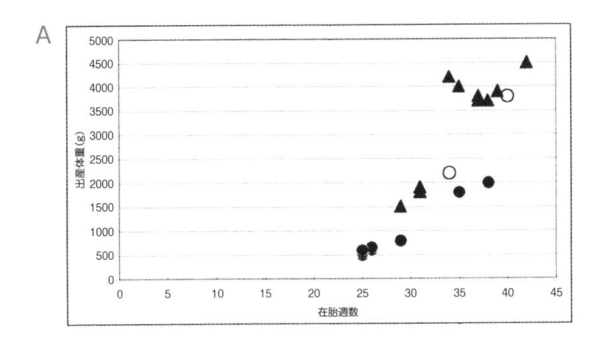

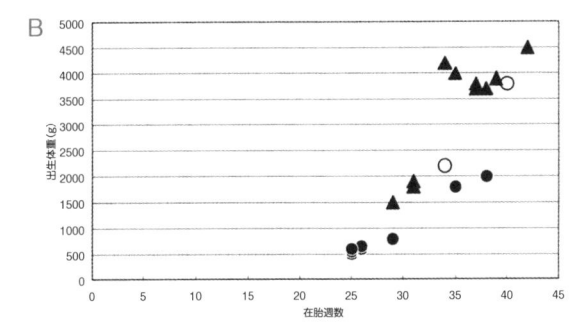

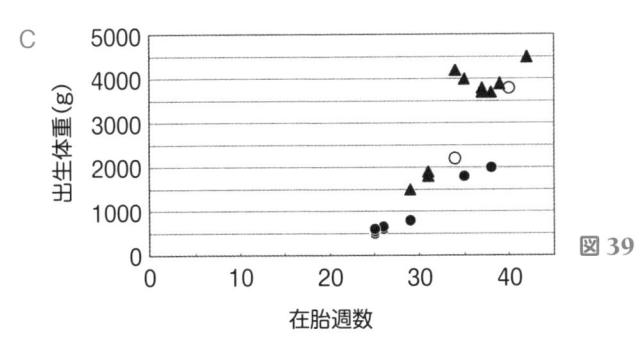

図39 Excel 2003 から Power-Point 2003 へのオブジェクトデータの移行,および変形操作

栄えのよいグラフに加工することができる。

最後に

　データベースの管理は，個人，部署，企業によって実にさまざまなソフトが使用されている。この中で Excel を取り上げたのは，現在ではどの部

Excel をデータベースとして利用しよう　251

署でもほとんど Microsoft Office が使用されていてアクセスが容易であること，そして，Excel の持つ多機能性と SPSS との相性がよいことが主な理由である．入力も工夫をすれば十分 Excel で入力が可能である．例えば，血圧レベルを至適血圧（SBP＜120 かつ DBP＜80，0 に分類），正常血圧（SBP＜130 かつ DBP＜85，1 に分類），正常高値血圧（SBP＜140 かつ DBP＜90，2 に分類），高血圧（SBP≧140 または DBP≧90，3 に分類）の 4 群に分類する場合，第 1 行に表示されている「血圧レベル」のセルを拡大し，『セル書式の設定』の『配置』を『文字制御：折り返して全体を表示する』にチェックを入れて，「血圧レベル：SBP＜120 かつ DBP＜80，0 に分類），正常血圧（SBP＜130 かつ DBP＜85，1 に分類），正常高値血圧（SBP＜140 かつ DBP＜90，2 に分類），高血圧（SBP≧140 または DBP≧90，3 に分類）」と変更して最初に表示してしまえば，File Maker や Microsoft Access などの本格的なデータベースと遜色ないくらい容易に分類数値を入力できる．

　今回取り上げなかったが，実は Excel は強力なマクロ関数を持っているため，システムエンジニアなどの高度なプログラム知識を有している人とタッグを組むと，データ入力やデータ処理に要する時間を一気に改善できる．筆者らは，オムロン社のシステムエンジニアと共同で，家庭血圧データをパソコンに取り込み，自動的に，在胎週数ごとの血圧平均値を計算させるソフトを開発した（未発表データ）．

　今から 20 年前に，dBASEIII に取り組み，データ入力，データベース作成に奔走した時代がうそのようである．本当に今は，データ処理について誰でも簡単にデータ分析ができる時代になったものだと，これまでに筆者がコンピュータやソフトにつぎ込んだ膨大な費用を思い返しながら，感慨にふけっている．せっかくこのような便利な時代になったのであるから，そして時代も evidence based medicine（EBM）の時代に突入しているのであるから，皆さんには，単に EBM の利用者にとどまることなく，臨床の中で感じた疑問を解決するために，ぜひ臨床研究を企画してほしい．

研究する 10

ランダム化比較試験を計画する
山田 浩

　ランダム化比較試験(randomized controlled trial：RCT)は人為的な介入を伴う臨床試験であり，その目的は仮説の検証である。新薬の製造販売の承認申請のために行われる治験では検証を目的とした試験での成績が求められるため，頻繁に用いられる試験デザインとなっている[1]。そのため，治験責任医師や分担医師として治験に携わった経験があれば，RCTは身近なものとして捉えられるであろう。質の高い臨床研究といえばRCTと誰もが答えるように，RCTはEBM(evidence-based medicine)におけるエビデンスレベルが(RCTを集積したメタアナリシスを除けば)最も強い。製薬会社ならずとも臨床研究を行う者にとってRCTを実際に計画することは，エビデンスの創生に大きく貢献し，大変魅力的でやりがいのあることである。しかし一方で，RCTは介入を伴う実験的な研究であることから，試験の科学性，倫理性，信頼性を十分確保して計画を立てる必要がある。

　以下，本章ではRCTを計画する上で基本的となる事柄について述べていくこととする。なお，RCTの手順や実施上の留意点については，CONSORT声明(2010年改訂)に具体的に記載されているので，参考にしてほしい[2]。

◉ RCTのメリットとデメリット

　RCTを計画するにあたって，まず，なぜRCTはエビデンスレベルが強いのかを，観察研究との比較で考えてみよう。観察研究は，人為的な介入を伴わず自然的な環境を用いて研究を行うため，一般的に対象者の母集団からの無作為性が保ちにくい。例えば，病院によって異なった患者が訪れる状況では，一つの病院で得られた観察研究の結果が他の病院で同じよう

に得られるとは限らない。観察研究では対象者の背景が均一でないことにより交絡が生じやすく、また比較する例数も偏りやすい。さらに転院，死亡など，症例の欠落，データの欠落も生じやすい。一方，RCTはランダム割付し厳格な追跡を行うことで，観察研究で起こり得るこれらの問題点を克服できるメリットがある。すなわち，生物統計学でいうところの，内的妥当性（比較可能性：comparability）を確保することができる。

　しかしRCTにはデメリットも存在する。有効性や安全性を正確に評価するために選択・除外基準で対象者を厳密に選ぶため，対象となる症例が限られてしまう。その結果，目標症例数に到達するまでの期間が長くかかり，研究期間を延長することが，しばしばある。また有害事象の発生が高い介入や，比較対照として薬効成分の含まれないプラセボ（placebo）が使用される場合には，倫理的な配慮が非常に重要となる。例えば，（現実にはあり得ないことであるが）妊娠中の女性に喫煙，アルコールの介入を行うといったような場合には，母体や胎児に対する安全性が問題となる。このような場合は，禁煙教育の介入試験など，有害な曝露を除去するデザインに変更が必要となる。また，評価項目（エンドポイント）においては，真のエンドポイントの設定が倫理的にハードな場合には，代替エンドポイントに変更せざるを得ないこともある。例えば真のエンドポイントとして心血管死が重要であったとしても，倫理的な配慮から代替エンドポイントの血圧値の変動を採用する場合がある。さらに，長期投与の安全性が懸念される場合には，長期的な介入ではなく追跡期間を短くしたデザインとせざるを得ないことも起こり得る。同様に安全性の問題から，重症な患者や肝・腎・心機能の低下している患者は除外され，適用すべき集団が限定される。財政面でも，人的・物的に費用が嵩みやすい。以上のメリットとデメリットを考慮し，RCTの必要性を十分に見極めて，計画を考える必要がある。

研究チーム編成の重要性

　RCTは研究の質を上げるため，ランダム割付や二重盲検法といった手法を用いる。ランダム割付や二重盲検法を実施するには，実際に介入行為を行う者とは別の担当者がいることを前提としている。つまり，RCTは研究者が1人で行うのは不可能なデザインであり，研究チームを編成し，役割分担しながら行うものである。

　チームを構成するメンバーは，主任研究者を柱として，医師，薬剤師，看護師，臨床検査技師といった医療スタッフ，さらに臨床研究をコーディネートするCRC（clinical research coordinator）の存在も欠かせない。症例数確保のため多施設共同研究となれば，各施設のスタッフがチームの一員となってくる。一方データを管理する側では，割付を適正に行う割付担当者，データの信頼性をチェックするモニタリング担当者，データを統計解析ができる形にクリーンアップするデータマネージャー，統計解析を行う生物統計家も重要な役割をもつ。さらに試験実施中の効果や安全性を監視し，必要があれば試験を途中で中止する役割をもつ「効果安全性評価委員会」といった組織も必要となる。このような多種多様なスタッフが目的や情報を共有し，連携・補完し合いながら，それぞれの専門性を生かして役割を分担していくわけである。

　このように書くと，「RCTを自主的に計画するのは大変だ。治験のように企業に任せたほうが無難」と，計画することを敬遠してしまう研究者もいるかもしれない。そのような研究者にとって朗報がある。最近，国をあげての治験を含めた臨床研究の基盤整備が進んでいる。大学病院や治験中核・拠点病院を中心に，CRCを人員配置した臨床研究支援部門の設置や，多施設共同研究を行うための臨床研究ネットワークの構築が進み，RCTを支援する環境が育ちつつある。また，RCTを計画するということは，いかに研究チームのコーディネーションを円滑に行うかを考えることでもあ

る。この考え方は，チーム医療の推進で必要な要素と大変よく似ている。チーム医療の考え方を臨床研究に応用すると考えて，ぜひ，RCT を支援する部門と連携して企画運営を進めていただきたい。

ランダム化（無作為化）と盲検化（遮蔽化）の方法

ランダム化（無作為化）とは，どの群になるのか予測できないように，偶然により，それぞれの群へ割り付ける過程をいう。ランダム化により，介入群へ被験者を割り付ける際のバイアスを防ぐことができ，群間の比較可能性を保たせることが可能となる。統計学的用語でいえば，「系統誤差」から「偶然誤差への転化」を行い，研究の質を上げることにつながる。

ランダム割付の方法には，割付確率が試験期間中一定である静的割付と，一定でない動的割付がある[3]。静的割付でよく用いられるのは，「置換ブロック法」であり，施設などの割付調整因子で層別が必要な場合は「層別置換ブロック法」が用いられる。動的割付では，最小化法，壷モデル法などが用いられる。ここで割付の仕方を「置換ブロック法」を例にあげて説明すると，

1) 登録された被験者を，まず一定の症例数（ブロックサイズ）の塊（ブロック）に分ける。ここでは，1 ブロック 6 例と仮定する
2) コンピュータ等で乱数を発生させ，ランダムに割付の組合わせ（A または B）を決める（1 ブロック 6 例の場合：AAABBB，AABABB，AABBAB，…）
3) ブロックごとに組合わせを選択し，被験者を順に，それぞれの群に割り付ける

以上の過程が，介入を実際に行う施設とは別の場所で割付責任者により実施される。なお以前は静的割付の「封筒法」が使われたこともあったが，介入を行う施設内で封筒を開封することから試験の信頼性が損なわれる可能性があるため，現在ではほとんど行われなくなっている。

盲検化(blinding)/遮蔽化(masking)とは，薬効評価に対する偏りを避ける目的で，臨床試験に参加する単数または複数の当事者が，試験方法の割付について知らされないようにする措置をいう。誰を盲検化するかにより，被験者のみの場合を単盲検，被験者に加えて医師，CRCなどの評価・データ収集者も盲検化すれば二重盲検，さらにデータ解析者まで盲検化すれば三重盲検となる。Lancet や New England Journal of Medicine などインパクトファクターの高い雑誌に掲載されるRCTは，たいてい三重盲検まで行い試験の質を高めている。なお特殊な盲検化のタイプとして，エンドポイントの評価の段階のみを盲検化する方法に，PROBE 法(prospective, randomized, open-labeled, blinded endpoints study)がある。この場合は，被験者，医師，CRCなどは盲検化していないことに注意する必要がある。

RCTの計画における研究実施計画書(プロトコル)作成の重要性

RCTの計画は，研究テーマ(クリニカルクエスチョン)の発案から始まり，研究チームを編成して実施計画書(プロトコル：protocol)を作成し，倫理委員会の承認を受けた後に試験を開始し，データを収集・解析を行い，その結果を公表するといった一連の流れを具体化することにある(図40)。その具体化された流れは科学的な文書としてプロトコルに集約されるので，RCTの計画においては，プロトコルの作成が重要な位置を占めている。

プロトコルとは，臨床研究の目的，デザイン，方法，統計学的考察および組織等について記述した文書であり，研究の科学性，倫理性，信頼性を保証するための最も重要な拠りどころとなる。プロトコルの記載方法は規定されたものはないが，治験で用いられるICH-GCPガイドラインは作成の参考になる[4]。プロトコルに記載すべき項目は通常，試験の科学性，倫理性，信頼性にかかわる内容に分かれている(表45)。

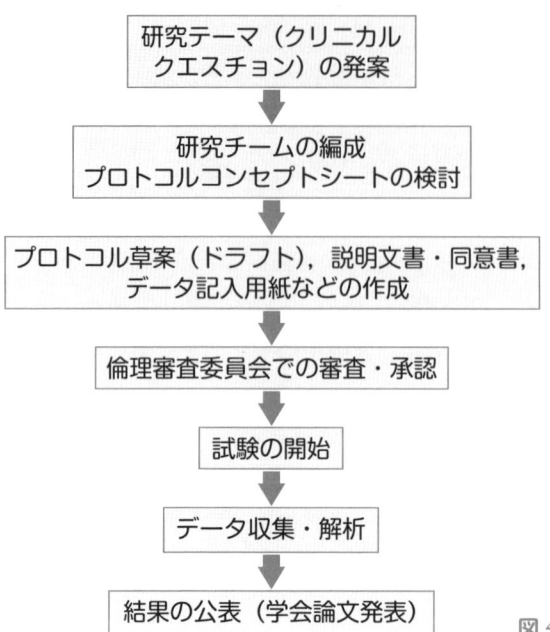

```
研究テーマ（クリニカル
クエスチョン）の発案
        ↓
研究チームの編成
プロトコルコンセプトシートの検討
        ↓
プロトコル草案（ドラフト），説明文書・同意書，
データ記入用紙などの作成
        ↓
倫理審査委員会での審査・承認
        ↓
試験の開始
        ↓
データ収集・解析
        ↓
結果の公表（学会論文発表）
```

図 40　RCT の研究計画の流れ

　すでに述べたように，RCT は研究チームを編成し役割分担しながら行う。プロトコルは研究に関与する者すべてが目的や方法を共有し，長い研究期間においても本筋を見失わないために，必要不可欠なものである。そのためプロトコルの作成にあたっては曖昧な表現を避け，論理的に筋道を立て，かつ具体的に記載しなければならない。

　それでは，プロトコルが曖昧だとどのようなことが起こり得るのだろうか？　プロトコルの記載が不明確だと実施手順が曖昧となり，測定データがばらついてしまう。その結果，信頼性あるデータが得られず，意味のある結果を導けなくなる，つまり研究が失敗してしまうことになりかねない。研究が失敗するとどうなるか？　RCT を計画した者に加え，共同研究者，協力者の時間と労力が無駄になる。資金も無駄になる。さらにそれだけではなく，参加をお願いしたボランティア（被験者）に対して不必要な危険に

表 45　プロトコルの構成（概略）

（表題，目次，略語）
1. 要約
2. 背景（緒言）
3. 研究の目的
4. 研究デザイン
5. 被験者の選定方法（選択基準，除外基準）
6. 試験薬の概要，処方，調剤，服薬アドヒアランス管理手順
7. 併用禁止薬，制限薬の特定
8. 試験の方法：評価項目の内容と評価方法，検査スケジュール，逸脱項目（検査許容範囲等）の設定
9. 統計学的手法：解析対象集団，症例数設計，解析の具体的な方法
10. インフォームドコンセントの手順
11. 健康被害（有害事象）への対応，補償の内容
12. モニタリング，監査手順
13. 結果の公表・利益相反
14. 研究実施体制
15. 参考文献

曝したことになってしまう[4]。

　一方，プロトコルが厳しすぎるとどうなるだろうか？　その場合は，正確さを期するあまり医療現場の現状に合わず，研究が実施できなくなってしまう可能性が起こる。そのような事態を防ぐためには，プロトコル作成者と，研究を実際に実施する施設の共同研究者が一緒になって，実施可能性を考え計画を練る必要がある。

9 プロトコル作成の前にコンセプトシート（概要）の検討が必要

　プロトコルの作成は通常，数カ月以上かかる多大な労力を要する作業となる。そこで，プロトコル作成の前に，研究の中心メンバーによるコンセ

プトシート(概要)の検討が行われる。コンセプトシート(概要)とは，研究の背景，目的，具体的方法，対象，被験者数，期間など，欠くことのできない重要な骨子のみ(プロトコルのエッセンス)を数枚にまとめたものである。RCTを計画するにあたっては，コンセプトシートを作る段階から，研究の中心メンバーが集まることが重要である。コンセプトシートを最初に作る理由は，プロトコルをすべて仕上げてから決定的な不備がみつかりゼロから作り直すというのは多大な負担がかかるからである。プロトコル作成を効率よく行い，労力と時間の無駄を省くために，コンセプトシートの検討は欠かせない。

コンセプトシートには，研究を企画するための以下の具体的な内容を盛り込むようにする。

1) 背景と目的：対象となる疾患の現状，標準治療成績を示し，これから試そうとしている治療(介入)の可能性について理論的根拠を提示する。その上で，明確な目的を文章として表す。仮説を具体的に明記し，評価項目(主要・副次エンドポイント)を何にするか決定する。
2) バイアスをコントロールする方法(ランダム割付，層別，二重盲検など)についてあらかじめ決定する。
3) 選択・除外基準，診断基準，ステージなどを標準化して示す。
4) 治療(介入)の詳細と追跡方法(評価項目・評価方法)などを標準化して示す。
5) 予測される有害事象に対する対処法(治療の変更など)を明確化する。
6) 仮説を証明するのに必要かつ十分なサンプルサイズを設定する。
7) データ収集・保存方法を設定する。
8) 研究組織と役割分担を明確化する。

なおコンセプトシートの作成にあたっては，研究チームの主要メンバーにより，RCTを立案するに至った「背景」と「理論的根拠」，そして「目的」を，まず最初に十分に吟味しておく必要がある。すなわち，今までにどこまで

がわかっていて，何がわかっていないのか。今回の RCT の目的として，何をどこまで明らかにしたいのか。さらに，目的としたものが明らかにされることによって，将来人々に恩恵を与える可能性（社会的な貢献）があるのかといったことが重要となる。RCT は多くの人々が研究に関与して行われるため，その人々が研究の必要性を納得し目的を共有しなければ，よい協力体制を敷くことは難しい。したがって主任研究者は，RCT を発案する大前提として，この背景と目的の部分を，コンセプトシートの段階で研究チームの主要メンバーから賛同を得ておかなければならない。もし賛同が得られないようであれば，その RCT が成功する筈はないので，研究テーマの修正を考えたほうが無難である。

９ プロトコル草案（ドラフト）作成から試験の開始まで

コンセプトが固まったら，次はプロトコル草案（ドラフト）の作成に入る。プロトコルのドラフトができた段階で，研究の中心メンバーに再度検討してもらう。この時点ではプロトコルのみでなく，説明文書・同意書（informed consent form：ICF），データ記入用紙（case report form：CRF）も完成させておく。その後，プロトコル，ICF，CRF ほか関連書類を参加施設の倫理審査委員会に提出し，審査を受ける。必要に応じて政府の審査機関，あるいは独立した作業部会，学会，スポンサーに提出し，審査を受ける。治験のように新薬申請などが絡む場合は，厚生労働省への申請も必要である。倫理審査委員会の承認後はいよいよ試験開始の運びとなるが，その前に臨床試験の事前登録も行っておく必要がある。また研究実施施設の関係スタッフとスタートアップミーティングを開き，CRF の記入方法，薬剤確保・管理の手順，被験者の参加の流れなどを十分検討し，検体採取時期の逸脱や測定もれなどが生じないように検討しておく。また万が一の有害事象の発生に備え，有害事象や補償への対応の手順も確認しておく。試験の開始前にこれらの手順を明確化しておくことで，研究チームが協働し

て試験を遂行でき，科学性，倫理性，信頼性を確保した RCT が実施可能となる。

文献

1) 山田 浩：臨床研究の基礎知識．Clinical Research Professionals 6：44-48, 2008
2) Schulz KF, Altman DG, Moher D：CONSORT Group：CONSORT 2010 statement：updated guidelines for reporting parallel group randomized trials. Ann Intern 152：726-732, 2010
3) 大門貴志：生物統計学．中野重行監修，小林真一，山田 浩，井部俊子編．創薬育薬医療スタッフのための臨床試験テキストブック，メディカル・パブリケーションズ，東京，pp269-275, 2009
4) 内田英二：臨床試験実施計画書の作り方．中野重行監修，小林真一，山田 浩，井部俊子編．創薬育薬医療スタッフのための臨床試験テキストブック，メディカル・パブリケーションズ，東京，pp78-83, 2009

論文を書く

1 なぜ直されたの？　その日本語—うまい論文日本語 14 のコツ　その 1
2 なぜ直されたの？　その日本語—うまい論文日本語 14 のコツ　その 2
3 投稿の準備—雑誌選択，共著者の役割，倫理面クリア
4 タイトルを決める—タイトルは命がけ
5 Introduction—三段論法と書き方 10 のコツ
6 Materials & Methods の書き方—17 のチェックポイント
7 Discussion を単純明快に書くコツ
8 うまい症例報告の書き方
9 論文の structure「どこに何を書くか」の決まり

論文を書く 1

なぜ直されたの？ その日本語
うまい論文日本語14のコツ　その1

松原 茂樹

例文　どこがおかしいですか？

> 腹痛にて来院。精査を施行し，子宮外妊娠の診断となる。大至急，輸血を日赤センターから集めて開腹手術となった。

　筆者の勤務する研究室の，優秀なシニアレジデントの症例報告からそのまま抜き出してきた。一見，きれいに書けているようだが，おかしな文章である。どこがおかしいか？　「にて」「来院。」「施行し」「となる」「大至急」「となった」の6カ所がおかしい。なぜおかしいか，をこれから解説していく。

　以下は「原則」である。「原則」破りをしているのに，できあがった論文は「うまい」ことはよくある。また，ベテランは文意を強調するために「原則」をわざとはずす。だから，以下の「原則」に合致しない文章が諸家の論文中に登場しても，それが悪文というわけでは決してない。ただ，初心者は「原則」を知っておくほうがよい。それを律儀に守り通す必要はない。できあがった論文をみ,「原則」破りだと認識した上でその表現を採用することは，もちろんよい。そのような観点で以下を読み進めていただきたい。

スローガン：医学「業界用語」を撤廃しよう！

　不特定多数の読者を想定した文章を作成する時には，できる限りわかりやすい平易な日本語を使うべきである。
　①簡単明瞭で，②疑義を生じさせず，③短時間で著者の意図が伝わる，

この三つを備えていればわかりやすい平易な日本語だといえる。記述内容が専門外の頭にもすっと入ってきて，かつ，文章にクセがない。「読んで気持ちのよい日本語：comfortable Japanese」なら，なおさらよい。

　医学論文には，独特の言い回しが存在する。これが医学「業界用語（松原命名）」である。例文の「腹痛にて来院。精査を施行し，子宮外妊娠の診断となる。」の類である。「業界用語」を使ってはいけない。おそらく，昔の論文中に記載されていた「一見格調高い医学日本語」が模倣され，「業界用語」が定着してしまったのだろう。「天気晴朗なれども浪高し」が現代文に闖入してきたような違和感を覚える。

　「業界用語」を排除する必要がある。医療は，医療者だけのものではなく，公共財である。今後，医療は社会に向かってますます開かれていく。医療関係者以外が医学論文を読むチャンスが格段に増加していくだろう。医療者仲間内だけで流通している言葉で書かれたものは，関係者以外の目に奇異に映る。誰に読まれても，疑義を与えない平易な日本語で記述されたものがよい。新聞記事に使用されている言葉で記述するのが無難であり，最もよい。

　なぜ業界用語を使ってはいけないのか，その理由がわからなければ，業界用語は使われ続けるだろう。説き起こしていく。

1）「にて」を使わない

腹痛にて来院→腹痛を主訴に来院

　「腹痛にて」の「にて」は「理由に：due to, because of」の意味である。「救急車にて来院した」なら，救急車を主訴に来院するわけがないから，もちろん「救急車搬送されて」という意味だ。病院への移動手段を「にて」で表現している。では「無銭にて受診した」と，こんな表現はないのだが，もしもこう書かれていたらどうだろう？　「料金を払わなくても診察してくれる病院だから」とも解釈できるし，「無銭で栄養失調なのかな」と推察する読者

も出てき得る。あいまい表現の代表が「にて」である。「ぼかし」表現である。「ぼかし」はフェアでない。明快でない。

「クーパーにて切開」と書かれるが，この場合には「クーパーを用いて：by use of, using」と書かれるべきだ。「メールにて連絡」ときたら，これは同じく「用いて」だが，英語ならば by use of でなく「via：を通じて，で」となる。「強度癒着にて，腹膜外アプローチ」の場合には「強度癒着を認めたので，腹腔外アプローチ」とやはり due to とか in the face of（予想外なことに癒着に直面したので）と時間の流れも言外ににおわせた due to, because of を意味するわけだ。

「にて」は「何でもござれ」で，意味が特定できない。だから，「にて」を使うと，曖昧表現になってしまう。医学業界以外の状況を少しだけ想定いただきたい。「にて」の奇異さが際立つだろう。「今日は自転車にて来たよ」「今，空腹にてマクドナルドに入りましょう」などとは決していわない。「にて」に代わる表現が必ずみつかるはずだ。極論すれば「にて」を永久追放してもかまわない。医師国家試験問題では「にて」は意味不明瞭であるとして，使用禁止である。

> 腹痛にて来院→腹痛を主訴に来院

ここを直したもとの文章は，

> 腹痛を主訴に来院。精査を施行し，子宮外妊娠の診断となる。大至急，輸血を日赤センターから集めて開腹手術になった。

まだ 5 カ所がおかしい。

2）体言止めを多用しない

> 腹痛を主訴に来院。→腹痛を主訴に来院した。

このように，新聞記事のように書くべきである。「腹痛にて来院」の文意に疑義はない。が，体言止めが連続 3 回も繰り返されると，読者は不愉快

で落ち着かなくなり，内容に集中できなくなってしまう。

　体言止めオンパレードの雑誌記事をみたことがある。「ベランダにお花。お友達もご満悦。A子さんも大満足。愛犬も大はしゃぎ。」　おかしい。

　「腹痛にて受診。緊急腹腔鏡を施行。子宮外妊娠と診断。」電報のようで奇異である。体言止めを全部排除する必要はない。ただ，多用すべきではない。体言止めの使用は以下三つの場合に限られる。ここ一番，文意を強調したい時，語尾を変化させて単調さを避けたい時，それに abstract 文字制限のために泣く泣く使用する時，である。語尾の 1/3 が体言止めで構成されるような論文はあり得ない。論文を通じて体言止めは一つも使用せずともよい。

　「体言止め」を除去するとこうなる。

| 腹痛を主訴に来院。→　腹痛を主訴に来院した。 |

　ここを直したもとの文章は，

| 腹痛を主訴に来院した。精査を施行し，子宮外妊娠の診断となる。大至急，輸血を日赤センターから集めて開腹手術になった。 |

　まだ 4 カ所おかしい。

3)「精査を行った」「輸血を施行した」
　　→　「精査した」「輸血した」

　「動詞正々堂々の原則」と命名した。重要点である。

　立派な動詞があるのに，それをわざわざ名詞化して，それに「行う」「施行する」を付ける，のをやめること。

| 検査を行った　→　検査した |
| 解析を施行した　→　解析した |
| 検討を行った　→　検討した |
| 輸血を施行した　→　輸血した |

```
切開を行った    →    切開した
開腹を行った    →    開腹した
結紮を行った    →    結紮した
```

このような冗長表現が多数使われている。

　松戸市病院事業総長で浜松医科大学名誉教授の植村研一先生は我が国における論文作成最高権威者の1人であり，論文作成についての筆者の師匠である。植村先生のご研究によれば，動詞にならない医学動作語（動作を示す動詞）が一つだけあって，それは「生検」だそうだ。「生検する」でもよさそうだが，これは「生検をする：perform biospy」とするのが正しい。ところが，これには後日談があり，ごく最近，"biopsy the kidney"のようにbiopsyを動詞として使用してもよい，と認められた。米国の多くの医学者が"biopsy the kidney"のように「誤用」するケースが多くなり，「言葉は生きているから」そのように使用してもよいことになった。日本語では「生検する」「生検をする」どちらがよいのか，わからない。が，個人的には「生検する」に違和感は全くない。

　注目してほしいのは，欧米人は perform biopsy の代わりに，biopsy（動詞）を愛用・頻用しているという事実である。perform biopsy が正しいと知っていて，それでも biopsy（動詞正々堂々）を使いたがる。一方，日本人は「輸血する」という立派な動詞があるのに，わざわざ「輸血を行う」「輸血を施行する」と長く書いてしまう。

　biopsy の説明で少し横道にそれてしまったが，動作を伴う動詞は，動詞を正々堂々と使用するのがよい。そのほうが短くて済む。ただし，以下の場合は例外である。

```
詳細な検討を行った。
詳細に検討した。
```

```
We performed a detailed analysis.
We analyzed in detail.
```

このような場合は，どちらの表現を採用してもよい。英語に慣れてしまった読者を想定して，以下では，形容詞，副詞など英語の品詞にあてはめて記述していく。検討に「詳細な」という形容詞がついており，その場合には，立派な動詞があっても，それをあえて名詞化し，そこに形容詞をくっつけて，「行う」，「施行する」と書いてもよい。動詞の名詞化とは，そのような使われ方を想定して，わざわざ作り出されたものである。
　形容詞が 2 個ついたら，

> 詳細な統計学的な検討を行った。
> 詳細に統計学的に検討した。

どちらでもよい。形容詞と形容詞，名詞化動詞と「行う」でもよいし，副詞と副詞，「検討した」と動詞正々堂々，でもどちらでもよい。この場合も，どちらがしっくりするかを前後の文脈からよく考えてみる。
　上記は英語にするとさらによく理解できる。
　"We analyzed data." が正しい。"We performed an analysis." は文字数が増加し，嫌われる。しかし，"We statistically analyzed data in detail." とするか，あるいは "We performed a detailed statistical analysis." とするか，文法的にはどちらも正しい。繰り返しになるが perform analysis の表現は，statistical とか detailed などの形容詞をつけたいためにわざわざ工夫された表現である。つけるべき形容詞がないのに，perform an analysis と書いてはいけない。
　大切なポイントなので，もう 1 度書く。
・立派な動詞があるのに，それをわざわざ名詞化して，「行う」「施行する」をくっつけた表現をしない
・動詞があるならば正々堂々とそれを使う
　微細なことだが，今少し続ける。
　native が好むのは，"We analyzed data." これは異論がないとして，"We performed a detailed statistical analysis." のほうである。

修飾語が2個ついた文では，"We statistically analyzed data in detail."とするよりも，a detailed statistical analysis と一つの「まとまり」を示し，それを「行った：perform」と書いたほうが本当は native には自然に感じられる。もっとも，細かい英語のことは重要でない。English service に直させればいい。一方，English service ならぬ Japanese (language) service は普通存在しないから，かっちりとした日本語を理解することのほうが，英語を覚えるよりも先決である。英語より，まずは日本語である。

「動詞正々堂々」のコツを使えば，以下のようになる。

精査を施行し　→　精査したところ

腹痛を主訴に来院した。精査したところ，子宮外妊娠の診断となる。大至急，輸血を日赤センターから集めて開腹手術となった。

これでも，まだ3カ所おかしな部分がある。

4)「となる」「になる」を使わない

子宮外妊娠の診断となった→(患者が)子宮外妊娠と診断された，(私は)子宮外妊娠と診断した

"This condition was diagnosed as ectopic pregnancy." あるいは "We diagnosed this condition as ectopic pregnancy." と書かなければいけない。「子宮外妊娠の診断となった」を，無理に英訳すればどうなるだろう？"The diagnosis has become as ectopic pregnancy." おかしい。奇異性を際立たせてさらに英訳すると，"The diagnosis has been spontaneously made as ectopic pregnancy." もちろんこんな英語はないのだが，こんな感じになるだろうか？

「診断」は天然現象で「になる」わけではない。筆者が主体的に「えいやー」と決断して，診断をつけるわけだ。「診断になる」では，天然現象で，そのような診断に「なってしまう」ことになる。少し意地悪な言い方をする。も

し発表者が若い人だとすると,「あなたは子宮外妊娠でなくて, 稽留流産だと診断したのに, 先輩医師が子宮外妊娠だと診断してしまい, だから, 他人行儀に『診断となった』と表現したのですね」と皮肉られるかもしれない。そういう日本語表現である。「診断する」のは意思を伴った動作であり, 状態や経過, 成り行きを叙述する言葉ではない。

子宮外妊娠の診断で緊急手術となった。

よく使用されるが, やはりおかしい。患者家族がこのように表現するのはよい。視聴者がニュースを聞いて「冠状動脈バイパス術になったらしいよ, 大変だったね」と表現するのもよい。一方, 筆者は担当医であり, 緊急手術を決断した当事者である。「緊急手術となった: has become」ではおかしい。「緊急手術を行った」あるいは「緊急手術(を)した」と正々堂々と記述すべきである。

これもおそらく,「逃げ」「ぼかし」の心理が根底にある。結果的に, そう診断されたんだから, 緊急手術になったわけだから,「になった」と表現しても, 真実を曲げたことにはならない。もちろんその通りである。ただ, 医学論文では「明快に書く」ことが肝要である。『論文を書く6』で述べる主語, 述語の関係を読めば, さらに筆者の立場が明瞭になるだろう。「になる」表現は, 英語でいえば,「天候, 距離, 時間の it」が主語になったような印象を読者に与える。文章の 1/2 が「になる」から構成された医学論文を想定してほしい。「になる」表現は避けるべきである。

少しくどいのだが, 筆者は「になる」表現を何としても排除したい。それで, ポイント明示のために,「なります」「になる」表現の極端な例を示す。

「次は臨床経過になります」学会で最近よく耳にする。「なります」はおかしい。「次に臨床経過を示します」と普通に述べるべきである。「臨床経過になります」の意味は,「次のスライドは一見すると問診所見のようにみえるけど, 待機しているうちにじわーと経過図が浮き上がってきて, ほら経過図になりますよ」という意味だ。意地悪く記述すると, こうなる。おそらく,

「A定食です」といわないで，わざわざ「A定食になります」という，あの丁寧表現がとうとう医学世界にまで蔓延してしまったと考えるしかない。避けたい表現である。

「となる」表現を排除すればこうなる。

> 開腹手術となった。→　開腹手術された

> 腹痛を主訴に来院した。精査したところ，子宮外妊娠と診断され，大至急，輸血を日赤センターから集めて開腹手術された。

まだ1カ所おかしなところがある。

5) 形容詞，副詞は被修飾語の直前にもってくる

英語ではうるさくいわれるが，日本語ではおろそかにされている。このコツを知ると明快な日本語が書ける。

> この所見は，はっきりと，胎動が児 well being の指標となることを示している→この所見は，胎動が児 well being の指標となることを<u>はっきりと</u>示している

早合点の読者は「はっきりとした胎動」と読み違える可能性がある。「はっきりと，示す：clearly indicate」である。副詞は修飾される動詞の直前にもってくる。形容詞，副詞を clearly indicate してほしい。

これを取り入れてみよう。

> 大至急，輸血を日赤センターから集めて開腹手術された。→　…大至急開腹手術された

もしも輸血を集めるほうの至急性を強調したいならば「大至急集め」と，「集め」の直前に配置する。以後，集めたのが大至急だった，と仮定して話を進める。

仮最終版

> 腹痛を主訴に来院した．精査したところ，子宮外妊娠と診断され，日赤センターから大至急輸血を集め，開腹手術された．

これでも，なんだかまだおかしい．どこがおかしいのだろう？

6)「主語と述語の関係を明確にする」
主語統一，隠れた主語探し

「子宮外妊娠と診断され，緊急開腹手術を施行した」このような文章が多い．前半の主語は「患者は」であり，後半の主語は「私は」「我々は」であり，おかしい．以下のように書き換える．

　(第1法)主語を「患者は」に統一する：
　　　子宮外妊娠と診断され，開腹手術が行われた
　(第2法)主語を「私は」「医療者は」に統一する：
　　　子宮外妊娠と診断し，開腹手術(を)した
どちらかにすべきである．

　そのような目で仮最終版をみてみよう．

> 腹痛を主訴に来院した．精査したところ，子宮外妊娠と診断され，日赤センターから輸血を大至急集め，開腹手術された．

上記は五つのかたまりから構成されている．動詞は，下線部の来院，精査，診断，集め，手術の五つである．主語が一つも記述されていないが，「患者は」「私は」「患者は」「私は」「患者は」と次々入れ代わっている．無理に英訳すればこうなる．

The patient visited this institute with the chief complaint of abdominal pain. We examined thoroughly and her condition was diagnosed as ectopic pregnancy. We immediately prepared packed red cell and she underwent laparotomy.

下線部は主語を示す．くるくる変わっている．おかしい．「なんだかおか

しい」と感じさせた理由はこれだった。「にて排除」「体言止め排除」「になる排除」などの基本テクニックを駆使しても，文構成そのものに筆を入れないと直せない。添削者の立場からいうと，このような「一見きれいに書かれている文章」が一番厄介である。書いた本人は，悪い点に気づいていない。思い切って意訳するしかない。

> 患者は腹痛を主訴に来院した。精査で子宮外妊娠と診断し，輸血を大至急準備し，開腹手術した。

とすれば多少はよい。これでもまだ及第ではない。不要語・無意味語が混入している。「精査」とは何か，何の検査をしたのか書いていないから，無意味語であり，これを落とす。「大至急」輸血を集めた，とあるが，「ゆっくりのんびり」輸血準備をすることはなく，「大至急」の有無は文脈に影響を与えない。「大至急」も落とす。要は，「腹痛の人がきて，子宮外妊娠で開腹手術をしたよ」と表現したいだけである。もっとも，「大至急」輸血を準備したため，交差試験結果が誤判定されて輸血副反応が起こってしまった，というストーリーならば，「大至急」挿入は生きてくるから落とせない。そうでないならば，「大至急」は落とせる。要は，医学論文として，何をいいたいのかを明確に頭において，文章を書いてほしい。言葉の一つ一つを吟味し，枕言葉のようには用語を用いないでほしい，ということだ。無用語・不要語があると，重要語がそれらに隠されてみえなくなってしまう。

最終版

> 患者は腹痛を主訴に来院した。子宮外妊娠の診断で輸血準備後に開腹手術した。

前文主語は「患者は」で，後文主語は「私は」である。

オリジナル

> 腹痛にて来院。精査を施行し，子宮外妊娠の診断となる。大至急，輸血を日赤センターから集めて開腹手術となった。

意訳最終版

> 患者は腹痛を主訴に来院した。子宮外妊娠の診断で輸血準備後に開腹手術した。

「精査」がないと寂しい、とか、「大至急」の努力の跡をとどめるべきだ、と主張する人はいないだろう。53 字が 35 字となり、2/3 のスペースで書くことができた。

　主語と述語の関係がどうしてもしっくりいかない場合、あるいは、主語述語不一致がありそうに感じるのだが、それを明確に指摘できない場合には以下のようなテクニックを使う。

> 例文：子宮外妊娠と診断され、緊急開腹手術を施行した

　形だけ、これを英訳してみる。いちいち辞書にあたる必要はなくて、This condition was diagnosed as ectopic pregnancy and we performed emergent laparotomy. となる。ああそうか、主語が、前文では「患者（症候）」で後文では「我々」だ、だから、おかしい、と気づく。当然、もっとシンプルに、We diagnosed this condition as ectopic pregnancy and (we) performed emergent laparotomy.「子宮外妊娠と診断し、緊急開腹手術を施行した」と主語を we 1 語に絞ったほうがずっとよい。日本語には主語が現れてこない。だから、隠れた主語を心の中に明確に思い描いて文章を書く。そうすれば必ず明快な文章になる。

　さて、もとの文章を最後にもう 1 度みてみよう。おかしな部分に、今度は下線を引いていない。おかしな部分を指摘してみてほしい。

> 腹痛にて受診。精査を施行し、子宮外妊娠の診断となる。大至急、輸血を日赤センターから集めて開腹手術となった。

　ここまで読んでいただければ、この表現がいかにおかしいか、納得いただけたと思う。

　以上、「うまい論文日本語 14 のコツ」のうちの六つまで述べてきた。こ

の六つを使うだけで医学日本語は格段にわかりやすいものになる。次章では残り八つのコツを紹介する。八つは以下である。

7) かっこをはずす
8) 短文で書く。長い文章は分割する
9) 主語はいつも同じものを登場させ，それを繰り返し使用する
10) 同一語尾反復を避ける
11) できれば使わないほうがよい表現
12) 効果的な「半」造語を工夫する
13) 1文字でも短くする
14) 書き上げた当日には投稿しない

論文を書く 2

なぜ直されたの？ その日本語
うまい論文日本語 14 のコツ　その 2

松原 茂樹

前章は日本語論文記述 14 のコツのうちの六つまでを述べた。「一見きれいに見えるが，どこかがおかしい表現」を例示し，六つのコツを使って，わかりやすい日本語にしてみた。六つのコツは，

1) 「にて」を使わない
2) 体言止めを多用しない
3) 「精査を行った」「輸血を施行した」→「精査した」「輸血した」に直す（動詞正々堂々の原則）
4) 「となる」「になる」を使わない
5) 形容詞，副詞は被修飾語の直前にもってくる
6) 主語と述語の関係を明確にする，主語統一，隠れた主語探し

だった。

今回は 7 番目から 14 番目までを述べていく。

7) かっこをはずす

かっこがはずせないかを考える。かっこを堂々と使用してよいのは以下の三つの場合である。

1) spell out する時。すなわち略語を初出させる時：magnetic resonance imaging（MRI）
2) 統計や数字の表現：胎動（−）群では（＋）群に比して死産率が有意に増加した（死産率 4.2/1,000 出生 vs 2.8/1,000 出生，$p < 0.05$，odds ratio 1.5［95% CI：1.12-1.98］）。

3）薬剤や機器を明示する時。バイクリル（Ethicon, Inc., Somerville, New Jersey, USA）。会社，都市名，国名の順。米英のみ州の名前も入れる決まりである。

　かっこ，特に長いかっこに読者は追随できない。ことばの解説として解説単語をかっこで補う程度，たとえば，「卵膜（狭義）は羊膜と絨毛膜から構成される」程度のかっこ挿入ならば容認できる。が，かっこに文章が入っており，その文章が 2 行にも及べば読者は context を追えない。かっこが好きならば，文末に配置してほしい。文章の途中にかっこでくくった長い文章が挿入されてまたもとの文章が続く，これだけは避けていただきたい。文脈が追えない。どこで「かっこ閉じ」になるかを探しながら文章を追うのは，読者にとっては苦痛である。

　かっこはできるだけはずす。かっこがなくても接続詞などを上手に使用すれば，言いたいことは表現できる。かっこ内記載事項は非重要事項であることが多く，かっこ内文章全面排除も検討してみる。

8）短文で書く。長い文章は分割する

　80〜100 字以上の文章はできるだけ避ける。読者は長文に追随できない。長文は二つか三つの短文に分ける。特に避けたいのは，「ならびに」を挿入して，文章を羅列することである。もしそうしたいならば，以下のテクニックを使う。

　その段落，あるいは書きたい長文の「結論」「主旨」を先に書いてしまう。「胎動計測には二つの方法がある。第 1 は単位時間内の胎動数を数える方法である。第 2 は 10 回胎動を感じるのに要した時間を計測する方法である。」上記は添削した後の文章だが，これを 1 文で書くと相当長いものなるだろう。

9) 主語はいつも同じものを登場させ，それを繰り返し使用する

「胎動減少群では，耐糖能低下，周産期死亡がいずれも高く，過期産は少なかった」という成績が出たとする。この場合には，論文全体を通じて，記述を以下のように工夫する。

「胎動減少群では正常群に比して，耐糖能低下合併率は有意に高かった。減少群では，正常群に比して周産期死亡率は有意に高かった。一方，減少群では，過期産頻度は減少していた」以下，「減少群では」を一貫して頭に出し，罹病率はどうだった，体重はどうだった，と続ける。

簡略化して，「減少群は正常群に比して，耐糖能低下率と周産期死亡率は増加し，一方，過期産頻度は減少した」とすれば完璧である。悪い例は，「耐糖能異常率は胎動減少群では正常群よりも高く，周産期死亡も減少群で高かった。一方，胎動減少群では過期産頻度は正常群よりも少なかった」と書いてしまうこと。読者は，「胎動減少するとどうなるか」と身構えて次の文章を待っている。だから単調でもいいから，「減少群では」「減少群では」と，「減少群」を頭においた文章でたたみかける。「減少群では」と result で記載したなら，discussion でも同じ表現を繰り返し使う。

重要点なので，模式化して再度説明する。「A 群 vs B 群とを比較して，事象 x，y，z について所見を得た」とする。「A は x についてはこう，y についてはこう，一方 z についてはこう」と書いていく。A を主語と決め，その後の文体も統一してしまうのがよい。悪いのは「A は x についてはこう，y は A と B でこのような差異があり，B は z についてはこう」。主語が「A は」「y は」「B は」，と三転している。同一内容が記述されていても，これでは，読者は A，B および x，y，z と書いた表を完成させなければ，内容を把握できない。

読者は，論文内容を筆者ほどには把握してはいない。だから，主語を入

れ替えて記載されると追随できない。読者にメモを取らせ，図表作成を強いるような文章を書いてはいけない。

　なお，例文中で，正確には「主語」ではないものを「主語」だと表現して説を進めている部分がある。日本語学の解説ではないので，あえて「主語」と表現した。正確を期するならば「頭に出す言葉はいつも同じにし，それを繰り返し使用するのがよい」，と読み替えてもよい。

10) 同一語尾反復を避ける

　「である」「である」「である」のように3回同じ語尾を連続させない。小説の世界では，「そのままになっていた」「静かな感じを与えた」「淋しかった」（志賀直哉「城の崎にて」）のように，同一語尾をわざと反復させて，強調する手法をとることがよくある。が，科学論文ではこのような手法は使わない。要は，文章自体が読者の目をひき付けてはいけない，ということである。文章がまずくて読者の目をひくのは論外であり，本章はそれを正す一助となろう。が，文章が「上手で」読者の目をひくのもまずいわけだ。科学論文では，文体自体から筆者が同定できるようなものはよくない。筆者の個性は可能な限り殺してニュートラルな文章を作成するように心がけること。名文，美文は内容理解の邪魔になる。文章を目立たせてはならない。

　文章を目立たせない最高のテクニックは，「全文箇条書き」である。ただ，これをやると真に重要な事項が記載されている場合を除き，読者は最後まで読んでくれない。

11) できれば使わないほうがよい表現

(1) 文語的表現

　驚くべきことに，驚いたことに，おおいに，おおいなる，なんと

(2) 演説調表現

　であります，のであります

(3)「周知の事実」「言われている」

(2)と(3)が合体した文章：「胎動減少が胎児死亡に先立つことは周知の事実であります」→「胎動減少が胎児死亡に先立つことが多数報告されてきた（文献番号）」に直す。

「周知の事実」では意味がわからない。「周知」とは何か。民間人でも知っている、という意味か？　これも一種の「逃げ」である。「周知の事実」と書けば文献番号挿入は省ける。だから、最適文献を調査するのが面倒なので文献引用を巧妙に避ける文言を使用している、と邪推する査読者がいるかもしれない。痛くもない腹を探られないためにも、「周知の事実である」などと記載しないほうがよい。

「言われている」→「報告されている」

「言われている」は不明確である。ことわざなのか、一般世間で議論されているのか、それとも学術論文に報告されているのか。文献番号省略を狙っている、と取られてしまう。

(4)「と考えられた」

「考えられた」を外せないか？

「以上の成績から、胎動モニタリングは胎児死亡減少への有用なツールになり得ると考えられた」。考えたのは筆者当人である。考えないことは書けない。だから「考えられた」は無意味語といえる。「考えられた」その確かさを記述するのが論文の役目である。「ツールとなり得る」と断言するのが怖いので、「逃げ」「ぼかし」をうっていると査読者に邪推されても仕方がない。

どうするか？

正確に書けばよい。「ツールとなる可能性が高い」「ツールとして期待できる」「ツールとなり得る可能性が示唆された」「ツールになるかもしれない」「ツールとして有用だ」「ツールとしての有用性が示唆された」などと書けばよい。どの表現を採用するかは、今回研究で得たデータの確からしさ、

に合致させる。英文ならば, may, suggest と無難に書いておくか, clarify, determine, confirm と一発かますか, あるいは does not deny the possibility と思い切り控えめにしておくか, など。科学論文である。「考えた」から記述している。「考えられた」などと, いちいち記述すべきでない。査読者が喜々としてクレームをつけてくるポイント中のポイントである。

(5)「取沙汰されて（きて）いるところである」

　初心のうちは使用しないほうがよい。「取沙汰」「されてきているところ」と不明確箇所が2重だ。少し理屈っぽいかもしれないが解説する。

　「いるところである」は2通りに使われる日本語表現である。第1は「それは Hegar 徴候といって子宮体下部の軟化を示し, Williams 産科学教科書の初版で述べられているところである」のように what is written 何何, のような表現である。この場合,「初版に記載されている」と, ごく普通に書けば字数が少なくて済む。第2の使われ方はもちろん, 現在（完了）進行形であり,「現在, この新規手術法の改良が検討されているところである」のように, 目下着々と何何をしているその途上である, という表現だ。しかし, 現在進行・現在完了両者の意味を併せ持った状態を記載する必要に迫られることは, 滅多にない。「されている」「ところである」とわざわざ長く記述する必要はない。ごくシンプルに「検討されている」で十分である。どうしても現在完了を強調する必要があるならば「検討されてきた」, せめて「検討されてきている」とするほうがよいだろう。

　「取沙汰」もできれば避けたい。意味が不明確である。「取沙汰」と書くと「世間一般の人々がマスコミなども巻き込んで議論を交わしている」とも取れるし「その分野の医療関係者の間で多くの議論が交わされている」ともとれる。「取沙汰されてきた」は, Introduction において, 論文テーマを示すのに便利な表現なのだが, これを枕ことばのようには使用しないほうがよい。

12) 効果的な「半」造語を工夫する

　勝手に造語を作るのは控えるべきだが，自分のオリジナルデータならば，効果的な「半」造語を導入して，読者をひきつける。「半」造語は粗製濫造せず，論文の核心をつく「決め言葉」として活用する。

　例えば筆者らは，子宮頸部前唇の超音波 echogenicity が後唇の echogenicity よりも低い（黒い）場合には，頸管が成熟しているという事象を発見した。この場合の「決め言葉」は「AP difference」「前後エコー差」である。"The difference in the echogenicity of anterior cervix minus posterior cervix" が正式な文言だが，これでは読者は追随できない。「AP difference」「前後エコー差」といった覚えやすい略語・「半」造語を論文中で繰り返し使用する。続報を書く場合にも，この「半」造語＝「決め言葉」をたたみかけて使用する。

　「造語」のもう一つの例として，最近筆者が開発した，前置癒着胎盤膀胱浸潤例に対する新術式を例に解説する[1]。膀胱を始めから切開してしまうので「open bladder」「膀胱開放」と名付け，この言葉を論文中で繰り返し使用した。もしも臨床的に有意義だと認められれば，言葉とともに術式が認知されていく。「言葉」イコール「概念の表示」だから，論文の内容はあっという間に広がっていく道理である。決め言葉は「命がけ」で考える必要がある。

13) 1文字でも短くする

　多分，これが14のコツの中では最重要である。同じ内容を表現できるならば，1文字でも短いほうがよい。「胎児の胎動の異常の検出」と「の」が重なったら「胎児胎動異常の検出」とする。胎児胎動異常と6文字程度ならば十分追随可能である。さらに文字数減少を狙って，「胎児胎動異常検出を試みた」と8文字のことばを作ったどうだろうか？　全体の文脈により8

文字できっちりおさまる感じがする場合，8文字は長過ぎると感じる場合，とがあり，何文字まで漢字連続が許容できるかは一概にはいえない。ただ，「―の―の」と「の」が重複する文章は見苦しいので工夫する。

　「の連続」を回避するもう一つの方法は「おいて」でくくってしまうテクニックである。ただ，「おいて」はやや文語的であり，「の連続」を避ける場合にだけ，筆者は使用している。「おいて」は気軽に使用してもよい，という名論文writerもいるので，「おいて」是非の議論は保留させていただきたい。ただ，「の」「で」「での」で表現できる部分をわざわざ「における」と記述するのは，文字数が多くなり，筆者は避けている。「自治医大における学生教育の実態」「自治医大での学生教育実態」，どちらでもいいだろう。

　「1文字でも短く」には二つだけ例外がある。一つ目は，その1のコツ2で述べた「体言止め排除」である。これを励行すると，文章が少し長くなる。Abstractには厳密な字数制限が設けられており，体言止め使用は必要悪であり，認められる。Abstract以外の本文では「1文字でも短く」の原則からは外れるが，やはり体言止め多用は避けるほうがよい。「体言止め排除」の結果，少しだけ文章が長くなるのは仕方がないことだ。

　もう一つ注意したいのは略語の選定である。例を示す。研究対象を「群」に分けた場合の結果の記述において，「1文字でも短く」を忠実に守り，A群，B群，C群と記述されると読者は苦しむ。多少文字数は多くなるが，胎動減少群（A群），不変群（B群），増加群（C群），とはしないで，「減少群」「不変群」「増加群」と略してくれれば読者は喜ぶ。最悪パターンは，C1，C2，C3群などとさらに群を細分化して，それをそのまま読んで発表してしまうこと。同様に，用いた薬剤が数種類あってその効果を記述するならば，略語が薬剤を彷彿とさせるような，そのような略語を使う。塩酸リトドリン（A群），硫酸マグネシウム（B群）ではなくて，塩酸リトドリン（リト群），硫酸マグネシウム（マグ群）がよい。発表では「リト群」といっても，群を除去して「リトドリン」といっても，それにかかる（要する）時間は全く変わら

ない。略語を使っても発表時間が短縮できないならば,「A群では」「B群では」あるいは,「リト群では」「マグ群では」ではなくて「リトドリンでは」「マグネシウムでは」と述べてくれれば,聴衆は理解しやすい。

　もちろん非常に重要で,真に有意義な論文ならば,ABC群,C1C2C3と記載されていても読者は追随してくるし,実際問題としてABCとしか表現できないことはある。が,できる範囲でいいから,「内容を連想させる」略語を編み出してみる。読者friendly,聴衆friendlyな作品に仕上げるように努力すべきである。

　「1文字でも短く」の第2の例外は,「略語は内容類推可能なものを選択し,そのために多少文字数が増加してもかまわない」である。

14) 書き上げた当日には投稿しない

　仕事が早い人が犯しやすい過ちである。投稿し,「片づけてしまい,次の仕事に専念」したい。心理は理解できるが,冷静に考えていただきたい。論文がアクセプトされなければ,結局片付けたことにならない。以下のようにする。

　数回は推敲する。まず,通読してみる。内容が正しいか？　数字が正しいか？　図表と内容が矛盾しないか？　重複した記載はないか？　次に読者を想定して推敲する。助産師が読んだらどうか？　私と意見を異にするあの先生が読んだらどうか？　「カチン」とこさせる部分はないか？　筆者独特の表現,内容からでなく,文体から筆者が同定できてしまうような個性的文体を使っていないか？　その後で,これまで述べてきた1〜13のコツに照らし合わせて推敲する。視点を変えて10回は推敲する。自分が書いた文章である。推敲1回に10分もかかるまい。10回やっても1時間半である。

　最後に,友人に見てもらう。この場合,遠慮なく問題点をズバッと指摘してくれる友人に見せるべきで,「結構な論文で」としか言ってくれないよ

うな人には見せても仕方がない。苦労して書いた論文に赤字を入れられると，少し腹立たしいが，学問に年齢差や上下関係はない。相手の指摘には謙虚に耳を傾ける。逆に論文チェックを依頼されたら，決して手加減してはいけない。

　10回も推敲する必要がないような短いものでも，書き上げたその日のうちに投稿しないほうがよい。何が何でも読者を納得させようとする，説得調のくどい文章になっていることが多い。読者は「カチン」とくる。カチンとこさせたら，論文を最後まで読んでもらえないから，論文を書く意味がなくなる。

　翌日，冷静になってから再度添削する。文章添加が必要になることはほとんどない。「非常に」「極度に」「強く」などの強調表現は，落とす。「したがって」「ところが」「すなわち」などの接続詞も落とせる。文脈さえきちんとしていれば，前文が後文の理由を述べていることは明らかであり，「したがって」を入れる必要がなくなる。

　せっかく記述した文章である。日本語であれ，英語であれ，文章をばっさり削除してしまうのには勇気がいる。が，1回書けたものは，必ず何度でも書くことができる。削って，短くしてしまうのがよい。多くの場合，自分の文章は20%削減，後輩の論文は1/3削減できる。

　推敲とはつきつめれば，文章を短くし，重複を切り落とす作業である。

⑨ 最後のコツ（番外）

「一気に書いて，ゆっくり推敲」

　論文作成における重要な注意点をあと一つだけ述べて本章を終えたい。2章にわたり，14の日本語記述のコツを詳細に解説した。が，14のコツは，論文を書くその時ではなくて推敲時にご使用いただきたい。研究者のタイプにもよるが，初稿は一気に書き上げるのがよい。14のコツが気になって筆が進まないようでは，逆効果である。ちなみに筆者は，日本語で

も英語でも，論文は土曜日朝に書き始め，その日の夕方には書き終える。遅くても日曜日夕方には初稿を完成させる。その後で，ゆっくり推敲する。書くべき内容があって初めて「書き方」が有効に作動する。「書きたい内容が」「ほとばしりでている」文章・論文には迫力がある。説得力がある。書きたい内容があるならば，「ほとばしり」があるうちに，一気に吐きだしてしまったほうがよい。書き方はその後にくる微細事項である。

　微細事項だが，論文アクセプト成否を決める。

追　記

　日本語は変幻自在である。本章記載のコツがすべての文章にあてはまると保証はできない。体言止めやかっこが多用されており，「コツ」に準拠していないのに，わかりやすい。そんな文章は多数ある。それらは，対象を深く理解している人によって紡ぎ出された。文章は，頭脳内容の表出である。「筆者の内側からほとばしりでてきた文章」に，「表出すべき内容が少ないがコツを遵守した文章」は勝ち目がない。

　本章は，普通人が苦しみながら文章を生み出す，そのお手伝いをするためのものである。卓抜した頭脳が自在に紡ぎ出す迫力のある文章に対しては，ここで示してきた「コツ」はあてはまらない。

　コツを厳守する必要はなく，コツを参考にして，沢山の論文や文章を書き，自分のスタイルを確立していくのがよい。

謝辞
　なお，本章作成にあたって，松戸市病院事業総長（浜松医科大学名誉教授）の植村研一先生と私立武蔵高校国語科教諭の松嶋幹夫先生のご協力を賜った。植村研一先生からは，これまで数次にわたり論文作成全般についてご指導を賜った。松嶋幹夫先生には，日本語学の観点から本章の内容をチェックしていただいた。お2人の先生方に心から感謝申し上げます。

文献

1) Matsubara S, Ohkuchi A, Yashi M, et al : Opening the bladder for cesarean hysterectomy for placenta previa percreta with bladder invasion. J Obstet Gynaecol Res 35 : 359-363, 2009

論文を書く 3

投稿の準備—雑誌選択，共著者の役割，倫理面クリア
松原 茂樹　大口 昭英

本章では以下四つについて順に述べていく。
1) いつ論文執筆を開始するか？
2) 投稿先の決定
3) 著者順，連絡責任著者，共著者の決定
4) 倫理的問題のチェック

1) いつ論文執筆を開始するか？

1. スタートできる4時点

いよいよ論文を書いてみる番だ。研究が完全に完成する手前でも，論文を書き始めることはできる。論文スタート可能時期は四つある。①研究デザインを決めたあたり，②研究に着手したあたり，③全データが出そろってはいないが preliminary data が出たあたり，そして④全データが出そろった時点である。開始はいつがいいだろうか？

①と②：研究計画書を倫理委員会用や研究費申請書用に記述するケースが多い。したがって，研究デザイン考案時期や研究に着手した時期は「研究のことで頭が一杯になっている」。この後の章で述べていくが，introduction では「わかっていること known」「まだわかっていないこと unknown」「今回明らかにしたいこと problem（hypothesis あるいは research question）」を三段論法で提示する決まりである。known, unknown の部分は，研究計画書作成段階で，十分に検討されているはずだ。だから研究計画書作成時点は，その研究対象「周辺事項＝background＝known と unknown」については一瞬ではあるが，「最大瞬間知識量」保有時期であるといえる。Discussion の第二段落では「過去の有力論文と比較

して今回データの新規性，確実性（論文の「売り」）を述べる」。計画書作成段階で過去の論文を網羅的に調査しているから，Discussion の第 2 パラグラフの骨子も書くことができる。Materials and Methods は当然書けるから，おおよそ論文の半分くらいは no data でも書いてしまうことができる。

③データが出るのにかなり時間がかかりそうな場合には，preliminary data を仮解析し，全データもおそらく類似傾向だろう，と仮定して論文骨子を書いてしまうことができる。類似データにならなければその時点で調整して記述すればいい。

④全データを眺め解析してから論文を書く。正攻法である。

最終的に論文ができあがればいいわけで，開始時期はいつでもかまわない。ただ，開始時期別のメリット・デメリットを認識すべきだ。研究完成前①，②，③時点での執筆開始メリットは，仮原稿がすでにそこにあるわけだから，研究遂行中も研究大枠を常時把握・意識でき，後続関連論文（研究実施中に出てくる他者の論文）への目利きが鋭くなること。何よりも，必ず論文にできる，という強い安心感・安堵感が得られること。デメリットは，1 度書いた文章がなかなか捨てられなくなってしまい，その結果，「苦労して作成した」文章自体に引きずられて，論文修正がしづらくなってしまうこと。論文の文脈（context）についても同じことがいえる。データが出そろってみれば初稿とは異なった context にすべきなのに，初稿 context に縛られて融通が利かなくなる。特に英語論文の場合にはこの傾向は顕著で，一度書いた英文・文脈を捨て去るのが惜しくなり，論文修正が困難になってしまう，という本末転倒が起こり得る。おそらく，「早く書いてしまえば安心感が出て落ち着いていられる」ことの裏返しで，「すでにでき上がった枠に安住したい」心理が働くのだろう。肝心の最終論文が，「文章や初稿 context に引きずられてしまう」不都合が生じ得る。論文がある程度書けるようになり，「この程度の文章ならば英文和文いつでも書ける」「練

り出した文章や context をばっさり削っても少しも惜しくない」実力が備わり，気軽に文章をいじれるようになってくれば，①，②，③は効率的な方法だ．特に，複数の研究を同時進行させるような場合，あるいは年間 10 編以上の論文に関与するような場合には，①，②，③をせざるを得ない．だが，初心のうちは，やはり④「全データが出そろった時点で執筆を開始する」のが無難だろうと思う．

2. Introduction だけまず書いておくテクニック

あるいは，Introduction の三段論法だけはまず書いておき，あとは全データ把握後に論文を書く，という手も使える．Introduction を書くと否応なしに研究目標は明示される．必ず論文にする，できる，という意識と安心感が出てくる．

筆者は，後輩に研究テーマを与える時，多くの場合に仮 Introduction を自分が書いてしまい，それを後輩に渡す．「これこれについて面白そうだからやってみたら」では，後輩はついてはこない．そうではなくて，もっと踏み込んで，「わかっていることはここまで」「わかっていないことがこれだけある」「わかっていない中で，これから明らかにすべき research question (hypothesis, problem) はこれ」と明示してやれば，誰の目にも「実現可能な」研究だ，と受け入れられる．逆にいうと，known, unknown, problem (hypothesis) が明示できないないならば，その研究には着手すべきではない．例えば，胎盤早期剥離のカルテを 100 例調べたら「何かがわかるかもしれない」では研究動機として弱過ぎる．施設の報告書にはなり得ても，原著論文にはならない．そうではなくて，「早期剥離に特に出現しやすい FHR パターンは知られていない．どんなパターンが早期剥離に特徴的か？ それとも特徴的なパターンなどないのか？ 100 例調べてみよう」とすれば，パターンがみつかってもみつからなくても，必ず論文になるし，臨床に役立つ．

「いつ論文執筆を開始するか？」から少し横道にそれたが，本論に戻ろう．

2) 投稿先の決定

　投稿先をどうするか。論文アクセプト成否を決める大きなポイントである。ここは非常に大切な部分だが，これまで他書ではあまり記述されてきていない。できるだけ詳しく述べる。

1. impact factor(IF)の高い雑誌から狙う？

　「impact factor(IF)の高い順番に出していき，受けとめてくれた雑誌があればラッキー」は，広く行われている。筆者らも（本当は）やってきた。が，このスタンスだと結局，時間が無駄になってしまうことに気がついた。高いほうから順番にトライしていき，4番目の雑誌で受けてくれた（拾ってくれた）と仮定してみよう。この過程で，その雑誌固有のスタイルに書き直し，投稿し，2〜3カ月待ってreject，を3回繰り返すことになり，1年近くはかかる。生涯に1〜2論文しか書かないならば，これでも構わない。が，臨床をしている限り，次々に解決を迫られるテーマは出てくる。あまりに膨大な労力を使って疲弊してしまい，次の研究へ傾注できるパワーが奪われてしまっては全く意味がない。論文を書き慣れてくれば，投稿すべき雑誌はおおよそわかってくる。が，まだ書きなれていない読者のために，参考事項をさらに記述していく。

2. ケースレポートが高IF雑誌で採用されにくい理由

　一般臨床医が，いきなりランダム化比較試験(RCT)論文を投稿することはないだろう。日常経験した稀有症例や，これまでにない手技，治療法（手術法）を考案した場合などは，通常ケースレポート（症例報告）やケースシリーズとして報告される。ケースレポートを軽視する向きもあるが，これはとんでもない間違いだ。ケースレポートは，同じような症例に遭遇した臨床医にとってはかけがえのないものであり，臨床現場で広く利用される。ただ，ケースレポートは，「これまでの常識を覆すような事象を例示している」「臨床的に極めて有用で，かつ第一報である」場合だけ，IFが高い雑誌

へトライすべきだ。症例が積み重なるほどケースレポートの価値は急激に減少するため，雑誌に採用されるのは最初の数例に限られてしまう。このため後続ケースレポートは引用率が低くなり，最近では IF の高い雑誌は IF を上げる目的で，最初からケースレポートを採用しないか，本当に価値のあるものを厳選して採用する方針をとっている。査読者にも「ケースレポートは真に意義深いものだけを採用するから，そのつもりで査読を頼む」などと編集長からただし書きがくることも多々ある。

　IF の高い雑誌ほど，evidence level の高い介入研究を採用する傾向にある。観察研究であっても，非常に症例数の多い研究や，最新の診断法を扱っているような最先端の研究成績を採用する。ケースレポートは世界中から投稿が山のようにくるから，「珍しい」だけではまず採用されない。珍しいならば，「臨床医は一生に一度もその病気にめぐり合わないかもしれないから」かえって載せる価値が低い，と考える編集者もいる。繰り返しになるが，症例が稀有だったり，稀有な経過をたどった，という記載だけでは論文としては弱い。「こういう見方が臨床では大切だ」「この点において今までの医学常識を覆す」といった強いメッセージがどうしても必要になる。

3. ケースレポートを書くならば

　少し脱線するが，ケースレポートの書き方で重要なことを書く。同じ症例であっても，ケースレポートのアクセプト成否は執筆者の力量に左右されやすい。おそらく，執筆者の力量が最も影響するのはケースレポートであり，研究立案者（執筆者ではない）の力量が最も影響するのが RCT であろう。

　テクニカル面のコツを示す。多少おおげさでもかまわないから，このケースでは「どこが画期的なのか」「今までの通説とどこが際立って異なるのか」「明日の臨床に即役立つのはどこか」「どこが医学常識を覆すか」などをわかりやすく，ストレートに述べる。「売り」をストレートに書く。査読者はケースレポートの良し悪しを，一瞬で判断する。ケースレポート査読にのんび

りつきあっている暇はない。RCT論文査読にかける1/10〜1/5位の時間で判断している。だから、「よくここまで言うよ」位明瞭なメッセージを示さないと、アクセプトされない。査読者は、当該ケースレポートの意義を認めてさえくれれば、「よくここまで言うよ」という部分については、「そこは断定するな」などとreviseをかけてくる。revise要求が来たら、受かったも同然だ。だから、まずは、査読者が簡単にはrejectできないような書き方をする。これがコツである。

4. PubMed掲載雑誌を狙う

　一昔前ならば、図書館にはIFの高い雑誌しか並んでおらず、そのようなcirculation（発行部数）の高い雑誌に掲載させなければ、その論文は結局は人目に触れないで終わった。だから、IFが高くてどこの図書館にもおいてあるような雑誌にアクセプトさせるために、膨大な努力をしてきた。ところが現在は状況が一変した。ネットが普及し、皆がPubMedをひく。図書館で新着雑誌チェックをする人はまずいない。PubMed掲載雑誌ならば、IFは高くなくても、それが良い論文ならば必ず引用され、臨床に役立っていく。わざわざIFの低い雑誌を狙う必要はもちろんないが、IFにこだわる必要もあまりない。それよりも、とにかくPubMedに掲載されている雑誌に載せること。そのことのほうを考えるべきだ。投稿雑誌を決めるもう一つのコツをさらに述べる。

5. 類似テーマを過去に掲載している雑誌を狙う

　今回研究テーマ関連の論文を比較的多数載せてきている雑誌を選択する。例を示す。「胎盤早期剥離100例を後ろ向き調査して、早期剥離に特徴的な胎児心拍パターンを発見した」と仮定しよう。候補雑誌の目次をざっとみてもよいが、PubMedで(abruption AND fetal heart rate)と入れ、候補雑誌の略語を入れれば、何件と出てくる。この件数が多い雑誌は、過去に類似テーマを扱ってきており、編集部（者）は、このテーマが「好き」だと判断してよい。後ろ向き研究だが、今回の成績はこれまで知られていない

事象であり，臨床的に極めて有用だから，まずは Obstetrics and Gynecology (green journal) にトライしてみよう。green journal はかなり難しいから，BJOG，Am J Obstet Gynecol (gray journal)，Acta Obstet Gynecol Scand，Gynecol Obstet Invest，J Perinat Med，J Reprod Med，そして日本産科婦人科学会の J Obstetric Gynaecol Res など，General Obstetrics and Gynecology 範疇雑誌で，これまでに似たような研究成果を取り上げてくれた雑誌を選択する。green journal は短い査読期間で，たとえ reject でも有意義なコメントがもらえる。JRM や Investigation は，1〜2週で「だめなものはだめ」といってきてくれる。3カ月待たされて reject という最悪の事態は回避できるから，「駄目もと」と思って投稿することも実は多い。

　前にも述べたように，症例報告は最近なかなか受け付けてくれなくなった。雑誌によって「全く受けてくれないもの」「400字以内のものなら審査する」「800字なら審査する」「通常の長さ（多くは1,500字以内）でも受け付けてくれる」などいろいろあるから，投稿規定をよく読む。編集方針が変わってしまうことがあるから，最新の投稿規定を読む。投稿規定では症例報告を受ける，と書いてあるのに，online submission site までいって初めて「症例報告は当分受けません」と書いてあるものもある。できれば online submission site へまず入ってみて，ケースレポートを受けてくれるのかどうかを確認しておいたほうがベターだ。無駄な労力を払わされる確率が減る。

　以上述べてきたように，研究方法，対象数，研究の新規性，結果のインパクト，今後の研究の広がりなどを考慮し，今述べた「これまでの類似研究掲載実績」をも考慮して，投稿雑誌を決める。そして，繰り返しになるが，投稿雑誌の投稿規定をしっかり読む。雑誌ごとに要求される項目が少しずつ異なるので，上級者であっても，投稿前に一度はチェックする。ある日本の英文雑誌の編集責任者が，「投稿規程に従って書かれていない論文は最初から reject しています」といっていた。なお，投稿雑誌に応じて，論文

の具体的書き方は微変更する必要がある。特に Introduction の書き方は，ターゲット雑誌に応じて調整・微変更する必要がある。これについてはこの後の『論文を書く 5』で詳しく述べる。

6. References 作成に手抜きをしない

　References は細心の注意を払って記載する。査読者は References の書きっぷりで，論文全体の力量・価値・信憑性を推し量る。ミス一つあってもいけない。

　文献引用法に関してはバンクーバー方式というものがあり，多くの雑誌ではこれ（およびその微変更）を採用している。が，雑誌ごとに微妙に異なる。雑誌 specific の決まりを必ず守る。例えば，引用は本文に出てきた順番に番号を振り，（1）（2）のように括弧でくくる。reference list では，「1. Matsubara S, Ohkuchi A, Nago N. 論文タイトル. 雑誌名. 2009；52（巻）：248-52.」と記述するのがバンクーバー方式であり，多くの雑誌がこれを踏襲している。が，Journal of Perinatal Medicine（JPM）は出現順でなくて筆頭著者アルファベット順に番号を振る，と決まっている。さらに JPM はかっこではなくてブラケット[1]でくくる決まりだ。スーパースクリプト（右肩小文字）で引用文献番号を示す場合，本文中で，ピリオドやコンマの「前」にくる場合と「後」にくる場合とがあり，それは雑誌ごとに決まっている。さらに話が細かくなるが，Ohkuchi A and Nago N と and を入れるのか，Ohkuchi A., のように first name の後にピリオドを入れるのか，ページ数は 248-52 なのか，それとも 248-252. なのか。252 の後にピリオドがあるかどうかまで目配りしてほしい。全部きちんと決まっている。文献引用方法が間違っていても，「終始一貫間違って」いればまだよい。つまり 248-52 と書くべきところを，248-252. と全文献同様に間違っていれば，そこまでごちゃごちゃ細かいことを言う査読者や editor はいない。第一，それらは，出版社（校正係）がアクセプト後に直すわけで，editor にとって none of my business（俺の仕事じゃない）わけだ。まずいのは，

ある文献は248-52と書き，別のは248-252. と書いてあること。「不統一（inconsistency）」はそれだけで「不注意」「注意力欠如」とみなされ，論文全体もその程度の注意力欠如人間が書いたもの，と，先入観を持たれてしまう。査読者はいらいらしてくる。5分10分の時間を惜しんだために，大損をしてしまう。

　「バンクーバー方式に適合していれば，その投稿雑誌specificの決まりに従っていないという理由だけでrejectしてはいけない」という決まりはあるが，雑誌specificのスタイルを遵守していない投稿論文を前にした時，editorは，こう考える。「俺の雑誌を読んでいない」「雑誌のコピーすら手元にない」「前の雑誌ではねられたものを当方へ横滑り投稿したな」。誰だってそう考えるだろう。当該雑誌を軽くみていると感じて，不快になること請け合いだ。筆者らも多数の論文を査読するが，referencesの書き方がでたらめな論文をみると，査読に熱が入らない。経験からいうと，決まりを守っていない論文で高レベル論文はまずない。

　reference listに載っている引用文献を読むために，PubMedで検索しても該当論文がなく，試行錯誤の末，ようやく著者名や出版年などに誤りがあったことに気づくことがある。無駄な時間を使わされたことに対して腹立たしくなる。査読の手前で，すでに，その論文は大きなハンデを負ってしまう。最近は，単純なミスを防ぐために投稿段階でreferenceが正しいかどうかをonlineチェックしてくれる雑誌もある。電子投稿の際に，reference checkなどと出てくる。ここにvalid（PubMedに掲載されていますよ）と表示されればよいが，invalid（PubMedで該当論文がみあたりませんよ）ならば，本当にPubMed非掲載論文なのか，それとも著者名スペルミスなどなのか，を必ず同定する。invalidと表示されているのに，checkもしないで投稿強行すれば，受かるものも受からなくなる。いずれにしても，editorやreviewerは論文審査にあたって主な引用文献を読むので，Referencesを正しく書くことは，論文投稿の最低限のマナーだとい

える。

　References 引用間違いを避けるよい方法がある。PubMed の results を cut(copy)and paste で Word®にコピー(形式を選択して貼り付け→「テキスト」を選択)する。これなら間違いない。Endnote®を使う人も多いようだが，筆者らは使っていない。

3) 著者順，連絡責任著者，共著者の決定

1. 著者順は貢献度の高い順

　著者順は重要である。基本的には，その論文作成に重要な貢献をした順に第 1 著者，第 2 著者，…とするのがよい。第 1 著者は脚光を浴びるが，ほぼ同じ貢献度でも第 2 著者となると研究者の世界では取り上げられる機会が著減する。そのような場合は，脚注に，「この研究では，第 1 著者と第 2 著者の貢献度は同じである The authors equally contributed to this study」などとコメントを入れておくのもよい。半分冗談だが，将来その論文の内容でノーベル賞が授与されることがないとも限らない。そのような場合，このコメントによって，第 1 著者だけでなく第 2 著者もまたノーベル賞受賞の栄誉に浴する可能性がでてくる。ただ，雑誌によっては「この脚注は認めない」と明示してあるものもあるから，投稿規程をよく読む。

　もう一つ著者順について注意を喚起したい。著者が 6 人以上ならば，上位 3 人までを記述して et al.(「他」あるいは「ら」)で残りは省略した形で reference list に示せ，としてある雑誌も多い。例えば，8 人が名前を連ねた論文の引用では，reference list では Matsubara S, Ohkuchi A, Nago N, et al. と記述されるわけだ。症例報告を考えてみよう。日本からの論文では，まず筆頭著者が登場し，次に，受け持ちジュニアレジデント，シニアレジデント，そのチームの責任者(例えば講師クラス)，准教授 2 人(若い人，次に副科長)，主任教授(科長)，などのように，つまり早い話，年齢の若い人から配列されるというとんでもない間違いを目にする。なぜこれがまずい

のか，もうおわかりと思う。上位3人までしか reference list に登場しないとなると，その論文の真の責任者が上位3人中にはおらず，責任者なのに「その他大勢」扱いされてしまう。論文を読む側は不便である。筆頭著者自身がある程度名前の知れた研究者ならば問題ないのだが，そうでなくて，若い人が筆頭の場合，list の3人の名前だけからでは「どこから出た研究だか」がわからない。当該分野で研究活動をしていれば，研究者の名前をみればその人のこれまでの研究動向などはわかっている。だから，論文の実質的責任者は上位3人までに入っているのが本当は望ましい。

著者が6人以内ならば，順番はあまり関係ないともいえる。が，多数の著者を連ねた場合には特に，上位3人は真に論文作成に貢献した人を据えるべきだ。診療をしっかりやったご褒美のような形で論文に名前を載せるのは感心しない。実際のところ，日本からの論文は欧米からの論文に比して，著者数が多い傾向がある。「皆で仲良く」の土壌とも関連した事象だと想定され，必ずしも非難されるべき事柄ではないかもしれないが，上記の事情は理解しておくほうがいい。少なくとも，6人以上名前の入った論文の第2著者に，受け持ちチームのレジデントで採血しかしていない人を据える，など論外である。逆に，学年が若くても，論文作成に貢献した人は当然上位にくるべきだ。要は，枕詞のように，名前をワンパターンで並べてはいけない，ということである。

2. 連絡責任者の役割は重要

連絡責任著者(corresponding author，通称コレス)は，実質的にその論文作成の中心となり，editor とやり取りし，必要な修正を行う。コレスの役割は大変重要である。一概にはいえないが，コレスになれるのは，論文5〜10本程度を自力で書いてから，と考えておいておおよそ間違いはない。もちろん，第1論文からコレスになれるだけの力量の人もおり，経験がないからコレスにはなれない，とまではいえない。いずれにせよ，コレスの力量如何がアクセプト成否を左右してしまう。

最近筆者らは，貴重な経験をした．大学院生の研究成績をある有名雑誌（IF 7.4 点）に投稿したところ，最初はあっさり reject された．しかし，reviewer のコメントをよく読んでみると，reviewer が筆者らの論文を誤解釈していることがわかった．そこで，editor in chief に reviewer の誤解を指摘し再審査を要求したところ，再審査が認められた．そして，最終的にはアクセプトされた．このように，コレスと editor との議論によって，reject とされた論文が復活採用されることもある．だから，reject されただけであきらめてしまうのは時期尚早である．コレスが中心となってコメントをじっくり読み，reviewer の指摘が適切でないと判断された場合はコレス名で，堂々と再審査請求をしてみるのもよい．

　もっとも，reject された論文が復活するのは，このように投稿者に絶対的自信があり，かつ reviewer の査読が明らかな誤解に基づく場合のみである．正直にいうと，これまで出版された 160 編内外の筆者らの英文論文中で reject から復活できたのはこの 1 編だけだ．だから投稿者によほど正当な理由がない限り，reject 論文について論争を挑んでも仕方がない．時間の無駄だから，さらりとあきらめて，次の雑誌を狙おう．

3. 共著者について

　最近は，各共著者がどのような貢献をしたかについてのコメントを求めるものが多くなった．どの研究室でも，研究機関の総責任者を最終著者とする習慣がある．ただ，最終著者が論文を読んでいないような極端な例も稀にあるように聞く．共著者全員が論文を読んでいることが，論文に名前が登場する最低条件である．万一，その論文がねつ造論文・不正論文だった場合には全共著者が責任を問われる．論文を読んでいません，名前が登場しただけです，は通用しない．共著者はノーベル賞候補にもなれば犯罪者（ねつ造論文加担者）候補にもなり得る．おおげさな言い方だが，事実である．

4）倫理面チェック

　まず著者は論文中で，資金の援助，試薬・特殊な動物や細胞，特殊な検査についての供与・援助について明らかにする必要がある．これは，論文中に記載される場合もあれば，Acknowledgement で記載される場合もある．論文に貢献したが，著者数が制限されている場合などでは，Acknowledgement でその貢献について記載しておく．

　表 46 に，投稿上チェックすべき倫理的問題をまとめた．倫理的な問題は，著者が気づかずに発生する場合もある．その場合でも，問題が大きい場合には，制裁（sanction）が発生する（加えられる）場合がある．例えば，著者全員が投稿先の雑誌への新規投稿を数年間にわたり禁止される場合がある．現在産婦人科関係の英文雑誌は約 50 程度あり，そのうちの一つから「投稿禁止」されても，痛くも痒くもないはず，などと考えないでほしい．ある雑誌から「投稿禁止処分」が出る，ということは，その研究者にとって致命的である．科学の世界で，アンフェアだと認定された事実は重く，汚名を払拭するのには数年かかる．払拭できずに研究をやめてしまった研究者もいる．

　投稿先から，「この論文は倫理的に問題があるのではないか」と指摘された場合，それへの対応は極めて慎重に行うべきである．なぜなら，雑誌側がそのような問題を提出してきた場合，すでに編集会議で十分に問題点を検討し，たとえ裁判になっても勝算があると考えられるものだけについて問合わせしてきているからである．どうでもいいような場合，紛らわしく真実がわからないようなものについては，最初から適当に reject してしまい，雑誌側は問題回避する．もしも，偽造，変造，剽窃について問合わせがきた場合，責任連絡著者は，第 1 著者および部門主任と協議し速やかに対応する．引くべきか，あるいは闘うべきか．自分に思い当たる節が全くなければいいのだが，剽窃といえるかどうかの判断は実は大変に難しい．

表 46　投稿上チェックすべき倫理的問題

A. 倫理的な問題がある行為
　1. 偽造（fabrication）
　2. 変造（falsification）
　3. 剽窃（plagiarism）
　4. 二重投稿（repetitive publication）
　5. ぼかし（obfuscation）
　6. 研究のための倫理的な問題について承認されていない研究
　7. 利益相反行為に該当する場合
　8. 共著者の責務

B. 倫理的な問題がないと判断される行為
　1. 意図しない実験・調査上の誤り
　2. 単純な表現上の誤り
　3. ずさんな研究報告
　4. 研究方法あるいは結論について，科学的見地からみた場合疑問を呈せざるを得ない研究

　データ偽造の類いは論外として，英文論文では文章模倣が問題になる。日本人は英語を第1言語としていないため，論文作成においても，知らず知らずのうちに他人の文章をまねして書いていることがある。他人の文章を利用する場合は，その匙加減が特に重要である。論文作成時に，大量にあちこちの論文から文章を盗用してきて一見剽窃を回避しているようにみせても，現在のインターネット技術は簡単にその出所を見破ってしまう。この最新技術の存在を知っておく必要があるだろう。せっかく優れた内容の論文が出版されても，出版後に文章剽窃と判断されてしまえば，その論文はPubMedから永遠に追放されてしまう。だから，引用が本当に必要な部分は，クォーテーションマークを付けて堂々と引用し，それ以外の論文本体は，自分で文章を作成することが重要である。文章を書くこと＝論文を書くこと，なのだから，これは当たり前のことである。が，最近，文章

表 47　投稿前注意事項

1. 論文執筆開始時期
   研究完成後できるだけ早期に
   研究成績が出る前でも執筆開始できる
   完成前開始スタイルを取るならば，予備原稿を捨てられる勇気が必要

2. 投稿先の決定
   impact factor (IF) は高いほうが低いよりもよいが，IF に拘泥しない
   PubMed 掲載雑誌に載せるべき
   類似テーマを多数掲載してきた雑誌は狙い目
   投稿雑誌の投稿規定をよく読む
   reference list 作成に手を抜かない

3. 著者順，連絡責任著者，共著者の決定
   貢献度が高い順に配置する
   学年の若いほうから機械的に著者名を配置しない
   コレスの役割は重要で，コレスの力量がアクセプト成否を左右する

4. 倫理的問題のチェック
   書くこと＝考えること＝研究すること
   文章剽窃の疑義を受けないように，自在に文章が繰り出せる力をつけよう

剽窃事例を身近で見聞したこともあり，改めて述べておきたい。文章が，いつでも頭の中から飛び出してくる，そのような力があれば，わざわざ剽窃まがいの行為をする必要性がない。

　観察研究で試料を用いない研究であれば，日本の倫理指針では倫理審査委員会での審議を必ずしも必要としないことになっているが，journal ごとに倫理に対する考え方が異なっている。倫理委員会で審査されていないことだけを理由に reject されることがある。したがって，前向き研究の場合はもちろん，後ろ向き研究であっても新たに試料の解析を含む研究では，必ず倫理審査委員会の承認を得ておく。どのようなことが倫理的な問題に

相当するかについては，通常，authors guideline に書かれている。あるいはリンクが張られているので，よく読んでおく。

表 47 に総まとめを示す。

論文を書く 4

タイトルを決める—タイトルは命がけ
松原 茂樹

　タイトルの出来不出来は論文アクセプト成否を決める。結論から述べると，よいタイトルとは「タイトルだけで内容がわかるもの」，information（当該論文の結論についての情報）がきちんと書いてあるもの，すなわち informative title であるもの。そして，査読者に「じっくり査読しないと簡単には reject できそうにないな」と思わせるもの，である。「ぼかし」のタイトルは避ける。

　タイトルには，論文内容そのものズバリが記述されていなければならない。タイトルだけで論文内容が一目瞭然にわかるようなものがよい。筆者は論文執筆開始前にタイトルを決める。それを机の前と廊下掲示板に大書しておく。「松原がこのような内容の論文にとりかかった」と教室員は確認できる。

　重要部分なので，例え話で解説を続ける。恋人からの手紙を開封したとして，三つのタイトルを想定しよう。①結婚申し込み，②結婚のご提案，③結婚について。三つのうちでどれが一番いいだろう。ムードを除外して考えるなら①で決まりだ。①ならば，タイトルを見ただけで私ならば泣いて喜ぶ。なぜなら「結婚申し込み」とはっきりタイトルに書いてある。内容は「結婚して下さい」に決まっており，疑義がない。②は，少し「ぼかした」タイトルだ。結婚申込み状のようだが，縁談紹介や結婚相談所ブッキングの誘いかもしれない。慎重に読まねばなるまい。③は，さらに「ぼかし」が効いており，人生訓エッセイかもしれない。このタイトルでは，全く意味（内容）がわからない。

　恋文ならば③のような，ぼかしのタイトル（suggestive title, indicative title）を意図的に使用して，最後まで慎重に読ませる，という高等テクニッ

クもある。しかし、医学論文では「ぼかし」は嫌われる。医療者は死ぬほど忙しいのだ。「ぼかし」タイトル論文につきあっている暇な医療者はいない。医学論文では、①のような直裁的な、内容をストレートに示すようなタイトル（informative title）を採用するのがよい。再度述べる。「ぼかし」タイトルは避ける。すなわち、内容を彷彿とさせるタイトル（suggestive title）、内容をなんとなく指し示すタイトル（indicative title）ではなくて、論文の結論が「どんぴしゃり」とわかるタイトル（informative title）を採用する。コツはこれだけである。

よいタイトルを命がけで考える。『論文を書く 5』で述べる Introduction 三段論法の第三段 problem（hypothesis, clinical question）に対する答えがそのままタイトルにできれば、それが最高だ。そうはいっても、なかなか初心のうちはうまくいかないので、経験に基づく具体例を示していく。

❾ アクセプトされたくないなら、こんなタイトルをつけよう

1.「研究」「検討」「について」を入れる

初心者がよくやるミスである。他人の論文を例にすると角が立つので、自分の論文を例示して話を進める。

> 「ヒト正期産胎盤トロホブラストにおける $Ca^{++}ATPase$ 活性の電顕酵素組織化学的研究」（悪！）

これは 1986 年に出した、筆者にとっては最初の本格的原著論文である。内容は「電顕酵素組織化学を用いて、$Ca^{++}ATPase$（酵素）のヒト胎盤トロホブラストでの電顕的局在を調べたら、表面側細胞膜に存在していた」という内容である。要するに「$Ca^{++}ATPase$ は膜表面にあるよ」というだけの論文だ。

このタイトルは、格調高いようにもみえ、一見かっこいいのだが、タイトルをみただけでは、内容がわからない。検討した材料（ヒト正期産胎盤）、

検討した物質（$Ca^{++}ATPase$），使った手法（電顕酵素組織化学）がきちんと書いてあるから，全然ダメとまではいえない。が，ダメなのは「研究」である。タイトルに「研究」「検討」「について」などを入れてはならない。研究したからその成績を示している。検討したから，今論文にできる。「検討」しないで「直感」とか「思いつき」で書く手法があるならば，なるほど「検討」の文字は生きてくる。が，「何々に関する思いつき」といったタイトルの論文が存在しないのだから，「検討」は無用語である。

同じ内容が伝わるならば，1文字でも短くせよ，と『論文を書く 1, 2』で繰り返し述べた。タイトルも同じことだ。可能な限り短くする。今ならタイトルは以下のようにするだろう。

→「$Ca^{++}ATPase$ はヒト胎盤トロホブラスト自由表面細胞膜に存在」(better!)

ただし，このタイトルは文章である。文章をタイトルにしてもいいかどうか，この後で述べる。

翌年（1988）書いた論文には，多少ましなタイトルがついている。英文論文だが，

「Presence of nerve fibers in the umbilical cord—an electron microscopical histochemical proof—」「臍帯には神経線維が存在—電顕細胞化学的証明—」(good!)

である。何の知識もなかった割にはまともである。タイトルだけで内容が一目瞭然である。あえて論文内容を説明すると，「それまで臍帯には神経あり説，なし説，両者があったが，電顕酵素組織化学でその存在を証明した」という内容である。「ダッシュで副題を示す」ことの良し悪しはこの後で述べるが，なかなかうまい。もしもこれを「臍帯における神経線維の存在に関する電顕酵素組織化学的研究」としたらどうだろう。結局存在するのか，しないのか，タイトルからはさっぱりわからない。もとのタイトル（よいタイトル）を見てほしい。proof（証拠，証明）と書いてある。こう書かれたら，査

読者はそう簡単にはゴミ箱には捨てられない。査読者を「泣かせる」セリフだ。査読者に注視させるのがタイトル作成のコツである。ただし，本当に「proof＝証拠」が示されていないと査読者は怒り出す。タイトル負けしない内容が書かれていなければ proof＝泣かせ文句，は使えない。

> 「ヒト正期産胎盤トロホブラストにおける $Ca^{++}ATPase$ 活性の電顕酵素組織化学的研究」(悪!)
> →「$Ca^{++}ATPase$ はヒト胎盤トロホブラスト自由表面細胞膜に存在」(better!)
>
> 「臍帯における神経線維の存在に関する電顕酵素組織化学的研究」(悪!)
> →「臍帯には神経線維が存在—電顕細胞化学的証明—」(better!)

2. 論文内容がわからないタイトルをつける

タイトルを読んだだけでは，論文内容が把握できないようなものは悪いタイトルだ。内容をズバリ示す(informative)タイトルがよいタイトルだが，それは内容を示唆する(suggestive, indicative)だけのタイトルに比して長くなってしまう。これは当然であり，情報量が豊富なのだから，多少は長くなってもかまわない。1字でも短く，と書いたが，「内容が伝達できる範囲で」短く，の意味である。

以下のタイトルはどうだろう。いずれも筆者らが最近書いた英文論文である。最初によくないタイトルを，次に筆者らが採用したタイトル(僭越ながらよいタイトルと呼ばせていただくが)を示す。

1) 胎動数基準値提唱

> 「日本人妊婦における自覚胎動回数」(悪!)

胎動を検討したことはわかるが，内容は全然わからない。この論文では日本人妊婦 800 人以上を対象に，新しい count to 10 法を考案し，その妊娠週数別基準値を作った(Kuwata T, Matsubara S, Ohkusa T, et al. JOGR 2008；34：318-323)。ならば，そのことがわかるようなタイトルを付け

るのがいい。

> →「日本人妊婦の週数別自覚胎動基準値の作成—新しい count to 10 法を用いて—」(better!)
> ダッシュ副題を避けたいならば,
> 「新規 count to 10 法を用いた日本人妊婦の週数別自覚胎動基準値の作成」(better!)

2) 前置胎盤新術式の考案

>「膀胱浸潤癒着胎盤での子宮全摘出における一工夫」(悪!)

　前置癒着胎盤が膀胱へ浸潤した最重症例への子宮摘出術式についての新機軸を打ち出した。膀胱に始めから切開を入れてしまう(Matsubara S, Ohkuchi A, Yashi M, et al. JOGR 2009；35：359-363)。「一工夫」では意味がわからない。この術式を考えるのに，当方は胃袋に穴があくような思いをしたのだ。遠慮はいらない，堂々と売り込もう。膀胱切開が「売り」なのだからこれを正面へ出す。

> →「膀胱浸潤前置癒着胎盤に対する膀胱切開子宮全摘新術式」(better!)

　膀胱に傷をつけないようにするのが子宮摘出の骨子なのに，膀胱切開とは何事だ，と，タイトルをみただけで産婦人科医ならば"ドキン"とする。「新」術式と書いてある。外科系医師は手術が大好きだから，「新」術式と書いてあれば，これにも"ドキン"とする。2重ドキンである。この「ドキンとさせる」タイトルを選ぶのがコツだ。これなら，査読者は「簡単には」reject できなくなってしまう。

3) 疾患への薬剤有効性

>「リトドリン誘発性白血球減少症への GCSF 投与の試み」(悪!)

　切迫早産治療薬リトドリンでは白血球減少の副作用が起こるが，妊婦へ

のGCSF投与の安全有効性についてはまだ確定していなかった。GCSFは本症に対して安全有効に使用できた，という観察研究である(Kikkawa M, Matsubara S, Takatoku M, et al. JOGR 2008；34：286-290)。ならば堂々と，

> →「リトドリン誘発性白血球減少症へのGCSFの安全有効性」(better!)

とする。安全有効性，と書くと，日本語としては安全有効ではなかった，とその文言を否定する結論も「あり」なのだが，そこまで勘ぐる人はまずいない。「安全有効性」と書けば，安全かつ有効だった，と読める。

> 「日本人妊婦における自覚胎動回数」(悪!)
> →「日本人妊婦の週数別自覚胎動基準値の作成—新しいcount to 10法を用いて—」(better!)
> or「新規count to 10法を用いた日本人妊婦の週数別自覚胎動基準値の作成」(also better!)
>
> 「膀胱浸潤癒着胎盤での子宮全摘出における一工夫」(悪!)
> →「膀胱浸潤前置癒着胎盤に対する膀胱切開子宮全摘新術式」(better!)
>
> 「リトドリン誘発性白血球減少症へのGCSF投与の試み」(悪!)
> →「リトドリン誘発性白血球減少症へのGCSFの安全有効性」(better!)

3．あたりさわりのない控えめなタイトルを選んでおく

　間違えないでほしい。これは「アクセプトされないタイトル」である。

　よく考えてみると，これは上記2とも重複している。とかく日本人は自己主張しない。タイトルも「こんなおおげさなものは恥ずかしい」と考えてしまう。たしかに，あまりに大胆なタイトルなのに，内容が伴わない論文は「何だかな…」と思わせてしまうが，どうせ投稿者(自分)の顔はみられないのだ。恥ずかしがることはない，論文の「売り」を堂々と前へ出そう。控えめタイトルの好例が上記2.の2)の「一工夫」，3)の「試み」である。ちょっとした工夫や，トライしただけ，と書いてある論文に誰が注目してくれるだろう。無理に卑下することはない。新しい術式を工夫したわけだ，安全

有効だと信じたわけだ，「膀胱切開新術式」「安全有効性」と堂々と打ち出そう。前にも書いたが，「新術式とまではいえない」「安全有効と断言できない」と査読者がいってきたら，そこで考えれば（revise すれば）いいだけだ。revise に持ち込めたら勝利は近いわけで，査読者に「ほとんど読まずにゴミ箱に捨てられる」事態だけは絶対回避する必要がある。そのためにはアピールポイントをわかりやすく示す。

雑誌に応じて使い分けるほうがよいタイトル

1. 文章から成るタイトル

私はこのスタイルは好きだ。

> 「臍帯に神経線維は存在する」
> 「リトドリン誘発性白血球減少症に GCSF 投与は安全有効である」

の類いである。

『論文を書く 5』で述べるが，三段論法の三段とは「わかっていること：known」「まだわかっていないこと：unknown」「今回明らかにしたいこと：problem（hypothesis, research question）」の三つだ。この 3 番目に対する解答は文章で書くことができるが，その解答ずばりをタイトルにしてしまう。本文中の当該文章を，コピー and ペーストし，論文核心文をそのまま持ってきてしまう。これほど informative なタイトルはないだろう。

ただ，問題がある。想像してほしい。雑誌の目次をみた時に，論文の大半が「文章形式」だった場合には，読者は奇異な感じを受けるだろう。Obstetrics and Gynecology（Green Journal）では Precis といって，結論を 1 文で示す欄があり，目次のタイトル欄直下にある。論文タイトルが文章だと Precis とタイトルとがだぶる。それで，当該雑誌では文章タイトルは禁止である。投稿予定雑誌が文章タイトルを採用しているかどうかを，よくみてみよう。文章タイトルが多数採用されているならば，文章タイトルは使ってもよい。

2. 疑問文のタイトル

　注意したほうがよい。ある学会のセッション全部のタイトルが「…か？」だったのをみたことがある。これは Introduction 三段論法の第三段，problem（clinical question）をそのまま持ってきたもので，研究目的，すなわち，知りたい内容がずばりくる。ストレートでよい面もあるが，悪い面もある。まず，タイトルからは，question への answer がわからない。Yes か No か，あるいは判定不能（clinical question に現在は答えられない）の三つのケースがある。判定不能の場合には，なぜそうなのか，さらに種々の答えがあり得る。また，「カチン」とくる人もでてくる。この論文を読まないと結論はわからないですよ，最後まで読みなさい，と強要されたように感じる人がでてくる。「文章タイトル」のところでも述べたが，雑誌掲載論文全部が「疑問文タイトル」を採用していたらどうなるか。パズル集になってしまう。正攻法の論文タイトルが並んでいる中で，ポツンと「疑問文タイトル」に出くわすから効果的なわけで，正攻法タイトル著者に対してアンフェアだ，と解釈しようとすればできる。Party で赤，黄，緑と極彩色のドレスに混じってただ 1 人，黒一色のドレスを着こなしているからかっこいい。皆が皆，疑問文タイトル（黒一色ドレス）を使ってきたら，やはりおかしい。

　私の論文師匠の植村研一先生（浜松医科大学名誉教授）によれば，疑問文タイトルは基本的には禁止。「誰に質問してるんや？　自分の研究やろ」と植村先生は豪快だ。ただ，例外があり，その疑問文の内容が「医学常識を覆す」ような常識破りの問いかけの場合は許される，と述べておられる[1]。例えば，

「切迫早産は治療対象疾患か？」

　産科医は切迫早産治療が専門だから，答えは definitely Yes だと誰でも思う。だが，今回 RCT を実施したとして，切迫早産を治療しても 5 歳ま

での全予後が無治療群と変わらなかったとしたら，これは大変なデータだ。

今度は，逆に definitely No と思えるような疑問文を持ってくる．

> 「双胎は自己免疫により起こるか？」

そんなことは誰も想定しない。自己免疫で双胎は起こるわけがない。ところがその研究が「自己免疫疾患患者では双胎が起こりやすい」と証明してしまったなら。これならば，疑問文が生きてくる。ただ，この場合，論文内容が「タイトル負け」するとかなりかっこ悪い。

結論として，医学常識を打ち破るような破天荒な疑問文タイトルでそのタイトルに負けないような内容があるなら，疑問文はインパクトがあってよいと思う。微細な事項でニッチ狙いの論文ならば，つまり research question 自体が minor（low priority, low significance）ならば，やめておいたほうがよい。「文章タイトル」と同様，その雑誌の傾向を分析し，各巻に数編「疑問文タイトル」が載せてあるならば，疑問文タイトルもいいだろう。編集長の好みもあるから，一概にはいえない。私見だが，上記の種々の事情を勘案して，疑問文がぜひ必要な場合以外は，使用しないほうが後顧の憂いが少ない。疑問文タイトルを採用する場合は，このようないきさつを理解した上で使おう。

ちなみに筆者は，今までに「疑問文タイトル」論文は一つだけしか書いていない。

> Can ring pessary have a lasting effect to reverse uterine prolapse even after its removal?「子宮脱へのペッサリー療法は，抜去後にも脱を直し続ける効果があるか？」(Matsubara S, Ohki Y. JOGR 2010；36：459-461.)

子宮脱へのペッサリー療法は産婦人科医が毎日のように取り扱う。重要テーマである。ペッサリーはこれまで一時しのぎ療法（姑息的）とみなされていた。ところが，ペッサリーを抜いても脱が再発しない例もあることに

気が付き，ペッサリーは「根治療法」になり得る，と論じた。観察眼の鋭い産婦人科医は，このことにうすうす気付いていたが，普通は「ペッサリーは姑息的，抜けば脱はまた再発」と考えられている。だから，ニッチ狙いでない重要テーマで，question も意外性ある問いかけだから，この疑問文タイトルは生きてきた。正攻法タイトルならば，「リングペッサリー除去後の子宮脱補正効果」などとなるが，疑問文タイトルのほうが，この場合にはずっとよい。

3. 副 題

筆者はよく使う。内容を正確に表現するのに便利である。

> 「臍帯には神経線維が存在―電顕細胞化学的証明―」
> 「日本人妊婦の週数別自覚胎動基準値の作成―新規 count to 10 法を用いて―」

後者は副題除去して「新規 count to 10 法を用いた日本人妊婦週数別自覚胎動基準値の作成」と簡単に作り替えられるが，前者「臍帯には神経線維が存在―電顕細胞化学的証明―」の副題を除去してきれいな正攻法タイトルを作成するのはかなり困難だ。

別の例を示す。本題「切迫早産へのカルシウム拮抗剤の有効性」とする。副題で，

> ―a direct morphological proof―
> ―randomized controlled trial―
> ―observation for 40 years―

など，「直接証拠」「RCT ですよ」「40 年間も観察したよ」など，「すごい」内容の副題を持ってくると，大きなインパクトを与える。ただ，ある大きなテーマの連続研究の一部だと間違われる可能性があるから，絶対に使用しない，という人もいる。

連続研究との関連を説明する。昔，Initiation of labor（分娩発来）というタイトルを冠し，それに副題がついた論文が一流雑誌に多数連続して出た

ことがある。これは当時有名な論文であり、皆が連続研究だと知っていたから、それはそれでいい。また、極めてユニークな研究で、主題だけみれば「ああ、この研究は誰々のだ、また次が出たか？」などのような場合で、本当に連続研究ならば、きちんとpart I, part IIと付けて副題を持ってくるのはよい。その好例を示す。筆者の古くからの友人で、解剖学者の埴原恒彦先生（北里大学教授）は、『Nature』にも論文を出しておられる。骨形態解析の世界的権威で、骨形態から人類起源を推し量る壮大な論文を連続研究の形、part I, part IIダッシュ副題とタイトル付けして出版しておられる。このような場合には、むしろダッシュ副題は良い手で、「また埴原先生が次を出した」「次が出るかもしれない」と、読者に強烈な印象を与える。「Discussionの書き方」の稿でまとめて述べるが、Discussionの最後でfuture plan（今後の研究方向・計画）を述べて論文を終える、という常套作戦があり、part I論文最後でpart IIの内容をほのめかしておく、という完璧な方策も取り得る。

　まとめると、ダッシュ副題を使うと、連続研究の一部ではないのに、そのような連続研究part I, part IIなどと間違えられる危険性がある。全くその通りで、「observation for 40 years」が第1報で、どこかに、第2報「RCT」があるかもしれず、同一チームが現在第3報「メタアナリシス」を副題とした論文を書いているかもしれない。タイトルだけからはそれが判別できない。だから連続研究でないならば、やめておいたほうがよい、という意見がある。結論としてはこれも、投稿予定雑誌の目次をみておくのがよい。「副題付きタイトル」がその雑誌に掲載されているかどうかを確認しよう。ただ、「1. 文章タイトル」「2. 疑問文タイトル」に比して、「3. 副題付きタイトル」を使用禁止とする雑誌は少ないと思う。副題をやめてくれ、といわれたことは筆者はこれまでに1度もない。

　以上を全部まとめる。文章ではなくて「有効性」「新手術法」のような名詞

表48 アクセプトされにくいタイトルと,されやすいタイトル

アクセプトされたくないならば
・「研究」「検討」「について」を入れる
・内容をぼかしたタイトル(suggestive title, indicative title)を使う
・あたりさわりのない控えめなタイトルにしておく

アクセプトされたいならば
・「研究」などの無用語を避ける
・論文結論がわかるタイトル(informative title)を採用する
・「売り」が明示してあるものをひねる
・投稿予定雑誌をよくみて,以下の三つを採用してもよいか考える 文章タイトル,疑問文タイトル,副題付きタイトル

で終わる,informative title をまず考える。ぼかしタイトルは避ける。文章タイトル,疑問文タイトル,副題付きタイトルは,雑誌の目次をみてから考える。コツはこれだけである。なぜそうでなければならないかの根っこを理解しないと必ず忘れてしまうので,この章では少々しつこく記述した。美的観点からみてもきれいなタイトルを目指してほしい。将来,自分の論文一覧を作成した時,きれいなタイトル論文が整然とならんでいる姿を想像してほしい。

　表48に以上をまとめる。

　タイトル作成は頭の体操だ。自分が査読者ならばどう反応するだろうか,と考えてみる。査読者を「泣かせる」タイトルを作ろう。この作業を知的ゲームだと考え,楽しんでみるとよい。

文献

1) 植村研一：うまい研究発表のコツ，メジカルビュー社，東京，2005

論文を書く 5

Introduction—三段論法と書き方 10 のコツ
松原 茂樹

● Introduction は三段論法で書く

Introduction は三つのパラグラフで書く。①すでにわかっていること（known），②まだわかっていないこと（unknown），③まだわかっていないことのうち今回明らかにしたいこと（problem）。problem は仮説（hypothesis）ともいえるし，research question（疑問点）ともいえる。本当はこの後に 1 行だけ，研究手法（approach）を入れられれば満点である。三段論法とは「known，unknown，problem，プラス α」と覚える。

● 三段論法の書き方例「早産と CRP」

以下を発見したとしよう。

> 妊娠初診時に CRP が高いと早産になる確率が高い。

この知見はかなり重要であり，できるだけ「きれいに」書いて有力雑誌にアクセプトさせたい。三段論法で書けばこうなる。

> 第一段（落）：性管感染症は早産の最大原因である。性管感染有無が妊娠早期に発見できれば，早産予知ができる。性管感染有無を知る方法として，これまでにいろいろな方法が提案されてきた。頸管粘液エラスターゼ値測定，細菌性腟症有無チェックなどである。我々も腟内白血球数が早産予知因子になることを示した。
> 第二段：これらの検査には一長一短がある。妊娠初診時にはルーチン的に種々の血液検査が行われる。これら血液検査の中で，性管感染有無チェックをターゲットにした検査法は行われていない。
> 第三段：CRP は全身の炎症有無・程度を示す血液マーカーであり，性管感染症があれば，CRP が増加すると予想される。（第 1 疑問点）妊娠初

> 診時の CRP 高値はその後の早産発症を予知するだろうか？（第2疑問点）もしも予知するならば，これまで知られてきた性管感染検査よりも優れた予知能・検査特性を示すだろうか？ 我々は今回，この二つの臨床的疑問に答えるために，ローリスク妊婦200人に対する cohort study を企図した。

第一段：早産の原因として性管感染症が重要ですよ，検査もいろいろある，と known を述べる。

第二段：初診時には色々な血液検査をするが，血液検査で早産予知ができれば素敵だ。でも，それができるかどうかわからない，と unknown を述べる。

第三段：CRP は炎症（感染）有無の指標なんだから，それでひっかけること（早産予知）ができないだろうか？ （problem＝hypothesis）。それを検討した。

プラス α：研究方法は動物実験でなくて，もちろんヒトでの研究で cohort だ。

上記の中で特に工夫されている部分

このように known, unknown, problem（本当はさらにプラス α＝approach）とくる。これはこのまま覚えてほしい。この「三段論法」以外に，この例文では以下が工夫されている。これもテクニックである。

1) 第一段：我々も腟内白血球数が早産予知因子になることを示した。

このように自分たちに当該関連分野での先行研究があるならば，Introduction で触れておく。触れるだけで，ごちゃごちゃデータは述べないこと。「実績のあるグループだな」と査読者にまず認識させる。よくいうところの「まず一発ガンとぶちかます」。

2) 第三段：CRP 高値はその後の早産発症を予知するだろうか？ 優れた予知能を示すだろうか？

このように，problem＝hypothesis を単純明快に疑問文で示す。

『論文を書く4』で述べたように,「疑問文タイトル」ならば,ここの第1疑問文がそのままタイトルになるわけだ。「妊娠初診時CRP高値はその後の早産発症を予知するか？」あたりだろう。

problemを二つあるいは三つ程度出して,「それらを解決するために今回の研究を企図した：The present study was an effort to answer these two clinical questions」と書くこの方法は,初心者にとって非常にわかりやすい。他章で詳しく解説するが,この「疑問文二つあるいは三つでIntroductionを終える」スタイルを採用すると,Discussionが書きやすくなる。というか,Discussionは機械的に書けてしまう。Discussion記述法は『論文を書く7』で詳細に述べるが,「Introductionを三段論法で書けば,なぜDiscussionがとても書きやすくなるか」について,ここで少しだけ触れておく。

Discussionの第一段では「二つのことがわかった」と,疑問への回答をまず書いてしまう（機械的操作）。発見事項の結論をまず書いてしまうわけだ。第二段の頭文で,まず第1回答はこうだった,と書き（機械的操作）,続けてその妥当性を書く。第三段の頭文で第2回答はこうだったと書く（機械的操作）。第五段あたりでstudy limitationを書き,最終段で再度,研究全体の意義・価値（significance）を書いて,今後の展望（future plan）を示して論文終了,である。

このように,Introductionで今回のproblemを疑問文で明示してやれば,論文構造（structure）は自ずと決まる。極めて効率的・効果的である。

● Introduction 書き方 10 のコツ

1. 結果（成績：何がわかったか）そのものは書かない

悪い例

> 今回CRP高値がその後の早産発症確率を高めることを見出した。今後の展望も含めて論じていく。

このように Introduction で結論を書いてしまうと，読者はその先を読んでくれなくなる。それが「Introduction には結果そのものを書いてはいけない」理由だ。

　が，よく考えてみると，『論文を書く 4』で記述した内容とは矛盾する。タイトルで論文内容がわかる，それがよいタイトルだ，と述べたとおり，タイトルを読んだ時点で，読者には結論はわかっているはずだ。

　「文章タイトル」を採用するならば，「妊娠初診時に CRP が高いと早産になる確率が高い」であり，正攻法の informative title ならば「妊娠初期ルーチン CRP 測定による早産予知有効性」である。タイトルにおいて「名が体を表して」しまっているから，「論文の結論はわかっている」。だが，論文本文が始まったら，「結論は最後までおあずけ」である。これは決まりだから仕方がない。

　ただ，Introduction に結論を書いてもよい例外が二つある。それは，
1) 内容が非常に込み入った論文の場合：大テーマ，中テーマ，小テーマが重層構造をなして示されるような重厚長大な論文においては，大テーマへの大結論が Introduction に書かれてしまうことはある。これは裁判において，「被告は無罪」とまず最初に述べ，その後で理由が秩序だって述べられるのと同じであり，このような場合には Introduction に論文結論が述べられることはある。ただ，初心者がそれほどの重厚論文を書く機会はまずないから，「Introduction では肝心の結論は絶対に述べない」と覚えておいて基本的には構わない。
2) 症例報告の場合：筆者らが最近書いた論文「Femur fracture during abdominal breech delivery」「骨盤位帝王切開での大腿骨骨折」を例に簡単に述べる。内容は極めて単純であり，その論文 Introduction は以下の通りである。

骨盤位に対して経腟分娩を行うと高頻度に大腿骨骨折などの分娩損傷が起こる(known)。しかし，帝王切開で大腿骨骨折が起こる例はほとん

> ど知られていない(unknown)。骨盤位帝王切開でも大腿骨骨折は起こり得るだろうか(problem)？　今回，正期産骨盤位への予定帝王切開例で大腿骨骨折を経験した(答えが出てしまっている！)。その臨床的意義を述べる。

　症例報告でも，Introductionはknown, unknown, problemの三段論法だが，αの部分に「答え」が書かれてしまう。これは当然で，全部読んでみて，「大腿骨骨折なんてない！」という結論(症例報告)になるわけがない。それでは論文にはならないわけだ。この病気で「こんなことってありそうもないけど，あるか？(problem)」「本当にあったよ，珍しいよ，意義深いよ(answer)」。だから論文にできる。症例報告では，problemへの解答がIntroductionの最後にバチンと登場し，Discussionでは「だからどう重要なんだ，臨床ではどうすればいいんだ」について，すなわち症例の示す意味・意義・価値について述べられる決まりだ。

2. 過去の研究成績の細かい数字をあげない。できるだけ短く書く

　Introductionでは，「今，何が問題で何を解決するつもりか」がわかればそれでいい。細かい数字を書く必要はない。特に，すでにわかっていること(known)について沢山の数字をあげる必要は全くない。

悪い例

> 第一段：性管感染症は早産の最大原因である。性管感染有無が妊娠早期に発見できれば，早産予知ができる。性管感染有無を知る方法として，これまでにいろいろな方法が提案されてきた。まずJohnsonらは1,000人のローリスク妊婦を調査した。頸管ポリープ存在例のうちの20%が早産するのに対して，ポリープ(−)例では早産頻度は4%だった(odds ratio 5.0：95% CI：3.2-8.4：$p<0.001$)。次にRobertsらは頸管内エラスターゼ測定が早産予知に有効だと示した(このあとにも細かいデータが次々に登場…)。

　もしも，論文context上で本当にこれらのデータが重要ならば，Discussionに書くべきである。読者はこの段階ではJohnsonだかRobertsだ

かには全然興味はない。Johnson, Roberts が抜群に有名で，それが時代を画するような研究ならばまだしも，著者の名前を入れて，そのデータを細かく示す必要はない。どうしても書きたいならばこうする。

> ローリスク妊婦 1,000 人の調査から，頸管ポリープが早産率を 5 倍上昇させることが示された。頸管ポリープは早産ハイリスク因子であると認識されてきており，ACOG Committee Opinion でもこの記述が採用された。

どこが違うかお気付きだろうか？

まず有名でもない著者の名前をいちいちあげていない。前の方では，1,000 人とか 5 倍などのように，数字を少しだけあげ多少詳しく書き，後ろにいくにしたがって数字をあげないで短く記載してある。これは Introduction だけでなく paper writing 全体に通じるコツでもある。つまり，類似データをあげるならば，まず詳しく，次にラフに，最後はまとめて一言で書くのがよい。石田三成，羽柴秀吉へのお茶献上の逸話「始めはぬるくて沢山，次にちょっと熱く，最後にうんと熱く少しだけ」に似ている。覚えておくと種々応用できる。

3. known 内容を広げすぎない

悪い例

> 第一段：陣痛発来機序は解明されていない。早産の機序としては，胎児副腎成熟 reset 説（文献），オキシトシン感受性過敏説（文献），子宮および頸管筋異常説（文献），プロゲステロン早期減少説（文献），などが唱えられてきたが，近年，感染説（文献）が有力視されてきた。頸部異常細菌感染があると感染が子宮方向へ進み，子宮収縮が起こって早産カスケードへなだれ込む，との説が唱えられ，多くの追試によって，この説は正しいことが示されてきている。

さらに極端な例では，「誰々の，胎児副腎コルチゾールを計測したデータでは，早産では 1,000 だったが，非早産では 10 であり，100 倍も高い値だった」などと，2 で記述した「過去の論文中の詳細なデータをあげない」

規則にも違反して，これでもかと畳みかけてしまう。Introduction においては，書くべきでない。

　書いてあることは全部正しいかもしれないが，「CRP 高値で早産予知できるかも」とはほとんど関係ないことの羅列だ。review（総説）ならば上記のような書き方もするが，原著論文としては姿がおかしい。redundant（冗長で）and lengthy（長たらしい）。

4. **当該雑誌読者が当然知っているような事柄を「枕詞のように」は使わない**

　例えば，「早産とは，妊娠 22 週 0 日から 36 週 6 日までの分娩をいう」などと書く必要はない。産婦人科関連雑誌への投稿ならば「早産は児罹病率を押し上げる重要疾患であり，その予知は重要である」なども本当は不要である。早産が重要疾患であることは産婦人科医ならば全員知っているので「枕詞」のように使用しないほうがいい。省略できる。ただ，記述したほうがよい場合もある。次の項で述べていく。

5. **投稿雑誌に応じて known，unknown は異なった書き方をする**

　例文「CRP で早産予知できるかも」は一般産婦人科雑誌（General Obstetrics and Gynecology）を狙って書いてみた。もしも産婦人科ではなくて General Medicine 例えば New England Journal of Medicine を狙うならば，違った書き方をする。読者は産婦人科医ではなくて全科臨床医である。第一段では以下を書く必要があるだろう。

known：第一段

> 低出生体重児は児罹病原因の 80% を占める。最近，低出生体重がその後の生活習慣病発症のハイリスクであることが確証され，低出生体重児は周産期医療のみならず医学一般の大きな問題となってきた。早産は低出生体重の 80% を占める重要疾患であり，早産予知は重要な臨床事項になってきている。

　産婦人科医は早産治療専門家だが，一般臨床医は早産児をみたことすら

ないかもしれない。だから，「早産は低出生体重児出産の大きな要因で重要疾患である」の部分（known）は産婦人科医には不要だが，一般臨床医には大変重要である。

　今度は「検査医学」のような CRP などの血液検査を扱う雑誌を狙ってみよう。全然異なった形の三段論法が必要である。たとえば known と unknown は以下のようにする。

known：第一段

> CRP は動脈硬化程度やその後の心血管イベントを予知する指標であることが知られてきており，内科領域では臨床的にも応用されてきている。産婦人科領域では，CRP は急性炎症指標として使用されることが多かった。

unknown：第二段

> 早産になりかかった状態（切迫早産）においては CRP は早産予知指標として有用だと確認されてきている。が，早産兆候のない妊娠初期における CRP がその後の早産予知指標になり得るかどうかについては，まだ研究成績が得られていない。

　読者は臨床検査専門医や臨床検査技師である。CRP それ自体に興味を持った読者なのだから，「CRP はね…」で論文を開始すること。「早産はね…」で開始してはいけない。

　重要点なので，重ねて述べる。筆者は胎盤の酵素組織化学を研究してきた。ターゲットは一般産婦人科雑誌，胎盤学専門誌（Placenta），組織化学専門誌（Histochemistry and Cell Biology）の三つだ。「早産で，ある酵素が，胎盤細胞で変化してきている」，という所見を得たとして，三つの雑誌の順番に，記述は以下とすべきだ。順に「早産はね…」（産婦人科雑誌へ），「この酵素はね…」（雑誌 Histochemistry へ），「胎盤細胞はね…」（雑誌 Placenta へ），である。当該雑誌読者は「何に興味を持っているか」をよく考え，それに見合った三段を組まなければアクセプトは困難である。

だから，三段論法といっても，ただ 3 段になっていればいい，というわけではない．対象読者に応じた，きれいな 3 段を採用することがアクセプトのコツである．第 1 雑誌へ投稿して reject された時に，次善雑誌が「同様範疇雑誌」ならば，その次善雑誌の規定に合致させて論文体裁を整えれば即日投稿できる．が，「別範疇雑誌」ならば，論文体裁自体に手をいれる必要がある．「企業」への入社試験と，「劇団四季」への入団試験とでは，着ていく服装や自己紹介方法（introduction）も自ずと異なるだろう．相手（雑誌と雑誌読者）の求めるものは何か？　少しだけ imagination を作動させてほしい．当たり前のことだが，重要ポイントである．

6. 読者になじみが薄い概念・事項は Introduction できちんと述べておく

　　例文では早産，CRP の二つがメインテーマで，この二つは誰でも知っているから，「CRP とは何か」を記述する必要はなかった．CRP ではなくてあまりなじみがない物質，たとえば，「血中の α フェトプロテインを検査したら，早産予知ができてしまった」という内容ならば，Introduction で α フェトプロテインについてきちんと説明しておく．さもないと読者は「何が何だかわからない」．「早産はね…」と細かく説明する必要はないが，もしも稀な遺伝性疾患（例えば Alport 症候群）における早産を述べるならば，当然「Alport 症候群はね…」と説明しておかなければ，読者は追随できない．第一段でも第二段でも，どちらでも構わない．文脈に応じて説明場所を選ぶ．

7. 無理に 3 段にしなくてもいい場合がある．

　　内容が 3 段になってさえいれば

1）2 段でもいい時

　　known, unknown ときて，この unknown が狭い範囲にまで絞り込めている時には第二段と第三段とを合体させてよい．当たり前の話だ．「known：ここまではわかっている」「unknown：まだここはわかっていない」「problem：わかっていないことの全部を解明するのは不可能だから，

そのわかっていない部分のどこを今回攻めたのか？」である。unknownの部分でproblemが絞り込まれていれば，自動的に2段になり，論文が短くなって好都合だ。

> known：子宮破裂は前回帝王切開など創のある子宮に発症する。
> unknown＝problem：無傷子宮にも子宮破裂は起こるだろうか？ 今回無傷子宮破裂を4例経験したのでその臨床像を示す。

同じように，knownを書いてしまえば自動的にunknownがわかってしまうような事柄も多い。当然第一段と第二段は合体できる。上記と同じ例で書けば，

> knownとunknown：子宮破裂は前回帝王切開など創のある子宮に発症しその臨床像は詳細に分析されているが，無傷子宮での子宮破裂の臨床像は十分に知られてはいない。
> problem：今回無傷子宮破裂を4例経験したのでその臨床像を示す。

2）第四段，第五段が必要な場合

早産とCRPの関連を述べるとして，「早産」も「CRP」も誰でも知っている。が，これが，比較的稀な病気（nemaline myopathy）に対して，なじみが薄い遺伝子治療（アデノベクターによる遺伝子β導入）をしたと仮定しよう。スペースの関係で文章にはしないが，この場合にはこうなる。

> 第一段：knownその1：nemaline myopathyとはこういう病気で治療法が限られている。
> 第二段：knownその2：β遺伝子は筋力増強効果が期待できる新規治療法で，種々の病気で実用化されている。
> 第三段：unknownその1：nemaline myopathyへの遺伝子治療はこれまで二つが試みられたが，アデノベクターを用いた遺伝子導入は行われておらず，その安全有効性は不明だ。
> 第四段：unknownその2：β遺伝子の筋肉疾患への導入はまだ試みられておらず効果は不明だが期待はできる。
> 第五段：problem：nemaline myopathyに対してアデノベクターβ導入は筋力改善効果を示すだろうか？

「ネマリンはね…」「β遺伝子はね…」「ネマリンの遺伝子治療はね…」「β遺伝子治療のターゲットはね…」と 1, 2, 3, 4, 5 の順番で書いてある。ネマリン，β，ネマリン，β，の順番だ。これを，1, 3, 2, 4, 5 の順番にして，ネマリン，ネマリン，β，β，の順番で書いてもよい。読者は nemaline myopathy とは何だ？ ベータ遺伝子とは何だ？ 何もわからないから，当然 3 段では述べきれない。ただ，その 1, その 2 と書いたように，5 段にみえても，実はきれいな 3 段になっていることにご注目いただきたい。「読者になじみが薄い概念・事項ならば Introduction できちんと述べておく」と，結局は同じことをいっている。

8. general から specific へと「追い込み漁」

「論文の書き方」解説本のいくつかにおいては，「Introduction は general から specific へ書く」と解説してあり，10 年ほど前までは筆者も医局員に general→specific と書いたパンフレットを作成し，それで教育していた。

が，結局これは，known, unknown, problem と同じことである。general とは医学一般で知られていること，また，広く皆が疑問に思うことであり，specific とは，ではその中で今回はどの部分を解明しようとしたか，である。それを順番に書きなさい，というわけだ。広いほう（general）から狭いほう（specific）へ追い込んでいく，「追い込み漁（松原命名）」，というわけだ。

2002 年に植村研一先生（論文の神様：浜松医科大学名誉教授）に巡り会い，論文作成の手ほどきを受けた。私が医局員用に手作りしてあった「論文の書き方」パンフレットに植村先生が目を通してくださった。「general→specific」でも構わないが，「known, unknown, problem」と明記したほうがもっとわかりやすい，とのアドバイスを賜った。そこで，教室員へ配るパンフレット主旨を今回記載内容に直ちに変更した。「三段論法プラスα」のほうがわかりやすいと思う。

9. 「意図的三段はずし」までしてアクセプトを狙わない

　以下は重要点なので，後半の『論文を書く8』でも述べる。ここでは触れるだけにしておく。

　本当のことをいうと，きれいな三段論法をどうしても組めない場合がある。三段目で「何々はどうだろうか？」と疑問点を明示しているのに，結局，その問いに正面から回答できないような成績しか得られない場合がある。その場合には「何々はどうだろうか？」と書いてしまうと「わかりませんでした」という答えになってしまう。三段論法で疑問を投げかけ，論文全体でそれへの answer を示す，という「わかりやすい」方式をとればとるほど，「わかりませんでした」の結論が際立ってしまう。このような場合に，「やりたくないけどテクニック」がある。わざと論文をわかりにくく書いてしまう，つまり Introduction で三段論法を踏まずにぼかして書いてしまう。problem＝clinical question をわざと明示せずに「どのようにも取れるような文言で」Introduction を締めくくる。その例は「経験したので報告する」「解析したのでその成績を報告する」「文献的考察を交えて論じる」とだけ書いておいて，とにかく，得た成績だけを記述して論文にしてしまう。査読者と読者とを煙に巻いてなんとかアクセプトさせよう，という苦肉策だ。最終テクニックだが，これは避けたほうがよい。読者に不親切である。

10．3段に組めるかどうかを，研究成績良し悪しの「試金石」として使う

　「三段論法」は論文良し悪しの判断マーカーに使える。きれいな3段が踏めないならば，その研究はどこかおかしい，と判断できる。論文の書き方の問題なのか。それならば乗り越えることができる。書き方の不出来ではなくて，論文にする価値がない成績を無理に論文化しているのではないか。もしそうだと判断したら，無理に論文にする必要はない。時間がもったいない。価値が少ない内容についての論文を，テクニックを駆使して完成させるのは，研究者（執筆者）を疲弊させるだけだ。さらりとあきらめて次の研究に取りかかろう。ここは研究者自身が判断すべきところで，論文作成

テクニックでは乗り越えることができない。肝心かなめの部分だ。

例題　どのような三段論法を組むか？

　General Obstetrics and Gynecology（一般産婦人科雑誌）ならばこう，N Engl J Med（臨床医学一般誌）ならばこう，その他の別個読者対象雑誌ならばこう，と楽しんでいただきたい。誌面の関係で，いちいち文章にはしていないが，以下の簡略記載でも理解は容易だと思う。

1. 例題1

　わかったこと：「日本人ローリスク妊婦の妊娠週数別の自覚胎動標準値を作成した。Medianと90 percentileを示した」（Kuwata T, Matsubara S, Ohkusa T, et al. JOGR 2008；34：318-323）

　known：胎動は重要。どう重要かというと，胎児 well-being を示す指標になるから（胎動は well-being の指標だ＝known）。

　unknown：欧米を中心に，「胎動基準値」がいくつかある。ただし，欧米女性のそれが日本人女性にあてはまるかわからない。日本人妊婦は欧米妊婦に比し，やせており，胎教といった考えも根強い。欧米妊婦とは異なった自覚胎動パターンを示すかもしれない（日本人での胎動数基準値はまだ知られていない＝unknown）。

　problem＝hypothesis：日本人ローリスク妊婦の胎動は妊娠週数に応じてどのように変化するだろうか？

　<u>α：1次施設において800人のローリスク妊婦を対象にコホート研究をした。</u>

　N Engl J Med を狙うならば，「子宮内胎児突然死が今大問題で，胎動減少がその予兆となる。胎動数標準値がぜひ必要」，のように，胎動は重要だ，という部分をさらにわかりやすく説く。

2. 例題2

　わかったこと：「低値胎盤では胎盤位置が低ければ低いだけ出血量が多

い，というわけではない」(Matsubara S, Ohkuchi A, Kikkawa M et al. JPM 2008；36：507-512)

　known：低値胎盤において，胎盤位置が低ければ低いだけ，帝王切開率は高くなる（帝王切開率はあがる＝known）。

　unknown：低値胎盤において，経腟分娩するにせよ，帝王切開するにせよ，胎盤が低ければそれに比例して出血量が多くなるかどうかは，わかっていない（出血量も多くなるかどうかはわかっていない＝unknown）。

　problem：胎盤低さは出血量と関係するだろうか？

　α：50例に対する観察研究

　N Engl J Med ならば（もっともこの内容では通らないことは明らかだが），known において，低値胎盤とは何のことで，それがとても重要な疾患だと述べておく。

3. プラス α について

　三段論法の後で，それをヒトで研究したのか，動物実験なのか（対象）。ヒトならばハイリスク妊婦かローリスク妊婦か（対象）。RCT なのか cohort なのか，case control なのか（方法）。基礎医学ならば，酵素組織化学なのかプロテオミクスなのか（方法）。というように1行だけ記述しておくのは大変好ましい。「approach 法をひとこと書く」と表現される場合もある。

　ただ，reviewer によっては「この部分は Materials & Methods に書くように」とのコメントがくることがある。approach 法＝Materials & Methods なのだから一見もっともな指摘だが，プラス α にこれを書いておくのは読者にとって親切だと思う。筆者は今までに1回だけ，上記の指摘（approach を Introduction に書くな）を受けたことがある。本稿記述通りにプラス α を書いたら，「プラス α 部分が余計だ」と指摘されても，どうか怒らないでほしい。revise で α をカットすればいいだけだ。査読者は，「α があるのでわかりやすかった」，などと褒めてはくれないから，「α 隠し味」

表49　Introduction は三段論法（本当はさらにプラス α）

パラグラフは三つ
1. すでにわかっていること（known），
2. まだわかっていないこと（unknown），
3. まだわかっていないことのうち，今回明らかにしたいこと（problem：hypothesis：research question）
α. 1行だけ，研究手法（approach法）を入れる。パラグラフは替えない

表50　Introduction 書き方 10 のコツ

1. 研究結果そのものは書かない
2. 過去の研究成績の細かい数字をあげない。できるだけ短かく書く
3. known の内容を広げすぎない
4. 当該雑誌読者が当然知っているような事柄を「枕詞のように」は使わない
5. 投稿雑誌に応じて known，unknown は異なった書き方をする
6. 読者になじみがない概念・事項は Introduction できちんと述べておく
7. 見かけは 2 段あるいは 4 段でもよい。真の構成が 3 段ならば
8. general→specific へと「追い込み漁」
9. わざと「3 段はずし」をしない。「意図的 3 段はずし」でアクセプトを狙わない
10. どうしても 3 段にできない時には，その研究は「どこかがおかしい」と疑ってみる

の効果について，著者は実感ができないだけだ。

　研究者（執筆者）自身は，論文執筆段階では「論文のことばかり」考えており，細かい周辺部分に拘泥してしまっていることも多くて，三段論法をシ

ンプル & ストレートに書けなくなっていることがある。いわゆる「がんじがらめ状態」だ。冷静になって，known, unknown, problem と一直線に遠目からみてほしい。私見だが，Introduction は書き手の力量が最も端的に示される部分だと思う。経験からいうと，Introduction がきれいな均整構造を示している論文で，だめな論文はまずない。まずは，ここに書いた決まりを守ってほしい。ベテランになったら「くずしても」かまわない。

　以上を**表 49，50** にまとめる。

論文を書く 6

Materials & Methods の書き方
―17 のチェックポイント

松原 茂樹　大口 昭英

○ Materials & Methods（M&M）と Introduction の書き方の違い

　Introduction と Discussion，ことに Introduction は記述の順番がきちんと決まっていて，それに準拠しないと論文の体をなさない。本書の最後のほうでまた述べるが，査読者や手慣れた研究者は Title, Abstract, Introduction, そして Discussion の第一段落と最後の段落，以上の 5 カ所だけをざっと読んでみて，全文を読むべきかどうか判断する。だから Introduction と Discussion があまりに素人っぽいとそこで読むのを止めてしまい，M&M, Results まで読み進んではくれない。逆にいえば，Introduction と Discussion では「書き方」が大きなウェイトを占める。

　一方，M&M と Results については，先に示した「Introduction は三段論法」のような論文構成（structure）上でのコツはあまりなくて，ここでは「やったこと」と「得られた結果」をその通り書けばいい。やってしまったその後で，つまり論文を書くその段階で，「うんうん」唸って絞り出すようなことはあまりない。この部分は，その論文を本当に読みたい人だけが精読してくるから，やったこと，得られた結果を詳細に示す。Introduction と Discussion は書き方の問題，M&M と Results は研究デザインの問題だともいえる。いずれにせよ，先に示した 5 カ所がきれいに書けていて，M&M まで読み進んでくれた査読者や研究者は，研究結果が妥当かどうかを見極めるために，ここを本気で読んでくるから，研究デザイン・試料・

試料の収集方法などについて，できるだけ明確に記述する。論文では「短い記述」が重要だと繰り返し述べてきたが，M&MとResults，特にM&Mでは，「短さ」を多少犠牲にしてでも，「明確で誤解を生まない」記述が求められる。

　読者が混乱するので触れるだけにするが，出版された論文を臨床問題解決ツールとして使用する場合には，M&Mすべてを追随吟味する必要はない。が，査読者はここを読み込んでくるから，以下のチェックポイントを参照して，詳細・合理的・論理的にこの部分を記述する。いずれにせよ，アクセプトさせなければ話にならないわけだから，少しだけ付き合っていただきたい。

❉ M&M：17のチェックポイント

　Byrne[1]は査読コメントを研究し，245則にも上る「論文をアクセプトされやすくするための指針」を作成した。研究方法の記載部分には245則のうちの36を当てている。ここでの記載は大変示唆に富んでいる。Byrneの記載を参考にしつつ，筆者らが特に重要と考えているM&M記述上重要な17のチェックポイントを解説していく。

1. 詳しく書く

　結果の再現性（reproducibility）が科学の核心であり，再現できない実験は他研究者によって追試できない。まずはできるだけ詳細に記載しておく。「細か過ぎる」とコメントされたらrevisionで短くすればいいだけである。詳細に記載しないためにrejectされてしまえば，復活可能性が極めて低くなってしまう。

　もっとも，その分野でルーチンになっている方法，たとえば筆者の専門を例にすれば，電顕試料作製方法などについての一般的方法を詳しく書く必要は全くない。初心者の陥りやすい落とし穴は，「自分がたくさん時間を使った部分，覚えるのに大変だったテクノロジー部分」を細かく書いてし

まうこと。つまり，労力と論文スペースが比例するような書き方をしてしまうこと。査読者は当該分野の専門家である。査読者自身も初心者時代はあり，「ルーチン方法を細かく記述してある論文は初心者論文」だと知悉している。PubMedで引けば筆頭著者の実績は一発でわかるのだが，論文自体が初心者サインを出してしまうのは得策ではない。注意したい。

2. 適当な小見出しをつける

研究によっては，メソッドに非常に多くの内容が含まれている。その場合には，小見出しを使う。「研究デザイン」「対象者の適格基準」「ランダム化と盲検化」「介入とコンプライアンス」「エンドポイントの評価基準」「統計解析」など。小見出しを作ると，「自分は今，盲検の方法を書いている」など，執筆者の頭を整理させる。もちろん，単純な観察研究など短くて済むならば，無理に小見出しをつける必要はない。

3. 後ろ向き研究では，データの妥当性を説明する

後ろ向き（retrospective）に集められたデータは，前向き（prospective）に集められたデータに比べてデータの信頼性が劣り，バイアスを持っていることが多い。この欠点を補うため，後ろ向き情報を用いる場合には，データの妥当性・信憑性を説明しなければならない。ルーチンの診療記録を調査する場合には，バイアス因子自体がないのか，あるいは，バイアス因子は存在するのだが今回研究ではそれが調べられていないのかを区別し，そこをきちんと記載する。個人の記憶に頼って集められた情報（例えば，母親申告の児の出生体重）は不正確なことが多い。そのデータが必要ならば，不正確かもしれないことを理解して使用する。

Discussionのstudy limitationのパラグラフ（この後で触れるが，普通最後から数えて2番目のパラグラフ）で，バイアスの可能性について言及するのもよい。逆に，後ろ向き研究なのに，バイアスを十分に吟味斟酌している場合，それが論文の「売り」になることもある。この場合にはM&Mではなくて，Discussionの「成績妥当性・新規性の記述」の部分で「売り」と

して論述する手もある。ここの部分は『論文を書く7』で述べる。

4．データの収集方法を詳細に記述する

　データ収集に関して基本的には，5W（who, what, when, where, why），1H（how）を書く。whyについては研究目的が明示されている場合には省略できるものもある。臨床研究ではデータ欠落も多いが，欠落の程度がはっきりわかるように数字を示す。データ欠落があまりに多いと，投稿論文の評価は低くなるが，正直に書く。また，コホート研究の場合，<u>以前にそのコホート患者の一部あるいは全員のデータを使って論文を発表したことがあれば，そのことを必ず記述・引用しなければならない</u>。これをしないと重複投稿だとみなされてしまう。

5．データ収集の責任を明確に書く

　著者の中の誰がその検査を行ったかを記載しておく。特に新しい検査法では，不特定多数の検査者がいるとそのデータのreliabilityとvalidityとが悪くなる。

6．intra-/inter-assay consistenceを示す

　検査では，その検査法の<u>個人内および個人間の一致度</u>（intra-/inter-assay consistence）に関する記述が必要である。検査法の信頼性（responsibility）と妥当性（validity）をみるためである。

7．研究が行われた場所を示す

　母集団を完全に反映できるような対象者を収集することは，まず不可能だ。たとえば3次医療施設ならば，どうしてもハイリスク妊娠例が多くなってしまい，そこでのデータは妊婦一般を代表していない。データが収集された場所・状況を記載することによって，限られた条件での再現性が保障される。したがって，データが集められた地域，病院のレベル，対象者の構成について記載する。逆に，もしもその施設が地域の全患者（例えば分娩）を取り扱うならば，ある地域のpopulationをカバーした研究といえ，極めて有利だ。論文の大きな「売り」になるから，そこはDiscussionで

売り込む.

8. 定義を明確に示す.単位に注意する

　定義は厳密に示す.定義は,国によって異なっている場合も多い.例えば,preeclampsia の定義は日本と米国で異なっているため,どちらの定義を用いたのかを明確に示しておかないと,疾患発生頻度が大きく異なってしまう.

　検査,診断法については,以前に発表された方法をそのままあるいは少し修正して用いるのであれば,その論文を引用することで,疾患定義・検査方法の記載が省略できる.しかし,以前発表の方法を修正して用いる場合は,ほかの研究者がその変法を再現できるように,詳しく記述しておく.食事の有無で値が変化するような採血項目については,採血が空腹時に行われたか否かを記載する.濃度や薬剤の使用において「μ」なのか「m」なのかをきちんと区別する.シンボル記号をフォントの種類を変えて表記している場合,「μ」が「m」へと知らないうちに変換されてしまい,出版後にその誤りに気づく場合もある.薬物投与などでは,3桁も値が異なることになり,論文を真に受けた場合に致死量が投与されてしまう場合すらある.細心の注意が必要である.

9. 取り込み基準と除外基準を示す

　対象者の取り込み基準(inclusion criteria)と除外基準(exclusion criteria)を明確に示す.除外した場合には,その除外理由を明記する.また,除外対象者の背景が研究対象者と大きく異なる場合は,除外が当該研究に与える影響を Discussion の中で考察しておく.例えば,コホート研究から高血圧患者を除外すると妊娠高血圧腎症の発生頻度は低下し,早発型妊娠高血圧腎症の発生率は特に低下する.したがって,すべてのコホートを用いた場合と高血圧患者を除外した場合では,その結果は大きく異なるものになってしまう.そこを一言断る.

10. ランダム化の方法を示す

　査読者が特に重視する部分である。ランダム化に必要な人数をどのように算出したかを書いていない論文は，まず採用されない。ランダム化として不適切な方法（くじ引き法，交互割当法など）であっても，その割付方法を明確にしておけば，採用される確率は高くなる。倫理的問題のためにRCTを行えない場合には，ヒストリカルコントロールを用いるしか方法がない場合もある。逆にRCTでもその割付が倫理的観点から不適切と判断されれば，その論文は採用されない。

11. 患者人権を守る努力をしたことを示す

　すべてのRCT，実験的研究，インタビューを伴う研究では，インフォームド・コンセントが得られたかどうかを明記しなければならない。インフォームド・コンセントが得られていない場合は，その理由を明記する必要があり，また，どのようにして倫理委員会の承認が得られたかを記載する。要は，患者の人権を守る努力をいかに行ったかを示すことが必要で，インフォームド・コンセントの問題に言及していない論文は，査読者に回されずに門前払いを食らう。症例報告であっても患者同定ができないように配慮していること，患者から論文にすることの同意を得ていること，を記述する。

12. 薬剤や機器が再現できるように示す

　医療機器の商標名は大文字で記載する。機器の製造メーカー名，その会社のある都市，州（英国と米国），国の名称を括弧内に書いておく。薬の効果に関する研究では，用量と投与方法を必ず記載する。多くの雑誌では一般名を用いるのが普通で，論文に最初にそれが出てくる時に，商標名（大文字），製造会社名，所在地を括弧の中に付記しておく。

13. 同一検査を複数回施行した場合や複数の異なる検査法を使用した場合，それを明示する

　同じ検査を1人の対象者に対して複数回実施した場合は，どのデータを

用いたのか，あるいは平均値をとったのか，などについて明らかにしておく。また，1人の対象者に対して，複数の異なる検査法を実施した時には，検査が行われた順序となぜその順序にしたかの理由を説明しておく。

14. 感度と特異度について，どれを重視したかを示す

検査には感度（sensitivity）と特異度（specificity）があるが，どちらが重要かは研究目的（診断検査か，スクリーニング検査か，あるいは予後判定検査か）によって異なる。今回の研究ではどちらを重視したかについても論じておくほうがいい場合がある。

15. primary endpoint が何かを示す

エンドポイントについて primary endpoint と secondary endpoint を明確に区別しておく必要がある。また primary endpoint について subgroup に分けて解析する場合も，subgroup の定義を明確にしておく。通常，必要なサンプル数は，primary endpoint について結論を出すために設定されているので，secondary endpoint や subgroup に対する分析で有意差がなくても，その結果だけでは「関連がない」と結論するわけにはいかない。

16. 必要なサンプルサイズを示す

RCT では，実施しようとする研究デザインにふさわしいサンプルサイズを計算していないと，通常その論文は採択されない。観察研究であっても必要数が少ないと，そのことを理由に reject されることが多い。その場合，最初から必要数が少なくて済むことを示してあれば，査読者も簡単には reject できない。必要なサンプルサイズの計算の記述においては，ほかの研究者がその計算を再確認できる程度に十分詳細に記述し，かつ，疾患発生率や効果量（effect size）の根拠となった論文を引用しておく。

必要なサンプルサイズを推定するためには，まず最も一般的な設定条件，すなわち，有意水準が 0.05，パワー $(1-\beta)$ が 0.80 という条件から始めるのが普通である。サンプルサイズの計算方法については，すでに本書『研

究する2』で述べてある。計算は意外と簡単だ。ぜひ一度，自分で計算してみてほしい。

17. 統計解析方法は，研究者が再現できるように詳細に示す

　すべての読者が，最近の研究で使用される統計学的手法に精通しているわけではない。使った統計は正しいだろうとみなして，ここを読み飛ばす読者も実は多い。しかし，<u>多くの査読者は統計手法が正しく選択されているかどうかを，論文採用是非決定の重要根拠の一つにしている</u>。実際，東京医科大学国際医学情報講座教授 Patrick Barron の長年の研究によれば，統計手法不備による reject が最も高頻度であった（私信）。用いた統計学的方法は，読者が再現できるように詳細に示す。自分が使用した統計手法について自信がない場合は，臨床統計の専門家に相談するのがよい。また，一般臨床家の中にも，この分野に精通した人もいるので，そのようなセミプロフェッショナルが近くにいれば，論文作成を手伝ってもらうのも賢明な方法である。ただ，自分では統計を全く勉強せずに毎回「お任せします」では進歩がない。毎回，統計部分だけ依頼される側も困惑するだろう。論文作成を絶好の機会だと捉え，勉強を進めていこう。

　正規分布しないデータに t 検定を用いたり，対応のあるデータに対応のない t 検定を用いたりすれば，査読者から当然クレームがくる。また，多変量解析を行ってあっても，複数の因子間の関連が非常に強いと，そのような関連のある因子を選択して使用した場合と，すべての因子を使用した場合とでは結果がまるで違ってくる。査読者から，なぜその因子を採用したかについての説明を求められる場合がよくある。また，単変量解析のみ行われていて，重要な交絡因子について調整が行われていないと，多変量解析を行うように指導される。このような初歩的な誤りを事前に発見するよい方法は，<u>①データの分布をヒストグラムで確認しておくこと，②用いた因子間での相関を事前にチェックしておくこと，③何が交絡因子になるかを事前に十分文献調査しておくこと</u>，の三つである。

解析で用いたすべての統計学的手法は Methods に記述しておく。また，データの分布が正規分布を呈していなかった場合，そのデータ処理において，対数変換してから統計処理したのか，あるいは，最初からノンパラメトリック法で解析したかを記載しておく。

　3 群以上の変数で統計学的検討を行った場合は，さらに各群間で有意差があるのかないのかを<u>多重比較法を用いて検討するのが普通である。しかし，この多重比較法は，統計の専門家でもどの手法が最も優れているかについて議論百出の領域である</u>。どの手法を使用するかについては，あまりに膨大な時間を使う前に，臨床統計のプロフェッショナルに助言を求めるのが最良だろう。

　チェックポイントが 17 もあるのでは，少し多過ぎるとお考えになるかもしれない。が，Byrne は 36 則を示している[1]。特に我々が重要と感じているものだけを今回示してある。**表 51** に再度まとめておく。17 全部が自分の論文にあてはまるとは限らないだろう。が，あてはまる部分については，ここに書いてあることを応用・利用してほしい。

❾ Materials や Methods の意義付けは Discussion で書く

　M&M の記述内容が論文の「売り」ならば，Discussion でその意義付けをする。前節 3 と 7 でも一部触れた。

　例えば，筆者はかつて電顕酵素組織化学的 2 重染色法を開発し論文にしたが（Eur J Histochmistry 2002；46：243），新しい方法だから Methods は詳細に記述した。同時に，新規方法なので，どこを工夫したかの記述は Discussion の核心部分となった。

　Materials についても同様で，例えばこれまでとは異なった population を対象とし，それが日本人全体を代表するならば，そこは論文の「売り」だ

表51　M&Mを書くための17のチェックポイント

1. 詳しく書く
2. 適当な小見出しをつける
3. 後ろ向き研究では，データの妥当性を説明する
4. データの収集方法を詳細に記述する
5. データ収集の責任を明確に書く
6. intra-/inter-assay consistence を示す
7. 研究が行われた場所を示す
8. 定義を明確に示す。単位に注意する
9. 取り込み基準と除外基準を示す
10. ランダム化の方法を示す
11. 患者人権を守る努力をしたことを示す
12. 薬剤や機器が再現できるように示す
13. 同一検査を複数回施行した場合や複数の異なる検査法を使用した場合，それを明示する
14. 感度と特異度について，どれを重視したかを示す
15. primary endpoint が何かを示す
16. 必要なサンプルサイズを示す
17. 統計解析方法は，研究者が再現できるように詳細に示す

から Discussion で「ここぞ」と攻める。M&M には「事実だけ」を記載し，その「解説と意義付け」は Discussion で記述する。査読していると，「何でこの Materials 部分を前面に押し出さないのだろう」と思える論文を目にする。もったいないと思う。

　余談だが，筆者の研究室の先先代の教授，玉田太朗自治医科大学名誉教授は研究についてかつてこんなことを述べた。「最も成功率が高い研究は，①人が採取できない材料（Materials）を get するか，②人が使えない研究方法（Methods）を用いること」。

　始めから，①あるいは②を目論んだならば，当然そこが論文の「売り」だとわかっている。一方，論文を書き出す段になり，他者の論文を再度読み

込んでみて初めて，その研究の M&M 部分に「売り」が隠れていることに気付くことがある。Discussion で記述すべき内容が M&M に存在する場合，その内容をどこまで M&M に記述し，どこからを Discussion に重複なく記述するか，よく考える。

一部，これまでの記載と重複するが，そのコツは，
・データそのものは M&M に図表で示すか，乾いた筆致で記述し，ここでは意味付けはしない。M&M では大事なデータを印象付ける程度にしておくこと
・「売り」データは Discussion に書き入れて，今回成績の妥当性証明の有力論拠として利用すること
・ただし，M&M 記述データを Discussion で細かく再登場させないことである。

❺ Results の書き方

Results は論文内容により書き方が全く異なり，一般化して記述するのが困難である。また Results の書き方自体で悩む部分は少ないだろうと思う。ここでは，Results を書く上で特に注意すべきテクニカル面でのコツをいくつか述べる。

1. 順番通りに書く

M&M で記述した，その順番通りに得られた result を書いていく。

2. 数字を羅列しない

数字を羅列しないようにする。忙しい読者は細かい数字に追随できない。だから沢山の数字をあげるのではなく，効果的な図表を作成する。連載の別稿で効果的な図表作成法は述べていく。

3. 図と表ではタイトルと解説（legend）を記載する場所が違う

1) 表のタイトルと説明（legend）は，全部表の中に埋め込む
2) 図はそれが何番の図なのかだけを図 1, 図 2, のように図の中（図のシー

ト）に書いておく。表題も図そのものの中には書かないこと。図のタイトル，およびその説明（legend）は，Figure legend のセクション（manuscript の一番最後）に一括して書く

3）このように Figure legend は manuscript 内で，reference list の後に配置する。だから Figure legend セクションは存在するが，Table legend セクションは存在しない

というわけだ。

4. 過去形で書く

結果本文は全部「過去形」で書く。結果は論文執筆時点においてすべて得られており，研究は終了している。過去のことを述べているので，過去形で書く。

5. legend は現在形で書く

図表の説明（legend）は過去形ではなくて現在形を使う。「縦軸は出血量（mL）を，横軸は胎盤と内子宮口間距離（cm）を示す」「出血量と胎盤距離は負の相関を示している」「矢印は細胞膜を示す」。

結果は過去形でといったはずなのに，なぜここだけ現在形か？ ペーパーのその場所に図は存在し，100 年後もやはりそこに存在する。読者にとって，その図は常に「今」そこにある現在形だ。だから過去形でなくて現在形で書く。

6. legend 記載と本文記載を重複させない

図の説明（legend）に書いてあることを本文中で述べない。逆に，本文中に書いてあることを図説明（legend）で重複して述べない。

7. 一番簡単な Results の書き方

一番簡単な Results 記載法は，以下のスタイルを採用してしまうことである。

「図 1 に，経腟分娩例における出血量と胎盤―内子宮口間距離を示す。両者は負の相関を示した。以下説明…」。パラグラフを新しくして，「図

> 2に帝王切開例における，出血量と胎盤―内子宮口間距離を示す。両者は負の相関を示した。以下説明…」。またパラグラフを新しくして「図3に経腟・帝王切開両者を合計した場合の出血量と距離との関係を示す。両者はやはり負の相関を示したが，相関度は前2者よりも小さかった。説明…」。

　図1に，図2に，図3に，と全部図表説明の形で書いてしまう。単調でもかまわないから，文型もすべて同一にしてしまう。図がきれいな場合には効果的である。ごちゃごちゃ書かないで，「さあ図を見てくれ」というわけだ。この時のlegendはごく短くする。初心者のうちはこのパターンを繰り返し使用してよい。

文献

1) Byrne DW（木原正博・木原雅子 訳）：国際誌にアクセプトされる医学論文―研究の質を高めるPOWERの原則，メディカル・サイエンス・インターナショナル，東京，2000

論文を書く 7

Discussion を単純明快に書くコツ

松原 茂樹

　これまでに「論文の書き方」に関する良書が多数出版されているが，本稿では，それらとの重複記載を避け，「ワンパターンで書ける Discussion の書き方のコツ」を記述していく。以下をそのまま流用していくつか論文を書き，その後で自分流スタイルで書いてみてはいかがだろうか。

例文：どんな発見か？

　Discussion は 6 段（落）が一番書きやすい。『論文を書く 5』で使用した「CRP と早産」を主題に，Discussion 6 段から成る例文を用いて解説していく。

発見事項：妊娠初診時に CRP が高いと早産になる確率が高い

Introduction

第一段（落）：性管感染症は早産の最大原因である。性管感染症有無が妊娠早期に発見できれば，早産予知ができる。性管感染有無を知る方法として，頸管粘液エラスターゼ値測定，細菌性腟症有無チェックなどが提案されてきた。

第二段：これらの検査には一長一短がある。妊娠初診時にはルーチンで種々の血液検査が行われるが，性管感染症有無チェックをターゲットにした血液検査は行われていない。

第三段：CRP は全身の炎症有無・程度を示す血液マーカーであり，性管感染症があれば，CRP が高値を示すと予想される。

（第 1 疑問点）妊娠初診時の CRP 高値はその後の早産発症を予知するだろうか？

（第 2 疑問点）もしも予知するならば，これまで知られてきた性管感染検

査よりもすぐれた予知能・検査特性を示すだろうか？
我々は，この二つの臨床的疑問に答えるために，ローリスク妊婦200人に対するコホート研究を企図した。

以下が得られたとしよう。仮定での話だ。

1) 妊娠初診時CRP値と分娩週数とは負の相関を示した。つまり，CRP値が高いと分娩週数は浅い（早産が多い）
2) CRPを「検査」，早産を"primary endpoint"としてROCを書くと，AUCは0.600（$p<0.05$）で，CRP 1.0 mg/dLの場合に，sensitivity+specificityが最大になった。CRPを早産予知検査として使うならば1.0 mg/dLがカットオフ
3) CRP 1.0 mg/dLをカットオフとすると早産予知の感度（sensitivity）は20%，特異度（specificity）は95%
4) 頸管粘液エラスターゼと細菌性腟症有無も全例で測定・検査できた。エラスターゼの早産予知感度，特異度はそれぞれ20%，95%でありCRPと同じ。腟症（＋）のそれは35%，95%とCRPよりも少しだけ優れていた

以下2点を発見したわけだ。

第1発見：CRPは早産予知因子となった
第2発見：CRPはエラスターゼや腟症有無検査とほぼ同等の検査特性を有していた

例文：Discussionをどう書くか？ 一番簡単な書き方

Discussionを書いてみよう。Introductionがきれいに書けているので，Discussionは機械的に書ける。段落ごとに，前半にはその段落において「書くべき内容」を，後半には「書き方具体例」を示してある。スペースを少なくするために，実際の論文よりもくだけた「ことば」で書いてある。

1. Discussion の見本
1) 第一段(落)

　まず二つの発見＝answer を述べてしまう。第 1 疑問，第 2 疑問への二つの answer をストレートにもってきて論文の結論をまず述べる(The first thing, first の原則)。以下に示す answer 文は「結論文」で，これをトピック文(下線)という。トピック文については，後でまた説明する。第一段落では疑問の数と同じ数だけトピック文を並べる。

　本研究では以下 2 点が示された。

> 第 1 に，ローリスク妊婦において，妊娠初期 CRP 高値はその後の早産を予知した(第 1 疑問点への answer：第 1 発見：第 1 トピック文)
> 第 2 に，CRP は頸管エラスターゼ測定や細菌腟症有無検査とほぼ同程度の早産予知能を示した(第 2 疑問点への answer：第 2 発見：第 2 トピック文)

2) 第二段

　一番重要なことを，つまり第 1 発見＝第 1 トピック文をそのまま，オウム返しに，段落の第 1 行に書いてしまう(the first thing, first)。これが 1 番のコツ。後に続く文章(コンテント文)では，「トピック文に書いてあることがなるほど正しい，と言葉を尽くして述べる」(正当性・妥当性論証)。正当性・妥当性論証のテクニックは後半で詳しく述べるから，ここではあまり気にせず，どんどん読み進んでいただきたい。もしも一つの段落で「妥当性論証」が述べきれないならば，二つの段落に分割してもかまわない。

> 第 1 に，ローリスク妊婦において，妊娠初期 CRP 高値はその後の早産を予知した(第一段の第 1 トピック文と 1 字 1 句同じものがきていることに注意！)。早産の最大原因は下部性管感染症である。これまでに，切迫早産患者においては，CRP 高値が早産発症予知因子となることが示されてきた。ところが切迫早産兆候のないローリスク妊婦において，妊娠初期時点での CRP 高値が，その後の早産発症を予知するかどうかに

> ついての研究はこれまでに二つしかない。「予知できる」とする研究成績は以下である（文献）（ここにその説明）。しかし，その研究では，対象数は30例しかない。一方「予知不能」との研究もある（文献）（ここにその説明）。その研究では，採血時期が12〜24週に散らばっており，また，1次施設からの転送例も検討対象に含まれていて，「妊娠初期ローリスク妊婦対象の研究」とは言い難い。今回成績は，CRP高値がその後の早産発症予知因子であることを明示した。

3）第三段

　2番目に重要なことを，つまり第2発見＝第2トピック文をそのまま，オウム返しに，段落の第1行に書いてしまう（the second thing, second）。後に続く文章（コンテント文）では，「第2トピック文に書いてあることがなるほど正しい，と述べる」（正当性・妥当性論証）。

> 第2に，CRPは頸管エラスターゼ測定や細菌腟症有無検査とほぼ同程度の早産予知能を示した（第一段の第2トピック文と1字1句同じものがきていることに注意！）。Robertsらの先行研究によれば，腟症有無は早産予知の最良の指標であった（ここにRobertsの成績，検査特性などを簡単に書く）。まず腟症が起こり，これが上行感染して頸管炎をきたして頸管粘液エラスターゼ高値をもたらし，炎症性物質が母体血中へ流入してからCRPが産生されてくると予想される。腟症→頸管炎（エラスターゼ高値）→CRP値上昇，と進む。腟症有無検査はCRP検査に比して，早産予知特性に優れるものと予想されてきていた。ところが今回成績では，CRPの検査特性は腟症検査やエラスターゼ検査の検査特性に比して，ほとんど遜色がなかった。

4）第四段

　この段落に書くべき内容について，決まりはない。よくやる手は，①第1・第2発見を補強する，②臨床的意義を述べる，③なぜそのような結果がでたかに関して理屈付けする，④今回成績から想定（演繹）される一般化事

項（generalization）を書く，など。generalization については後でまた述べる。CRP 検査は「ほかの 2 者に比してどこが臨床的により有用か?」，つまり"臨床的意義を述べる"を，ここでは記述してみよう。

> CRP 検査はこれら二つの検査に比して二つの優位性を有する。<u>第 1 に，CRP 検査はルーチン血液検査に組み込めば手軽に行える</u>（この段落の第 1 トピック文）。腟症検査や頸管粘液採取のために診察台へ上げる手間がない。<u>第 2 に，コストが他 2 者に比して安い</u>（この段落の第 2 トピック文）（ここにいくらお金がかかるかを書き，CRP のほうが安い，などと書く）。

5) 第五段（最後から 2 番目の段落）

　study limitation を書く。この研究の足らざる部分・欠点を書く訳だ。

> 本研究には二つの limitation がある。<u>第 1 に，対象は大学病院通院妊婦であること</u>（この段落の第 1 トピック文）。早産は一般に低額所得者では頻度が高く，その点，大学病院通院者には高額所得者が多いので，この点バイアスが存在する。<u>第 2 に，頸管長との相関を示すことができていないこと</u>（この段落の第 2 トピック文）。頸管長は早産予知有力因子であるが，本研究では頸管長測定が対象全例には行われておらず，両者の関連を示すことができていない。

6) 第六段：最終段

　再度結論を述べてその意義（significance）をまとめ，最後にもう一度「価値」を売り込む。future plan を一言述べてもよい。

> 本研究では，ローリスク妊婦において，妊娠初期 CRP 高値はその後の早産を予知すること（第 1 発見），CRP カットオフ値を 1.0 mg/dL とした時の早産予知特性は頸管エラスターゼ検査や細菌腟症状有無検査とほぼ同程度の検査特性を示すこと（第 2 発見），がわかった。初期ルーチン血液検査に CRP 測定を組み込めば，手間はかからず，医療経済への負担も少ない。CRP 測定は早産予知マーカーとして臨床的に有用である

> 可能性が高い。今後 study population を増やし，ハイリスク妊娠においても検討される価値がある。

2. Discussion のまとめ

　繰り返しになるが，上記において下線部はトピック文を示している。トピック文は段落の頭か，あるいは，「塊」の頭に出ていることに注目してほしい。

🟢 段落ごとにみる書き方のコツ

　これまで述べてきた部分と一部重複するが，もう一度段落ごとにみていこう。

1. Introduction

　これについては『論文を書く 5』に詳しく述べてある。そこで述べたように，known, unknown, problem と 3 段に順番に書いておき，この第三段 (problem=question) において，二つか三つの直接的問いかけ文（疑問文）を作っておく。第 1 疑問が最重要疑問点であり，第二，第三と順に重要度を低くしていく。

- ……? ……? The present study was an effort to answer these two questions. このようにワンパターンでよい。

2. Discussion

1）第一段落

　「今回の研究で二つ（三つ）わかった」と書いて，第 1 発見は何々，第 2 発見は何々と，段落の頭で結論を書いてしまう。第 1 に何々，第 2 に何々，と Introduction 第三段で記載した通りの順番で answer を書く。これが論文全体のトピック文である。文体や用語はできるだけ変化させない。主語も変化させない。「第 1 疑問への answer のトピック文をタイトルにしてしまう」ことも多い。『論文を書く 4』で繰り返し述べた。

- "In this study, we made two important clinical observations." このよう

にワンパターンでよい。

2）第二段落

　第1文（段落最初の文）で，第1発見（第1疑問へのanswer）を書く。コピーandペーストして，第一段落で書いたそのままの文章をもってくる。文体を変化させない。だから第二段落第1文は，これからこの段落で述べる内容のエッセンスになっている。このように「以下に続く内容の総まとめ文」を「トピック文」という。第二段落に限らず，段落最初には必ずトピック文を持ってくる。

- First, high serum CRP level predicted subsequent occurrence of preterm labor.

3）第三段落

　第1文は同様に，第2発見（第2疑問へのanswer）を書く。第二段落第1文と全く同じ要領で書く。文体を変化させない。

- Second, CRP had approximately the same level of sensitivity/specificity for predicting subsequent occurrence of preterm labor as cervical elastase level and bacterial vaginosis test.

第1文（トピック文）の後に何を書くか？

　トピック文を説明する文章をコンテント文という。第1文（トピック文）の後にはコンテント文を並べる。コンテント文でトピック文の妥当性を述べる。

　ここから「妥当性・正当性論証」の書き方を具体的に述べるから，よく読んでほしい。便宜的に，ここでそのコツを記述していくが，もちろん以下は第三段にだけあてはまるのではなくて，Discussion 記述の全部にあてはまる。

1) 今回の成績のエッセンスを述べて「確かにCRPが高いと早産が多い」「事実なんだから仕方がない」と得られたデータをうまく解釈して，読者を納得させる。ただ，「結果」の項目に書いてある生データを繰り返し詳

しく述べないこと。データそのものは乾いた筆致でResultsに記載し、その解釈や「売りどころ」をDiscussionに書く。『論文を書く6』で述べた通りである。

2) <u>他者の類似テーマ論文</u>を持ってきて、「他者論文も基本的には今回成績と同じ成績だ」と書く。類似論文が複数あるならば、有力論文の成績を先出しして、細かく書き、有力度順にその後に配置して、その内容説明は、後へいくほど簡単に（先細り）にしていく。「石田三成、羽柴秀吉へお茶献上：始め沢山、最後は熱いのを少し」を思い出していただきたい。ここにも「大事なものは先出」「頭でっかち」の原則が生きているわけだ。先行研究で抜群に有力なものがなく、優劣付け難いならば、発刊年度の旧い順から書いておく（研究史をなぞって書く方法）。「今回成績が先行研究にagree」と書くだけでは、今回論文は2番煎じ3番煎じになっています、とわざわざ告白しているわけで、大変まずい。だから、<u>今回成績のほうがより信憑性が高い、と説く</u>。症例数が多い、バイアスが少ない、統計技法がよい、連続症例だ、検査系がしっかりしている、早産把握率が高い、など本研究の「売り」、本研究「ならでは」、を持ってくるのがコツ。逆にいえば、そのような「売り」が出てくるような研究デザインを組む、うまく研究デザインが組めていないならば、せめて解釈の時に「売りはないかな」と必死で探し、ここを先途と攻めかかる。論文記載テクニックとは、すなわち、研究デザインのよいところを売り込む術でもあるわけだ。

3) <u>一見今回成績と矛盾する、過去の有力研究</u>を持ってくる。そして、一見今回成績と異なるようにみえるが、「こういう見方をすれば今回成績と類似点が多いです」、あるいは「今回成績のほうがさらに優れているので前とは異なった結果が出ました」と書く。ただし、この過去の有力研究が「非の打ち所もない」程完璧ならば自滅する（墓穴を掘る！）から、よく吟味し、ほどほどにしておく。これについては後でまた補足する。

4) Materials & Methods において「売り」があるならば，この部分でそれを売り込む。2)とも類似しているが，意識的に「優れている部分はないか？」と再発見に努める。『論文を書く6』で詳しく解説した通りである。

5) 「なぜそのような所見になるのか」について，先行研究との一致・不一致，優劣比較だけでなく，「理屈の上でも話が通じます」と述べる。昨今EBMが隆盛を極めており，EBM偏重のきらいも指摘されている。論文を読む側も，「妥当性論証」においてEBM論文ばかりを列挙されて，「今回の所見は先行EBMと合致する，だから妥当です」と，こればかりやられると飽きてくる。そこで，生理学的にも合致するとか，科学として「ストーリーがあります」「きちんと物語になっています」と書かれると，読者は喜び納得するわけだ。ただ，「理屈の上で正しい」は「先行研究成績からみても正しい」の補佐役にとどめるのがよい。もう1度書くと「先行研究との整合性」が主で，「理論的妥当性」が従，である。あまりしつこく書くと，「ではエビデンスを持ってこい」と批判され，やぶ蛇になる。

まとめると，「今回成績の妥当性弁護＝トピック文内容は正しいです」と論ずるやり方は，今回データをうまく解釈し，他者のデータのうち今回成績をサポートするものをあげ「一見すると矛盾する他者のデータ」をあげて，でも「矛盾しない」と書き，M&Mで「売り」があるならそれを述べ，「これまでのデータはさておき，話の理屈が立つ」と書く。

以上のようにして今回成績を「鉄壁防御」する。

4) 第四段落

無理にこの段落は設けなくてもよい。書くならば，「今回成績に基づいて一般化できる事項」，例えば「法則発見の芽生え」などを書くのもよい。つまり，所見の一般化 (generalization) が書ければ最高だ。例えば，早産予知を一般化する (generalize する) ような論述「将来早産になってしまうような人は，妊娠初期に炎症がある，つまり，早産になるように運命付けられている (destined) ともいえる」などの論旨は興味を引くだろう。あるいは，話

題をCRPに転じて,「局所炎症はかなり早期にCRPに反映されるようだ。肺炎や腎盂炎ではそのような事象がすでに知られている。性管感染でもそうかもしれない」などとCRPに関する法則発見萌芽を書くのもよい。

　今回発見したspecificなこと(限定的事象)を踏まえて,それから一般化できる法則のようなものがみつけられれば,そこを論じる。これが「specificからgeneralへと広げていくテクニック」である。

　あるいは,「今回直接証明したわけでないが,将来展望として妥当なこと」を書くのもよい。例文のように,コスト,低侵襲,簡便,などに触れていく。これも「specificからgeneralへ向けて考察を広げていく」テクニックといえる。

　specific→generalへの考察進展(wide化・一般化)は,このように段落の後半で展開する。段落の最初ほどspecific(今回は何がわかったか?)な事象それ自体を述べ,段落が後半にいくほど,general化内容(一般化できる法則のようなものはないか?)を述べる。だから後半へいくほど,応用,想定,法則萌芽指摘,など広い内容が述べられていく。小さいこと(specific)から足下を固めて(書き始めて),それがこの医学世界でどのような意味があるのか(一般化:generalization)を論じていく。Introductionではgeneral→specificと「追い込み漁」をするのだが,Discussionではこれと逆をするわけだ。Discussionでは「得た魚(specific)を育てて(解釈して),医学という大海へ放つ(general)」。

Introductionではgeneral→specific(追い込み漁をする)
Discussionではspecific→general(得た魚を大海へ放つ)

5) 第五段落(最後から2番目)

　study limitationを書く。これには多少のコツが必要だ。

1) limitationは3個まで。limitationが6個も書いてあれば「そこまで自覚しているならば,追加実験してから論文化してよ」と査読者はいってくる。

2）追加実験できないような内容で，「なるほど確かにこの研究の足らざる部分だ」と誰もが思うような事項を書く。例えば，「観察研究だからRCTほどのevidenceではない」「CRP超精密検査まではしていない」などのように。観察研究なのはわかっている，超精密でないこともわかっている。だが欠点だと素直に認める著者の態度やよし，と査読者は好感をもつだろう。俗な言い方だが，「limitationに正直に書いてあるから許して！」，である。一方，研究者しか知らないようなことをベラベラ「告白」する必要はない。

3）「告白しないのは研究者として好ましくない態度だ」と考える人がいるかもしれない。そんなことはない。完璧な研究など存在しないわけで，どんな研究でも，研究limitationは探せば20も30もある。例えば，CRP値は季節，時間，体重，食餌，種々のファクターが影響するかもしれない。それを証明してはいない。その一つ一つを「limitation」だと告白する必要はない。

4）reviseでは，「不十分な部分あり」といってくる。つまりstudy limitationが指摘されてくる。データ再チェックや統計追加，あるいは文章力（腕力）だけでそれが克服できればいいのだが，study limitationの部分で「正直に記述して許してもらう」しかない指摘事項が必ず二つくらいは出てくるものだ。初稿で，すでにlimitationが四つもあれば（いいわけ四つ），プラス2で「いいわけ六つ」の論文になってしまう。だから微細なlimitationまで告白する必要は全然ない。「reviseで指摘されそうなことで，簡単に回答できそうなことを，わざと書かないでおく」，そうすれば「revisionが簡単にできるから」，というベテランもいる。が，それがどこなのか，は明確に判別できないことが多い。筆者は，そこまで深謀遠慮はしない。

5）第五段落の例文をみてほしい。この段落も「トピック文とそれに続くコンテント文」からなる塊二つから構成されている。まず第1に，とトピッ

ク文で要点を述べ，次に「それはね…」とコンテント文でトピック文内容を解説してある。段落内でも，まず「いいたいこと（トピック文）」を先出ししていることに留意してほしい。
・This study has 3 limitations.　first トピック文, second トピック文, third トピック文

limitation paragraph
・limitation（足らない部分，欠点）は最後から2番目の段落に書く
・limitation はせいぜい三つまで
・limitation を全部，馬鹿正直に書かない
・limitation 三つなら，その三つについてもトピック文，コンテント文で書く（大事なことから順番に）

6）第六段落（最終段落）

　再度二つの発見事項を書いて，その意義付けを述べる。最終段落では「発見事項とその意義付け・価値判断」を述べる。

　具体的には，第一段に出た同じ文章二つを書く。ほんの少しだけ異なった文体にすることが筆者は多い。といっても主語を変えたりはせず，"We found" だったものを，"Now this study clearly showed" のように少しだけ変化させる。

　次に論文の終わり方について。例文のように「CRP 測定は早産予知マーカーとして臨床的に有用である可能性が高い」などと臨床的有用性（「価値判断」）を売り込んで終わる。また，「今回手がつけられなかったこの部分を今後研究したい。例えばハイリスク妊娠例で CRP がやはり早産を予知できるかどうか検討したい」などのような future plan を「ごく簡単に」述べて終わるのもよい。例文では今回は例数が小さいから「population を増やす」とも書いてある。常套的だが，まあまあの終わり方である。「ごく簡単に」の部分はこの後で説明する。

　In conclusion, this study clearly showed that…

最高にかっこいいとされる終わり方は，「今回の所見は真に意義深い：These findings are highly significant」で「どうだ！」終了法である。筆者も何度か試みた。が，「それほど significant でない」と，いつも書き換えを命じられる。まだこの一文で終了させた論文は書けないでいる。いつかきっと書いてやりたい，と思っている。

最終段で特に留意すべきこと

　1）短い論文ならば，In conclusion で始まるセクションを作らなくてもいい。『論文を書く9』でも述べるが，conclusion paragraph で述べられるトピック文とそっくりのトピック文（またはその疑問文）が，Abstract の Aim と Conclusion 部分，Introduction 第三段，Discussion 第一段，同じく第二段頭，第三段頭，で，数次にわたり出現している。短い論文では，わざわざ段落を変えて，再度このトピック文を述べるとしつこい。その場合は，最後に，書き方の姿を変えて発見事項を再度登場させ，劇的に終了させずに，「価値判断」だけを売り込んで論文を終えることもある。しつこい部分は推敲で落とすのがよい。

　いろいろな「論文書き方」本において「論文の最後は交響楽と同じで劇的に終了させるように」と書いてあるが，筆者は，この考えに賛成しない。論文の記載事項がすばらしくて「すばらしい発見」が書き連ねてあるならば，確かに「劇的に」終了するのはかっこいいだろう。読者に深い余韻を残す。だが，そのような劇的発見はなかなかできるものでない。私は，「これで終了だ」と明確にわかるように論文を終わらせる，このことのほうが重要だと考えている。内容が伴わないのに，「劇的」に終了している論文は，逆に「何だかな…」と，読者をしらけさせてしまう。劇的に論文を終わらせる必要はなく，context 正しく書いて「終わりだよ」とわからせれば，それで十分だと思う。

　2）future plan をしつこく述べない。さもないと，「ここは私のテリトリーだ」と研究範囲を前もって囲い込んでいてアンフェアだとみなされる。

たとえば，「CRPとびらん有無」「中期CRPと早産の関係」「CRP経時推移と早産との関連」の三つを今後検討します，と論文のラストで宣言されたら，他研究者は，この三つのテーマの研究がやりにくい。今回研究と密接に関係するplanをひとことで述べるべきである。

　3）study limitationの段落（最後から2番目の段落）を作らない高等テクニックがある。どうするかというと，future planの部分に「今回はこの部分は明示できていないから，今後そこの検討が重要だ」などと書くやり方である。

　future planとは「関連事項の中で，今回はできなかったことをやる」のだから当然study limitationとfuture planとは重なる。limitation段落を作って欠点を大仰に宣言せずに，「まだここは十分でないから，今そこを克服するような，こんな研究をしています」と最後に述べて論文を締めくくる。limitation段落を割愛でき，論文が短くなって美しい。「これで論文は終了です」のサインにもなり，過剰に「劇的終了」にもならないから，初心者のうちはこのまねをしておくと間違いがないだろう。

concluding paragraph
・価値判断，意味付け，今回研究成績の意義を述べて終了
・「終了です」と明瞭にわからせる。「劇的」に終了させなくてもいい
・無理に"In conclusion"と書かなくてもいい（特に論文が短い場合）
・future planをしつこく述べない。テリトリー宣言＝アンフェアとみなされる
・limitationを述べて，それを今後検討したいです，と述べて終わる姿も美しい（study limitationをfuture planの中に埋没させてしまうテクニック）

これまでの「論文書き方」教科書記述との比較

　「論文の書き方」成書では，Discussionの書き方は以下のようにせよ，と

書いてあるものが多い。
1) 重要な順番に書きなさい
2) specific から general へ書きなさい
3) 正当性を主張する根拠を細かく論理的に記述しなさい
　が，初学者はこの記載だけでは，やはりわかりにくい面があるように思う。これら先行解説と本章の記述とは矛盾しないだろうか？
　矛盾はしない。本章でも上記の 1)，2)，3) をきちんと守っている。
1) わかったことが二つある，第 1 は「これ」，第 2 は「これ」，と<u>重要順</u>に書いてある。
2) まず CRP と早産との関連という細かいことから述べる。この研究デザイン固有の方法でわかったこと＝specific な事象から述べ始め，最後のほうで「早産予知」の大目標に広く使える可能性がある，と一般化（general）した記述へと広がっている。前に述べたように「得た魚を大海へ放している」。
3) 「正当性主張」のテクニック：「今回結果をうまく（都合良く）解釈する」「今回結果を支持する他者の先行研究をもってくる」「一見矛盾する有力研究を持ってきてそれを論破してみせる」「今回研究の"売り"をたたみかける」。鉄壁防御テクニックを本章で記述した。

「第 1 に」「第 2 に」の変法テクニック

　例文では，「第 1 に」「第 2 に」などを，いちいち，しつこく記述してある。「第 1 に」「第 2 に」のご利益については，ここまで読み進んでくれた読者ならば，お見通しだろう。「第 1 に何々」と書いた時に，その「何々（トピック文）」が，answer になっていない時，「これって大仰に"第 1 に"と記述できるような文章かな？」と，必ず気付く。これがメリットだ。論文完成時点で，論文を通読してみた時に，context が明らかで「第 1 に」などといちいち断る必要がない場合も実は多い。もちろん，その時には，「第 1 に」「第

2に」は除去してもかまわない。

　これと逆で,「第1に」「第2に」をもっとしつこく強調したほうがいい場合もある。それは Discussion が長い長大な論文の場合だ。その場合には,「第1に」「第2に」と書いても,「何についての第2だったのか」読者は追随できなくなっていることがある。そのような長大な論文での,段落開始枕ことば作成のコツを以下に書いておく。以下の変法でも,「トピック文を段落先頭に置く」の原則は守っている。

> 第一段落：<u>第1に</u>, CRP 高値がその後の早産発症予知因子となることがわかった。
> 第二段落：<u>初期 CRP 値と早産発症との関連について, 第2に</u>, 初期 CRP が 1.0 mg/dL 以上の場合に早産予知マーカーとなる可能性があることがわかった。
> 第三段落：<u>妊娠初期 CRP 値とその後の早産発症との関連について, 第3に</u>, CRP 検査がほかの既存検査に比して遜色のない早産予知検査特性を示していることが明示された。
> 第四段落：<u>ローリスク妊婦全例からの妊娠初期 CRP 値と, その後の早産発症との関連について, 第4に</u> CRP 検査はローコスト・低侵襲であることがわかった。

　段落位置が遠くへいけばいくほど, トピック文の頭の部分が長くなってきている。読者は「第4に」のあたりで「何についての第4番目所見だっけ？」と混乱してくる。そこで, 読者の記憶をつなぎとめるために, 段落が遠くへいけばいくほど, 文章の頭の部分を長く書いて, 読者の頭を「論点に引き戻す」。これは,「複数の論文を解説するならば, 最初は長く細かく解説し, 後にいくほど短く書く」という「頭でっかち法則」「石田三成お茶原則」とは正反対だ。後にいくほど, 第4に, の前の文章が長くなってくる。Discussion が多数の段落からなる長大な英文論文ではよく使う手であり, もちろん日本語論文でも使える。覚えておいて損はない。(なお, このよう

な記載をしてある論文に出くわすと，査読者は「こ，これは…」「で，できる」と必ず感する．論文内容の手前で，すでにかなりの高得点をマークしてしまったわけだ．面接試験で，ドアを開けた時点で高得点をもらったようなものである）．

◎ the first thing, first!

「二つわかった，第1にこれ，第2にこれ，limitationはこれ，まとめるとこう，臨床意義はこれ（最後の売り込み）」という，今回推奨パターンはとても便利で，誰でも簡単にDiscussionが書けてしまう．

"put the first thing, first"略して"the first thing, first"すなわち，「一番大切なことを段落の最初に！」も大切なコツだ．少ししつこいが繰り返す．まずトピック文（その段落で言いたいこと）を書き，次にコンテント文でトピック文を説明する．段落が二つの塊からできているならば，その塊の頭に，その塊のトピック文を持ってくる．だから，段落の頭の文章だけをつまみ読みすれば，その論文内容がわかる仕組みだ．逆にいうと，論文を書く前に，「何が重要か」は書き手にとってわかっているのだから，その内容を「一つ何々」「二つ何々」とトピック文の形で書いてしまい，それを重要順に配列すれば論文ラフは一瞬で書けてしまう．コンテント文は後でゆっくり書けばよい．

◎ アクセプトされない Discussion の書き方

最後に，アクセプトされないDiscussionの書き方見本を示す．内容がレベル以下の場合は，どんなに上手に決まりを守って書いても，当然アクセプトされない．が，そうではなくて，Discussionの書き方があまりに稚拙なために論文がアクセプトされないことはよくある．筆者の先輩の話だが「査読者から You do not know the ABC of paper writing と書かれたことがある」．筆者はここまで失礼な査読所見を書いたことはないが，以下の所

見はたまに書く。「"Please stick to the rules of paper writing"どうか論文執筆の基本を守ってください」である。アクセプトさせたくないならば，これまで述べてきたことの逆をやればいい。

　医学論文の書き方には決まりがある。細かい表現上の約束違反（例えばFigure legendを現在形で書かないで過去形で書いてしまう，の類い）は，いわば「どうでもいいこと」「English Serviceに直させればいいこと」であり，査読者・読者をいらだたせはしない。いわば，可愛い間違いである。読者をいらだたせるのは「書くべき内容と書くべき場所が一致していない」つまり「書くべきことが書くべき場所に書いてなくて，この記述は本当はどこに書かれるべき内容かな？」と，読者・査読者に「表作成」「メモ作成」を強いるようなDiscussionである。

　査読者は，多くの場合，死ぬほど忙しい。それで，列車の中，土日の午後のたまの空き時間，空港の待ち時間などに査読を開始する。デスクで，居ずまいを正して査読をすることはむしろ少ないと思う。だから，「書かれるべき場所に書かれるべき内容が収まっていない」と，メモ取りを強いられる。査読を依頼されるような研究者ならば，これまで述べてきたDiscussionのstructureは頭に入っているから，これから逸脱した構成が廻ってくると，査読者は頭の中で当該論文を「再構築」する必要がでてきてしまう。これでは，査読者は列車内での査読ができない。読者も同じこと。読者はメモが取れないから，寝転びながら論文が読めなくなってしまう。論文は正座して読むものでなく，「推理小説のように楽しみながら読み，書くもの」。記述内容には全部，「書き場所」「居場所」があるわけだ。読者の頭に無理なく，すーっと内容が入ってくるように，書くべき部分に書くべきことが収まっていなければならない。要点はこれだけだ。

　この点に関しては，『論文を書く9』でも詳しく述べるが，重要事項なので，Discussionに絞ってポイントだけを抜き書く。

　アクセプトされないDiscussionの書き方の具体例は以下の通りである。

1）第一段落に「研究の歴史」が書いてある

　例えば，早産の原因について，「今までこのような説が示されており，その成績はこうだ」と延々述べてある。強いていえば，これは Introduction の known に相当する部分だが，Introduction においても，「これをしてはいけない」と説明した。このような論文では必ずといっていいほど，その第一段落最後になってやっと「早産と性管感染症との関連が注目されてきた」と書かれている。一般歴史を語ったその最後にやっとテーマがでてくる形だ。第二段落では，「早産と性管感染症との関連が歴史的展望の下に語られる」ことになる。やっとテーマが出たのに再び歴史展望になってしまった。Review ならばこのような書き方をすることもあるが，Discussion としては失格である。なぜ失格かというと，

2）"the first thing, first" になっていない

　「塊」の第1文は必ず「トピック文」。大事なことをまず述べてしまう。

　ちょっとしつこいのだが，ここは大切な部分である。米国の友人に聞くと，米国人はこのことを高校の public speech という学科でしつこく学ぶそうだ（欧州では学ばぬ国が多くて，日本と事情は同じらしい）。

　例を示す。恋人同士。駅での別れ。汽車が動き出す。ここで男が叫ぶ。「結婚してくれ！」どうしてかというと「まず，これこれ…」「次にこれこれ…」そして「これこれだー」ここらでもう声は聞こえなくなってしまった…。ここで女の顔のアップ，うれし涙が頬を伝わる…。カット！

　医療者は皆忙しい。最重要な Discussion 第一段に「研究史」が長々書かれているような論文につきあう暇はない。まず結論＝トピック文を述べてしまう。そうすれば，読者は「結論だけはわかる」。書く側もうんと気持ちが楽になる。「恋人との別れ」をみてほしい。論文と読者とは一種の「出会い」である。この出会いにおいて，可能な限り短い時間で，伝えたい核心部分からまず伝えてしまうべきだ。ここでの核心（トピック文）は「結婚してくれ！」だ。ならば，まずそれをいってしまおう。「あなたはとても性格が良

くて美しいです，だから…」などと，「結婚希望の妥当性（コンテント文）」から告白していたら，「結婚してくれ！」（トピック文）の声は列車の汽笛に消されて恋人へは届かない。名画「カサブランカ」を思い出してほしい。

3) 非常に重要な当該領域の論文を引用していない

　読者を馬鹿にしてはいけない。今回論文内容と同じ issue を扱った重要論文を引用していないなら，①不勉強な著者か，②都合が悪いので当該論文を意図的に引用していないのか，どちらかである。

4) 先行研究となぜ異なった成績が出てしまったか，に膨大なスペースを割いている

　3)の逆で，「なぜ異なった結果が出たか」の説明に大きなスペースを費やしてしまうのはよくない。先行研究との結果の違いを書くべき場所は，2カ所である。①「妥当性論証」の一部として「一見矛盾する過去の有力研究を持ってきて，『一見矛盾するが決して矛盾してはいない』と述べる」か，あるいは，成績が異なった合理的理由がわからないならば，②study limitation（最後から2番目の段落）で告白する（断る）しかない。つまり，この2カ所で，過去の有力論文にさらっと触れるのはよい。そうではなくて，Discussion の半分位を「なぜ先行論文と異なった成績になったのか」を論じている論文を目にすることがある。この場合の著者の心理は容易に推測可能だ。真面目な著者ほど，過去の論文を調べ上げる。表なども作成している。今回成績と矛盾する部分を知悉しているわけだ。だから，成績不一致がどうしても気になり，いきおい，記述がそこへ集中してしまう。調べ上げた事柄を全部書いてしまうわけだ。これは『論文を書く6』でも触れたが，「自分が費やした時間と論文記述量とが比例してしまう」という基本的間違いである。

　前にも述べたが，今回発見事項が医学常識を覆すような発見ならば，論文全部が「先行研究と異なった結果がでた理由」の記載に費やされてもかまわない。例えば，「DNA は2重らせん構造ではない」と論じた論文ならば，

記述の大半が,「先行研究となぜ異なった成績がでたか」,の説明になる。が,普通は医学常識を覆すような発見をする可能性は低いから,「先行論文と矛盾する成績がでた理屈」はほどほどにしておくのがよい。特に,先行論文が抜群に有名ならまだしも,査読者・読者とも生まれて初めてみる先行論文（著者が PubMed でやっと探し当てた論文）を例示されて,それ（過去）とこれ（今回）とがなぜ異なったのか,と論述されても,そんなことに読者は全然興味がない。

「なぜ成績が異なったのか？」ではなくて,今回成績の新規性は何か？何が臨床に有用なのか？　今は有用とはいえないが,どうすれば有用となり得るか？　有用となる可能性を秘めているか？　そちらを論理的に記述するほうがずっと重要である。研究者は,違いがでたその理由を研究したかったわけではないはずだ。何が新しくて,何が臨床に有用か,それが知りたくて苦労して研究したはずだ。ならば,そこをストレートに述べるべきである。

5)「今回,新発見があるのかないのか」がぼかして書いてある

普通,新発見がなければ論文にはならない。ただ,新発見がなくても「売り」があれば,論文にはなる。このことは本稿で詳しく述べてきた。「新発見なのか」「新発見ではないが,このような工夫（売り）を伴う追試であり,先行研究と同様な結果だったのか」「新発見ではなく,また,特段工夫はないが,日本人でのデータは初めてだから,その 1 点において価値があるのか」,どれなのかを明示する。査読者から "What is new point?" と書かれてきたら相当反省すべきだ。

6)「最初の報告だ」と書きたいために,限定範囲を狭くして無理に「世界初めて」と表現する

4)で「新発見でなければ論文にできない」と書いた。それでは,というわけで,「単一施設で,連続症例で,日本人という単一民族で,全例ローリスクで,同一キットで計測したら」「CRP が早産を予知した」「このような研

究は世界初である」としたらどうだろうか？　PubMedでも，検索語を多数入力すればヒットする論文は少なくなる。都合のよい限定を無理に設定して，「世界初」と表現する。臨床的に，それらの限定が「なるほど妥当だ」と思えるならば，そのような研究も価値はあるだろう。が，不自然な限定をかけて，その上で「世界初」と書けば，「論文にするためだけに記述した」と解釈されてしまう。

7) 第一段に書くべきことが第三段に，第五段に書くべきことが第一段に，など，Discussion記述方法が守られていない

　なぜ，これが査読者・読者をいらだたせるのか，しつこいくらいに述べてきた。これ以上説明すると読者を「いらだたせる」だけだ。説明はもう不要だと思う。

　以上，随分「偉そうに」書いてきたが，それにはわけがある。1)～7)は，筆者自身がこれまでにやってしまったことだ。「なぜそれが悪いのか」をストレートに教えてくれる人がいなかった。論文を通過させる過程で，査読者や編集者と数多く渡り合い，手管をつくして論文を通す。その過程で学んだ事柄だ。本で学んだ知識でなく，以上は全部，体で学んだ。

　勉強好きな人，研究熱心な人ほど，制御がかからないと，「しつこい」「長い」論文を書いてしまう。私にもその傾向がある。以上の1)～7)に当てはまる論文をすでに書いてしまった読者の皆さん，どうか気分を害さないでいただきたい。筆者は，今でも1)～7)をやりそうになる。それで，意図的に制御をかけている。だから，以上1)～7)は自分への戒め，自分の備忘録を兼ねている。

　最後に追加する。本章は，意図的に詳しく，しつこく書いている。巻頭言でも記述したように，本書では，「論文名人」は読者として想定していない。「論文素人」「論文半素人」を対象読者として想定している。反復記述・反復復習は，非ベテランにとって上達の早道だ。そういうわけだから，くどい。くどい記述にどうか腹をたてないでいただきたい。

表52　Discussion を 6 段落で書く場合の書き方

・第一段	「今回の研究で二つわかった」と結論を書く
・第二段	第 1 発見の内容を 1 文で書く（トピック文）。その後でその妥当性を論じる
・第三段	第 2 発見の内容を 1 文で書く（トピック文）。その後でその妥当性を論じる
・第四段	第 1 発見，第 2 発見の補足。一般化できることがあれば，それを書く
・第五段	study limitation。多くて三つまで。いいわけを沢山書かないこと
・第六段	第一段落で述べた二つの発見を再度簡単に述べて，その意義付け・価値判断をして，売り込む。future plan を述べるならばひとことだけ

表53　Discussion 記述のその他のコツ

- 大事なことは段落の頭で述べる（トピック文を最初に出す）
- 重要な順番に書く。第 1 発見，第 2 発見，第 3 発見と，重要度が高い順番に。段落の中でも重要順に書く。the first thing, first
- 妥当性論証とは
    今回結果をうまく（都合よく）解釈する
    今回結果を支持する他者の先行研究をもってくる
    一見矛盾する有力研究を持ってきてそれを論破してみせる
    今回研究の「売り」をたたみかける
    理論的にも納得できる，理屈がたつ，と書く

表54　アクセプトを阻む Discussion 記述

- 第一段落に「研究の歴史」が書いてある
- "The first thing, first" になっていない
- 非常に重要な当該領域の論文を引用していない
- 「先行研究となぜ異なった成績がでてしまったか」に膨大なスペース
- 「新発見があるのかないのか」がぼかして書いてある
- 限定範囲を狭くして，無理に「世界初めて」と表現する
- 書くべき内容が，書くべき段落に書かれていない

全部まとめて，ポイントを**表52，53，54**に示す。

論文を書く 8

うまい症例報告の書き方

松原 茂樹

◉ 症例報告は価値が低いか？

　症例報告は日常診療に非常に貢献している。通常は認められない非典型的所見を認めた時，担当医は大急ぎで「類似所見を示した」症例報告を探す。そこに記載されている治療方法が当該患者の診療にすぐ役立つことも多い。症例報告が原著論文に比して「格下」扱いされている事例を時に見聞きするのはなぜだろう？

　理由は雑誌運営上の問題である。前にも記したが，「第1報告」は高頻度に引用されるが，それ以降の報告（第2，3報など）は引用回数が低くなってしまう。雑誌編集者は担当雑誌の impact factor を引き上げたい。症例報告は，総説や原著に比して引用されにくいので，症例報告をたくさん掲載すると，当該雑誌の impact factor が低下してしまう。それで，症例報告はなかなかアクセプトされず原著論文優位になる。しかし，論文引用されなくても，その論文が参照されて，日々の診療に役立っている。impact factor に反映されない引用が日々行われているわけだ。

　症例報告は医学進展において極めて価値が高い。症例報告は論文のうちに入らない，などという極端な意見も以前耳にしたことがあるが，とんでもない話である。きちんと症例報告が書け，きちんと症例報告を解釈できる人こそ真の臨床医である。

◉「"稀"だから症例報告できる」のではない

　「稀有な症例を経験したので報告する」。しばしば耳にする常套句である。「世界初」の報告ならば，100％アクセプトされる。だからその場合には「稀

有：世界初」のみを前面に打ち出してもいい。しかし，「世界初ではないが稀有」なだけで，ほかに「売り」がないならば報告する価値がない。「稀有」ならば，臨床医が一生に一度も遭遇せぬ可能性が高く，臨床的には逆に価値が低いとも解釈される。「世界初」は価値があるとしても，「稀有」一点だけならば，報告する価値は乏しい。そこでひと工夫する。以下のように視点を変えて，「稀有さ加減に意味付けをして」論文にまで引き上げよう。

「稀有な経過が，その疾患の通常概念を打ち破る」「稀有な経過を示したことで，これまでの医学常識が覆される」。教科書通りの臨床経過ではわからなかった，気付かれなかった疾患の本質が「稀有な経過を示したことで浮き彫りにされた」。だから「稀有」が生きてくる。そこまで理屈をいわずとも，「稀有な事象であり，そのことが臨床でどう役にたつか，どう利用できるか」を論じるべきだ。

もっとも実際問題としては，「稀有なだけでほかに特段「売り」を作れなくても」世界2例目，3例目くらいまでならば，アクセプトされる可能性は高い。しかし，「稀有だから何なのさ」，その「言いたいこと」を意識して論文を書くことが，やはりアクセプトへの近道だ。コツを述べていく。

投稿規定にみる「求められる症例報告の条件」

以上述べてきたことは，表現こそ違え，多くのJournalの投稿規定に明記されている。あるいは，Editorは査読者に次のような依頼文を出す。「症例報告は，頻度が稀だという理由だけでなく，そのレポートが臨床に役立つ知恵を与えているか否かを評価してほしい」。要するに「原著論文よりも厳しい審査をしてくれ」と書かれている。症例報告をアクセプトさせるのは並大抵ではないのだ。

JMCR：Journal of Medical Case Reportsの投稿規定に記載されている7条件を記述しておく。

「提出しようとする論文は以下の7項目のうちの一つを満たしているこ

と」。つまり，1項目も満たしていないような論文は投稿しないでくれ，という意味である。以下にその7項目を意訳する。

1) 未報告ないし unusual な（普通ではない）有害事象
2) その疾患において未報告ないし unusual な徴候・所見を認めた場合
3) その疾患の経過が新規（要するに，経過が非常に非特異的）
4) 新規疾患についての診断法や治療法（例えば新型インフルエンザなど［著者注］）
5) ある疾患がこれまで知られていなかった徴候を示した場合
6) ある疾患の治療中に予期できない（これまで知られていない）event が起こった場合
7) 疾患の病態病因を浮き彫りにした場合

　ここで注意してほしいのは世界で第5例目までにしてくれ，などとは書かれていないことだ。頻度が稀な疾患を記述したからアクセプトされるわけではない。一番重要なのは7)であり，その症例が「これまでの常識を覆して，疾患の本質を図らずもあぶり出した」こと。これが明示できれば100％アクセプトされる。

症例報告の書き方が一番難しい

　初学者がまず書いてみるのは症例報告だろう。だが，症例報告を書くのが一番難しい。前にも書いたが，RCT論文は「研究デザインの勝負」，症例報告は「書き方の勝負」である。文章がうまいかどうかの問題ではない。正確に書くと「症例報告は書き方デザインの勝負」である。ではどうするか，以下に解説していく。結論は，「これまで述べてきた論文の書き方を守ること。ただし，症例報告に特有の留意事項があることを認識する」である。

❾ Introduction はやはり三段論法だが，できるだけ短く，2段でも十分

やはり，known, unknown, problem とする。プラスα（研究手法）は症例報告だから不要である。上記7項目のうちのどこを攻めるかを明確に意識した三段論法を組む。くどくて恐縮だが「知られていない有害事象だよ，だから注意しよう」「この病気にはめったに認められぬ徴候だよ，だからこの徴候を見落とすな」「この症例を分析したら，この病気の病因が明示できたよ，新規治療に結びつくかも」，以上は7項目のうちの1), 2), 7)に該当するのだが，このようにどこを攻めるか腹をくくり，明確にそこへなだれ込むような3段を組むのがコツである。

3段の文章は長くしてはいけない。Although 第一段，その文章の後半で第二段，と known と unknown を一文で書いてしまってもよい。「"これこれ"は知られているのだが（unknown），"それそれ"はまだ知られていない（unknown=problem）。今回"それそれ"を示した例を経験した（answer の一部）。本疾患の病因解明に示唆を与えるので報告する（意味付け）」これで十分である。

このような工夫をせず，どこが新規なのかを意識せず，形の上でも3段を組まず，ただ「珍しいから経過を報告します」と書いたのでは，アクセプトはおぼつかない。逆に，「ここが新規」と意識して，その新規性へ一直線に3段をきれいに組んであれば，査読者はその論文を落とすことができなくなる。「ちょっと待てよ，この論文は…」とまず，査読者の目を釘付けにさせる。「いきなりゴミ箱行き」だけは絶対に回避させよう。

最近，筆者らが書いた論文を例にして，もう少し具体的に解説する。

例1：逆子に対して経腟分娩を行うと，児の大腿骨骨折が起こることが知られている（known）。帝王切開でも大腿骨骨折が起こるかどうかは知られていない（unknown）。今回，逆子の帝王切開例で大腿骨骨折を経験

うまい症例報告の書き方 373

> した。大腿骨骨折の回避法と早期発見法への示唆を得たので示したい（problem とそれへの answer の一部がきている）。これは 7 項目の 1) に相当（新規有害事象）。

　このように，第三段 problem は明記しなくても自動的に判明してしまうことが多いから，第三段にはその症例が示した新規事項（answer「売り」）の概要を書いておく。しかし answer の詳細は書かない。それは Discussion で書く。「Introduction は三段論法にするが answer そのものは書かない」の原則が症例報告でも生きている。

> 例 2：posterior reversible encephalopathy syndrome（PRES）は妊娠後期や産褥時に主に妊娠高血圧腎症や子癇に伴い発症する（known）。妊娠初期に，これら基礎疾患を伴わないで PRES が発症する例は知られていない（unknown）。今回，基礎疾患のない 14 週妊婦に発症した PRES を経験した。PRES 新型（atypical form）の可能性を論じた（answer）。これは 7 項目の 3) に相当（経過が新規）。

　ここでもきちんと 3 段になっている。正式な answer は「どこが新型か」だから，正式 answer は Introduction では述べない。それは Discussion で述べる。

> 例 3：海綿状血管腫は若い女性の外陰部に発症することがあり，その場合，片側大陰唇からの発症例が報告されてきた（known）。両側発症や小陰唇からの発症例は報告がない（unknown）。今回，両側小陰唇からの発症例（世界第 1 例）を報告する。7 項目の 2) と 5) に相当（未報告所見・徴候）。

　これは世界第 1 例だから，ごちゃごちゃ書かずともアクセプトされる。Green Journal（Obstetrics and Gynecology：産婦人科 67 雑誌中で impact factor 第 2 位）にほぼ free pass で受かった。まとめると，①Introduction はやはり三段論法，②形だけ 3 段ならばよい，というわけでなく，「売り」へと一直線に進む 3 段を組む，③短く書く，④原著論文の場合とは

異なり，answer の一部が Introduction にくる，⑤answer の全部は Discussion で書く。

Case Report 部分はできるだけ短く，重要なデータだけ

　Case Report は 1,000 字以内，文献 10 個以内と規定してある雑誌が多い。400〜600 字でという Journal もあるくらいだ。短く書こうと思えばできる。長いものはまず受からない。短く書く。査読段階で「このデータはどうだったか？」と尋ねられたら，それを添加すればよいだけだ。「Materials and Methods は簡明さを多少犠牲にしても，できるだけ詳細に，再現性があるように書く」の原則とは大部異なるわけだ。初心者のうちは，鑑別診断のために苦労して得た negative data の具体値まで盛り込んでしまう。筆者が「そこは削れ」と添削すると，不満顔をする後輩も多い。そのデータは「鑑別診断に不可欠」というわけだ。症例報告は「症例検討会資料」ではない。どうしても negative data を記載したいなら「抗リン脂質抗体症候群を示唆するデータは認められなかった」とだけ書いておく。negative data の具体値を書く必要はない。長く記述してはいけない。

Case 部分の画像には凝る

　画像は重要である。ここはぜひ凝ってほしい。ふんだんに時間を使って，査読者にアピールする良い画像を工夫する。「瞬間芸の世界」にもっていって査読者をうならせる。電子顕微鏡や免疫染のデータなどがあるならば，上手に使う。画像には単純な文章記述を打ち破る効果がある。ただ，学会発表で常用される「経過図」は必要ないことが多い。図は意外と場所（スペース）をとる。経過が複雑で，図がなければ読者が追随できず，図をのせることでスペースが大幅節約できる時にだけ掲載する。

🔑 Discussion 書き方のコツ

　ここにはひと工夫が必要だ。一番簡単な方法はやはり，「二（三）つわかった」法である。原著論文と同じことである。Discussion も短く書く。Introduction で書いた known, unknown, problem を再度掲載したり，それらへの詳細な注釈や歴史的背景を述べたら大減点である。初心者が明日からでも書ける方法は以下の通りである。

> 例1：「帝王切開でも児の大腿骨骨折は起こるよ」の論文ならば，以下のようにする。「二つわかった」法である。
>
> 第一段：The clinical course of this patient suggested two important clinical issues. Femoral fracture can occur even in the newborn after cesarean section and the "clack" sound may be a first sign of this fracture. この症例は二つの臨床的示唆を与える。大腿骨骨折が帝王切開児にも起こり得ること，そして，「カチッ」音が骨折を示すサインかもしれないこと（手術当日は骨折には気付かれず，そういえば手術の時に「カチッ」という音がしたな，と助産師が記憶していて，それが X 線撮影のきっかけになった）。二つ大事なことがある，と結論を先に述べるのがコツ。トピック文二つをまず出してしまう，と言い換えることもできる。
>
> 第二段：First, femoral fracture can occur even in the newborn after cesarean section. 帝王切開でも大腿骨骨折は起こります，と第1結論を文体もそのままに書いてしまう。「トピック文で段落を開始する」原則を使う。これまでにしつこく述べてきた。
>
> 第三段：Second, the "clack" sound may be a first sign of femoral fracture. 第2に "clack" に気をつけるべき。この論文では，臨床的有用性を強調するために "clack" のことばを重ねて使用した（「簡明な造語を作りたたみかける」原則）。

第四段：無理に第四段は作らなくてもいいが，書くならば，以下のようにする。
Clinicians must be aware that femoral fracture can occur even after cesarean section and pay attention to "clack" during surgery. と「二つ大事だ」とたたみかける。だから，それらに注意すべきだ，と「意味付け」する。そして，もっと多くの症例が集積されるべき，と常套句で終わる。短い論文ならば，第三段のラストにこれを入れ込む。無理に limitation paragraph（普通は最後から2番目の段落）は作らない。

できれば，「意味付け」の延長として「臨床的に何が重要か」を最後にダメ押し記述できればさらによい。例えば，今後はムンテラでもこの事象を話しておくほうがいいのかもしれない，とか，大腿骨骨折は虐待の徴候だととらえられることも多いが，分娩損傷の可能性も想起すべきだ，というように。要は「今回症例に限定せず，広く一般化できること」を述べて論文を終わる。「得た魚を大海に放つ」原則の応用である。世界に一つあるか二つあるかの「稀有」の世界，「おたく」の世界に持っていってはいけない。そうではなくて，「それが医学一般にどのように役立つのか」を正々堂々と書いて論文を終える。「Discussion 最後で一般化」法則がここでも生きている。

例2：PRES が PIH も子癇もない14週健康妊婦で起こってしまった症例
第一段：英語は省略する。本症例は二つの臨床的示唆を与えた。PRES は妊娠初期の基礎疾患のない妊婦でも起こり得ること，経過観察だけでも可逆的であり得ること
第二段：PRES は妊娠初期の基礎疾患のない妊婦でも起こり得る。以下説明
第三段：初期妊婦の PRES は自然治癒する可能性が高い。要するに，PRES ならば原疾患治療や妊娠終了＜termination＞が求められるのだが，妊娠初期 PRES では自然軽快が期待できる可能性がある，と記述す

> る
> 第四段：二つ重要なことがある，と繰り返す。妊娠初期の PRES では妊娠中絶は必要ないかもしれないから，ワンパターンで中絶しないでほしい，と「意味付け」する。ただ，この提案内容は大胆だからもっと症例が必要だ，などの慎重なことばで締めくくるのがよい

　重要なことが三つあれば，もちろん三つでもかまわないが，四つ以上にはしない。主張点が四つ以上あるならば以下三つの手を使う。第 1 は，三つに絞り込めないかを考える。第 2 は，四つのうちの二つを and でつないで，一つの文章で表現することを考える。第 3 は，わざわざ fourth，と独立させずに，第 4 主張を最後の段落にさらっと目立たぬように「埋め込む」。

　ある程度書きなれてきたら，first, second, third などと無理に書かなくてもよい。筆者は，論文の第 1 草稿では，必ず first, second, third とまず書いておく。こうすると，記述中に「俺は今，first の内容を書いているんだ」と意識でき，脱線記述が避けられるので便利だ。そして論文投稿段階では，これらを削ることが多い。論文の context がきれいならば，これらは削れる。すべての論文の Discussion が，first, second, third と書かれていたら，「気持ち悪い」だろう。ここらはもちろん「さじ加減」だ。要は頭の中で，first, second, third と意識することが肝心である。

　以上，みてきて容易に気付くことがあると思う。「症例報告でも書き方の基本はこれまで述べてきた原著論文と同じ」である。強いて違いをあげるなら，

1）短く書く
2）Case の部分では余計なデータは割愛。症例は千差万別であり，厳密な「再現性」は求められない
3）Introduction は三段論法だが，そこに answer の一部が書かれてしまう

表 55　症例報告の書き方要点

1. 症例報告は臨床的に極めて有用である
2. 「「稀」だから症例報告できる」のではない。臨床に役立つから報告の価値がある
3. Introduction はやはり三段論法だが短く書く。2 段でも十分
4. Introduction の最後に answer の一部が書かれる。しかし, answer の全貌は Discussion で
5. Case Report 部分はできるだけ短く。重要なデータだけを書く
6. Case 部分の画像は凝る。スペース節約にならないならば, 経過図は不要
7. Discussion の第一段に「二つの重要事項を発見した(という意味のこと)」と書く
8. Discussion の第二段と第三段では, その二つについて「第 1 発見はね…」「第 2 発見はね…」と, 結論先出しする。第一段落の文体(トピック文)をそのまま使う
9. Discussion の最後で「何が臨床的に重要か」を再掲する。その症例だけの話に終わらせず, 一般化。「得た魚を大海へ放つ」

4）Discussion は思い切り整理して, いいたいことだけ, 一つ, 二つ, 三つ, とテンポ良く明示する

　最後にもう一度, 投稿規定にみる「求められる症例報告の条件」の 7 条件を再度確認してほしい。自分の書いているペーパーの趣旨は七つのうちのどれに当てはまるのか, 心を澄まして再度考えよう。そして最後に,「それが臨床にどのように重要なのか, どこが役に立つのか」を明示して「得た所見を大海に放つ」。以上を**表 55** に総まとめする。

論文の structure「どこに何を書くか」の決まり

松原 茂樹　大口 昭英

論文構造（structure）の決まり

論文の書き方，structure には「決まり」がある。それは，

> 1) 内容が一目でわかるタイトルを採用する
> 2) Introduction は三段論法で書き，その 3 段目に problem（question）を書く
> 3) Discussion の第一段落第 1 文で，その problem（question）への回答（answer＝発見事項）を重要度順に並べて書く（first, second, third）
> 4) 第二段落以降では，重要度順に発見事項を書いていき，それぞれの段落でその妥当性を論じる
> 5) 後半の段落で specific→general（一般化）を書くのもよい
> 6) 最後から 2 番目の段落で study limitation を述べる
> 7) 最終段落で再び発見事項をまとめ，展望・価値・意義づけで終わる

これが論文 structure の基本である。『論文を書く 3〜7』で，実例に基づいて，このことを詳しく述べてきた。本稿で，structure を復習してみよう。

本書中で繰り返し述べてきたように，ベテラン著者は，この基本からの逸脱＝「はずし」を狙ってもかまわない。高名な論文が，この structure から「はずれて」いても，その論文がおかしいわけではない。論文個別テーマに応じて，structure から多少逸脱させたほうが，内容が理解しやすくなる場合もある。また，revise を要求された場合，完成した家屋を急遽増築す

るかたちになるから，当初目論んだ structure はくずれてしまう。だから，最終完成形 structure は必ずしも「絵に描いた」ようにはなっていないものだ。が，初心者のうちは，structure を守っておくのが無難だ。

例文からみた論文 structure

ここでは，「ローリスク妊婦を対象に妊娠初期ルーチン検査として CRP をチェックしたところ，CRP 高値妊婦は早産になりやすいことがわかった」，という成績を得たとして，話を進めていこう。Introduction の書き方と Discussion の書き方の章で採用した例だ。

発見事項

> 「ローリスク妊婦対象に妊娠初期ルーチン検査として CRP を計測したところ，CRP 高値妊婦は早産になりやすかった」 つまり，
> 「妊娠初診時に CRP が高いと早産になる確率が高かった」

書く内容は，

> ・妊娠初診時の CRP 高値はその後の早産発症を予知した。
> ・CRP 測定は，これまで知られてきた性管感染検査とほぼ同等の早産予知能・検査特性を示した。

の 2 点である。二つの発見が妥当だと「鉄壁防御」し，「意義づけ」して「売り込む」。

図 41 をみてほしい。煩雑になるので，以下の略語を使ってある。

> 「A である」「A だろうか？」は「CRP 高値はその後の早産発症を予知した」「予知するか？」
> 「B である」「B だろうか？」は「CRP 測定は，他検査とほぼ同等の早産予

Title (『論文を書く4』参照)
妊娠初期 CRP 測定による早産予知可能性　or　妊娠初期 CRP 高値は早産を予知する。

Abstract
Aim (Objective)：「Aかどうか」を明らかにすることが目的である。
Materials and Methods：やった通りに書く。
Results：得られた成績のうち重要なものを書く。M&Mの順番通りに。
Conclusion：「Aだった」「Bだった」。
(価値判断) 初期 CRP 計測は早産予知マーカーとして臨床的に有用である可能性がある。

(Ⅰ)

Introduction (『論文を書く5』参照)
第一段(落)：known 性管感染症は早産の最大原因であり，それを妊娠早期に発見できれば，早産予知できる。
第二段：unknown 妊娠初診時血液検査の中で，早産予知可能な検査は未だ知られていない。
第三段：problem：性管感染症があれば，CRP が増加すると予想される。「Aだろうか?」また「Bだろうか?」
(approach法) 今回，この二つの臨床的疑問に答えるために，ローリスク妊婦200人に対するcohort studyを企図した。

Materials and Methods (『論文を書く6』参照)
やったことを順番に書く

(Ⅱ)

Results (『論文を書く6』参照)
表1に患者背景を示す　説明…
図1にCRP値と分娩週数との関係を示す　　「Aである」ことを示すデータを出す
図2にCRP値と早産予知既存検査との，検査特性を示す　　「Bである」ことを示すデータを出す

(Ⅲ)

Discussion (『論文を書く7』参照)
第一段：本研究で二つわかった。第1に「Aである」ことと，第2に「Bである」こと。
第二段：まず第1に「Aである」ことがわかった。このあとで「Aであることの妥当性の鉄壁防御」
第三段：第2に「Bである」ことがわかった。このあとで「Bであることの妥当性の鉄壁防御」
第四段：2段3段で述べていない「広がり」を述べる。「コストが安くて手軽で，具体的には…」
第五段：study limitation「この2点が欠点だ，まず第1に… 第2に…」
第六段：「AとBとがわかった」。CRP は早産予知マーカーとして臨床的に有用である可能性がある。

Acknowledgements
感謝すべき人がいれば書く。

References (『論文を書く3』参照)
凡ミスしないこと。

Figure legends (『論文を書く6』参照)
Figure 1：図のタイトルとその説明

「Aである」は「CRP 高値はその後の早産発症を予知した」
「Bである」は「CRP 測定は，他検査とほぼ同等の早産予知能・検査特性を示した」

図 41　論文 structure—実際の論文を例にして—
Ⅰ：problem（　　）
Ⅱ：problem への解答（　　）
Ⅲ：answer の意義・価値判断（　　）
矢印はⅠ，Ⅱ，Ⅲ別に「同じ記述が登場する場所の位置関係」を示す。

表 56　Structure からみる「同じことが書いてある」場所一覧

Ⅰ 「Aだろうか？」「Bだろうか？」(question, problem)が書いてある場所は
・Abstract の Aim
・Introduction の第三段

Ⅱ 「Aである」「Bである」が書いてある場所は（answer＝結論）
・Title　ここでは「A」しか書いてないが,
・Abstract の Conclusion
・Discussion の第一段　A については二段目にも。B については三段目にも。
・Discussion の最後。

Ⅲ 価値判断「有用だ」と書いてある場所は
・Abstract の最後
・Discussion の最後

知能・検査特性を示した」「示すだろうか？」

　図 41 と表 56 とをよくみてほしい。problem（Ⅰ），それへの回答（Ⅱ），価値判断（Ⅲ）が図に示す場所に繰り返しでてくる。同一内容文が，繰り返しでてくる。その場所をⅠ，Ⅱ，Ⅲとわかりやすく表示してある。論文執筆をシミュレートして structure を説明していこう。

◎ どの順番でどう書くか？

1) 以下は筆者の場合である。書く順番は，Title→Introduction→Discussion→Materials & Methods→Results→Abstract。Introduction が最も重要であり，これに「まずいもの」を据えてしまうと，それに引っ張られてしまい，ろくな論文は書けない。「Title は命がけ」と書いたが，本当は「Introduction も命がけ」である。

2) まず「A である」「B である」をよく眺めて，最も重要な内容「A である」を示す Title（informative title）を作る。できれば，文章タイトル，疑問文タイトル，および副題つきタイトルではない，正攻法スタイルのものを考える。さて，「A だ」という 1 本道だけを正面に遠くから眺めて，冷静

に考えてみよう。

3）次に，Introduction : known, unknown, problem, approach（プラス α）を一気に書く。ここで特に留意しているのは，雑誌に見合った known, unknown を選ぶこと，と，known を広げすぎないこと。

4）Materials & Methods と Results には「うんうんうなって書くこと」は何もない。ここでは頭脳体力を温存して「A の所見図を先出すること」程度のメモだけ書いておき，さっさと Discussion に進んでしまう。

5）Discussion の第一段は，ワンパターンである。機械的に「今回二つわかった。第 1 に A である。第 2 に B である」と書く。第二段で「まず A だとわかった。それはね…このように妥当なことです」と述べる。この時点で先行論文調査がまだ十分ではないと思ったら「後日 PubMed 徹底検索忘れずに！」とだけ書いておき，この段階では「鉄壁防御」には拘泥しない^{注)}。第三段も，ワンパターンで「第 2 に B だとわかった。それはね…このようにやっぱり妥当です」と書く。第四段では，二，三段とは少し見方を変えて，「こんな一般化所見も理屈にあっています」と「specific→general へ」の原則を一つ盛り込む。ここは revise で「論文を短くせよ」といわれた時には削ってしまう。次の第五段では決まり通りに，limitation を「さらっと」述べて，最後の段へ。最終段では「A も B もわかった。今回対象は限定されているが，CRP は早産予知マーカーとして臨床的に有用である可能性がある」などと「価値判断」を述べて終わる。

注)論文を書き始めているのに，細かいデータや固有名詞を忘れてしまったら，「後日調査」とか「文献 5 番の 216 ページ」等とだけ書いておき，その「細かい事柄調べ」で頭を疲れさせない。この件について面白い話がある。友人のオーストラリア人言語学者は，「時間を使うと折角の論文頭を冷やしてしまうような名詞の類いはとりあえず"banana"と書いておく」そうだ。相談したわけでもないのに，会得した技法が全く同一なので驚かされた。「banana 法」は日本人でも使えるが，校正の時に，必ず banana を削ること。さもないと悲惨なことになる。

6）そして，「PubMed 徹底検索忘れずに」の部分など，保留部分をのんびり楽しみながら書く。日を改めて，Materials & Methods と Results を，

ゆっくり書いて，まずは気分よく終了。論文のことは一時忘れてしまい，興奮を冷ましてから，最後に Abstract をていねいに書く。
7) ついでに記述しておくと，Introduction の 3 段と Discussion の第一段，それに Discussion のすべての段の第 1 文（段落のトピック文）は必ず一気に書いてしまい，そのほかの部分は時間のある時に書く。英語でも日本語でもそうしている。一気部分は，明確な context（文脈＝1 本道）を作る必要があるから，筆者は，「同一頭」で一気に書く。「banana 法」もその意味である。臨床業務多忙な時に「一気」をやると，臨床で間違いが起こるような気がするので，「一気部分」は臨床コールされにくい休日にやる。これは筆者のやり方であり，執筆時間帯までまねをする必要はない。

Abstract の書き方

1. Abstract を最後に書くやり方

structured abstract を求められることが多い。Aim（Objective），Materials & Methods, Results, Conclusion の 4 部である。

1) まず Aim（Objective）。要するに Introduction 3 段の第三段目：problem そのものである。「A だろうか？」と書く。いきなり「A だろうか？」ではわけがわからないと感じたら，Although を使って，"Although わかっていること，（次の主節で）「A なのかどうかわかっていない」" と書く。

> 下部性管感染が早産主因だと判明しているが，感染指標 CRP の妊娠初期高値がその後の早産発症を予知するか否かは知られていない。
> Although the lower genital tract infection/inflammation causes preterm delivery and CRP reflects host inflammation reaction, it is not known whether maternal serum CRP level predicts the

> subsequent occurrence of preterm delivery.

　However でつないだ文章を採用してもかまわない。あるいはもっと簡明に, known は省略して,（目的は）何々すること, と名詞で書いてしまってもよい。

> To determine whether maternal serum CRP level predicts the subsequent occurrence of preterm delivery.

とだけ書くこともある。
2) Materials & Methods と Results は本文中の最重要文をコピーアンドペースト。
3) Conclusion では「A であり, B であった」と書く。B は Aim では触れられていないから「B であった」は落としてもよい。最後に 1 行だけ「価値判断」を入れる。「価値判断」の書き方は少しコツが必要なので, この後で解説する。

　このように, Abstract は, この段階では, 本文中トピック文の抜き書きで書くことができる。新規に文章をひねると, かえってトピック文がぼやけてしまう。Abstract は論文の骨格（設計図）だから, Abstract から書くべきだ, と勧める成書もあるが, 初心者には上記方策のほうがずっと簡単だと思う。もっとも, 完成できればそれでいいわけで, 書く順番は自分流でかまわない。

2. Abstract の書き方：別のコツ
1) 余計な文字は 1 字も入れてはならない。無用語, 意味不明語は絶対禁忌。
2) Aim は「A だろうか？」のように, Introduction 3 段目の文章そのもの, あるいはそれをさらに簡略化したものを入れる。簡略化したとしても,「A だろうか？」の核心部分の主語や表現基本形は必ず保持しておくこ

と。細かい話だが，例えば，いったん能動態を使ったら論文を通じて能動態。受け身態なら終始一貫受け身態。これはトピック文なのだから，文体を変化させずに同一のものを論文を通して使用し，読者に印象づける。

3) 最後の結論で「A だった」とそのまま述べる。Discussion 第一段および最終段と同じ言葉をもってくる。簡略表現をしてもかまわないが，その場合もやはり基本形は変化させない。

4) このように，コピーアンドペーストでまずは書いてしまい，そのあとで「無用語が1語もないかどうか」を目を皿のようにして探す。

●「価値判断」の書き方

Abstract の最後と Discussion の最後に「価値判断」を登場させる。「価値判断」の書き方にはコツがある。

1.「価値判断」とは何か？

今回の成績は「ある集団」での「限られた実験方法」で得られた成績だ。「その論文1本で明日からの標準診療が変ってしまう」ような論文は普通は書けない。どの論文も，臨床有用性につながり得る一面を明らかにしただけであり，その論文1本だけで「臨床的に有用」と断言できることはまずない。臨床論文では「臨床に役にたつかどうか？」が結局一番重要だから，「価値判断」ではその臨床的有用性に言及するのが，最もしっくりする。「CRP は早産予知マーカーとして臨床的に有用である可能性がある」，あたりが一番いいだろう。誰からも文句は来ず，「今後 CRP はいいかも」と「いいものを読ませてもらったな」という好印象読後感を読者に抱かせる可能性が高い。

2.「価値判断」は書きすぎてもいけない，遠慮しすぎてもいけない

CRP 高値の人は早産になりやすかったのだから，「可能性」ではなくて，「早産予知に有効だ」と断言してもいいのでは？　と思う人がいるかもしれ

ないが，そんなことはない．臨床的有効性を断定するのは極めて大変な作業である．CRP 高値でも早産せぬ人も多数おり，その群では CRP 検査自体が患者の心配感をあおるだけだ，CRP 高値だったためにさらに余計な検査・処置をさせられるかもしれない，今回対象は妊婦全体を代表していない，など．「有効断定」までの道のりは遠い．もしも「早産予知に有効」などと「価値判断」の部分で断定記述してしまえば，以上の観点から集中攻撃を必ずくらう．

　すなわち，「価値判断」はその論文の価値を「過小評価記述」してもいけないし，「過大評価記述」してもいけない．お勧めは「真ん中より少し大きく評価する」，である．

3.「価値判断」文章具体例

　筆者がよく使う手は以下だ．

> 「CRP は早産予知マーカーとして臨床的に有用である可能性がある」（前出）
> 「CRP をルーチン検査に加えてみることを今後考慮すべきかもしれない」
> 「CRP は早産予知マーカーの一つとして今後検討される価値がある（かもしれない）」

> 「CRP 高値は早産発症に先行出現しており，本成績は早産発症メカニズム解明への示唆を与え得る」

→これは，臨床有用性だけで攻めるにはデータ不十分と感じた時に，メカニズムなどに少しだけ話を振り向けるテクニック．

> 「本成績は早産予知・早産メカニズム解明のための基礎データとして有用である可能性が高い」

→できればこのような漠然とした,「ぼかし価値判断」は記述したくはない。が，内容が伴わなければ，このような「基礎データとして有用」つまり「論文として残しておいても何も悪さはしません，将来有用かも。お願いアクセプト！」作戦の「価値判断」しか書けないこともあり得る。

次に査読者の立場からみた structure について記載していく。

❾ 査読者は structure をチェック：structure が悪ければ屑かごへ

「論文を読むのが趣味」である査読者は別にして，査読者はできる限り短い時間で査読を済ませたい。が，自分の査読所見が他者の査読所見と極端に異なっていたら困るな，とも考える。いいかげんな査読をすると，研究者としての評価が下がる。不思議なもので，いい加減な査読をする人，などといった評判は誰語るともなく広がって，いずれは定着してしまう。もちろん学問進展のために査読するのが基本なのだが，できれば時間をたくさん使わずにかつ正しく査読したい，と査読者なら誰でも考える。これが査読者側事情だ。

書く側は，この事情を理解して攻め込むべきだ。結論は，「structure の正しい論文を書く」こと。これがアクセプトへの早道だ。査読者は，何が問題で，何を解決したのかを1分でも早く知りたい。内容把握に膨大な時間がかかるような論文，つまり，structure が悪くて内容把握のために査読者にメモ取りを強いるような論文が，査読者は嫌いだ。

査読者は論文 structure を以下の順番でチェックしてくる。少なくとも筆者はこうしている。
1) タイトルは魅力的で「名は体を表しているか？」 Informative title か？

2）Abstract は 1 字 1 句読み込んでくる。無用語があればこの段階でアウト。
3）まず Introduction が 3 段になっているか？ きれいな 3 段ならば大加点だ。3 段でなくても，せめて problem が明示されているか？ その problem は具体的で，かつ重要テーマかどうか？
4）approach の方法は何か？ approach 方法が Introduction 第三段の最後に書いてあれば時間節約ができるから，大歓迎だ。が，書いてなくても，それだけでは大減点にはならない。
5）Materials & Methods と Results はこの段階ではみない。せめて，図表を眺めて，大枠をとらえる程度。
6）Discussion の第一段に，今回成績が「A だった」「B だった」ときれいに書いてあるかどうかをみる。Introduction 3 段目の疑問に，真正面から答えているかどうかをよくみる。これが書いてなくて，第一段の第 1 文から，当該研究の歴史的経緯などが書いてあれば相当程度減点。
7）Discussion の第二段から第五段までは段落の頭の文章だけを読む。段落の中身はまだ読まない。そこにトピック文がきれいに並んでいると，査読時間は大幅短縮であり，査読者は大変気分がよくなる。
8）Discussion の最後に今回結論がきちんと書いてあり，それが Discussion 第一段の記述内容にぴたり一致しているかをみる。成績の意義づけ，価値判断がでてきているかをみる。「価値判断」が Abstract の最後の「価値判断」と一致するか，その「価値判断」が大風呂敷でないかをみる。ここがクリアできれば大加点。ただし，短い論文では，In conclusion と改めて書いておらずに，まったりとした終わり方をしていても，査読者は気にはしない。
9）以下において矛盾点がないかを集中的にみてくる。図 41，表 56 に示したように，Ⅰ，Ⅱ，Ⅲの文章内容がそれぞれ同一かどうか，矛盾がないかどうか（文体の微細変化は OK）。表 56 に示した通りに，Ⅰ，Ⅱ，Ⅲ

内の文章内容がぴたり一致していれば加点である。

10) Reference に大きな齟齬がないか？ 書き方の決まりを守り，consistent かどうか，を1〜2分でみる。

査読者の多くは，だいたい，1)〜10)までを1時間くらいでチェックしてしまい，そこで論文のランクづけをしてしまう。まっさら頭で，Materials & Methods や Results を「うんうんうなって」読んでみて，「さて？」と，その論文を判断するわけではない。査読者は皆死ぬほど忙しい。いちいち「うんうんうなっていたら」本当に死んでしまう。

11) 1)〜10)で「これはいける」と判断した時点で，Materials & Methods と Results，特に統計部分や図表を読み込んでくる。References で引用してある論文は，少なくともそれらの Abstract はだいたい全部読む。

ただし，Materials & Methods や Results まで読み進んでくれる場合には2通りがある。「本当に論文記載データは正しいか」とアクセプト前提でチェックしてくる場合が一つ目。1)〜10)で「だめだな」と判断しており，「Materials & Methods や Results にもいい加減な部分があるはずだ」と reject の理由探しで，この部分に読み進んでくる場合が二つ目。普通，査読者は忙しいから，後者の場合は，Materials & Methods と Results は飛ばし読みである。

経験からいうと，1)〜10)に大減点のある論文の場合，膨大な時間を使わなくても，労せずして，Materials & Methods と Results に誤謬がみつかる。Reject の理由として「structure が悪い」ではなくて「Materials & Methods と Results にミスがある」とか，「研究デザインが悪い」とか，「医学的意義 (significance) が少ない」と書くことが多い。が，実際は，査読者は論文 structure を一見した時点で，その論文のおおまかな価値は判断できてしまう。もちろん，structure がめちゃめちゃなくせに，「キラッ」と光ることが書いてあることも皆無ではないが，その「キラッ」を血眼で探す手間を査読者にかけさせてはならない。1)〜10)で「こりゃだめだ」と査読者

に思わせてしまった論文の逆転復活チャンスは極めて小さい。熟読含味して，初めてその含蓄がわかるようなものは，小説の世界では珍重されるかもしれないが，医学論文としては失格である。

　表 56 には「同じことが記述されている場所」一覧を示す。それをさらにわかりやすく図示したのが**図 41** である。繰り返すが，査読者はここをみている。だから，**表 56** と**図 41** に適合した論文 structure を採用しよう。

　査読者は，査読論文を前にした時，「大変だったろうな」「アクセプトできる論文でありますように！」と，まずは考えて，1)～10)をチェックする。だから，10)のはるか手前で「これはひどい」と感じた時の査読者の落胆は大きい。無理に落とすのではなく，落とさないわけにいかない，というのが実情だ。だから，「きちんと書かれている。本気で読まないわけにはいかない」と査読者を土俵に引っぱり出す。そのために，1)～10)は確実にクリアすること。

❾ 適切な structure をわざと採用しない場合，採用できない場合

　あえて structure を崩した論文を作成する人がいる。これと同様の意味合いのことを『論文を書く 5』の中の「「意図的三段はずし」までしてアクセプトを狙わない」でも記述した。

　例えば，タイトルをぼかす，Introduction でわざと三段論法を踏まない，「A だろうか？」と question を明示しない，など，わざと structure を崩すことがある。

　これには理由がある。結論が明確でない論文の場合には，Title も problem (question) も明示することが難しい。これは当然だ。結婚しようかどうか結論が固まっていない人に「結婚してくれますか？」と，yes か no かの question を迫ったなら，ストレート回答は得られまい。だから，「結婚可否」を問う（significance 大）question に対しての answer が「交際可」

（significance 小）になってしまうわけで，論点がずれてしまった。

　結論を保留したい研究成績，今回データだけからでは確定的なことがいえない場合・いいたくない場合，などにおいては，structure を決まり通りには踏めない。今回研究では，question に対する direct answer が得られていないのだから，仕方がない。

　このような場合にも，謙虚に structure を遵守したものを書いたほうがよい。「結婚可？」に比して「交際可？」は，テーマ（research question の significance）がぐっと小さくて，論文としては明らかに価値が劣る。が，論文執筆段階では改良余地がない。わざとはぐらかすように書いたり，意図的に structure を守らないで書いておいて，査読者を煙に巻くようなやり方はフェアではないと思う。これは自戒である。

　図 41「論文の structure」を再度よくみて，自分のものにしてほしい。

番外　総まとめ：アクセプトされる論文作成のコツのコツ

　以下に，これまで記述してきた「論文作成法」を総まとめする。該当項目の最後にも，それぞれのまとめが配置してある。Introduction, Materials and Methods, および Discussion については，該当項目のまとめをおおよそ踏襲した。総論と Results については，本書で大口昭英が詳しく述べてきた内容のエッセンスを盛り込んだ。

【総　論】
論文アクセプトのための 10 の心がけ
1. 前向き研究，介入研究，基礎研究は必ず倫理委員会を通しておく（∵倫理委員会で審査されていない論文は，投稿時点で reject される）。
2. 偽りの報告を書かない（∵科学の基本は再現性→いつか誰かに必ず偽りを発見される→研究者生命を断たれるばかりか，お世話になった人や研究機関全員に迷惑をかけることになる）。

3. 発表と同時に論文を作成し，投稿してしまう（∵よいアイデアはすぐに感染する→すぐに論文にしてしまわなければ，他人がさっさと論文にしてしまう）。
4. 研究論文の80%以上は自分の言葉で記述する（∵reviewに回る前に，過去論文と照合され類似度をチェックされている→70%以上の類似度がみつかると，ブラックリスト入り，場合によってはsanctionを受けることになる）。
5. 他人の論文中の文言を記述（借用）した場合には，必ず当該文献を引用する（∵そっくりそのまま文章を利用しても，引用していれば問題にならない）。
6. 投稿前に，Instruction for Authorsをきちんと読み，忠実にそれに従う（∵雑誌によって，投稿規定が微妙に異なっている→査読者はこの投稿規定に精通しているため，投稿規定に沿って書かれていないと査読者の心証を害する）。
7. 英文チェックを受ける（∵英語の達人でも，結局"a"と"the"の使い方などでは，nativeの域に達しない）。
8. 査読者のコメントに対してのみ返答（response）する。感謝のことばを謙虚に，かつ短く入れる。卑屈なくどい感謝のことばは入れない。査読者のコメントに応じてrevisionした部分は，第1査読者へのresponseは青で，第2査読者へのresponseは緑で，などと色分けして明示するとよい（∵査読者の判断がminor/major revisionであれば，「条件つき承認」の意味→査読者に快く再reviewしてもらう気持ちで返答するのが，アクセプトされる重要なコツ。色分けしておけば，個別査読者は「私への回答はどこだ？」と迷わずに済み，誠意を感じてもらえる）。
9. reviseでは，要求されない新しい記述を追加しない。ただし，第1査読者の要望と第2査読者の要望とが不一致で，双方の要望に沿うために新規事項を添加せざるを得ない場合はよくある。その場合には，正確にそ

の旨を記述する（∵ revise に入った段階では，著者・査読者ともに新たな記述を加えないのが暗黙のルール）。

10. 査読者が追加実験を求めてきた場合，あるいは，新たな解析を求めてきた場合，手間をいとわずに実行する。追加実験や新規解析をしないで，「ことば」だけで糊塗しようとしない（∵①通常，追加実験・解析で論文の価値が上がる，②この論文にとって基本的に必須の実験であることが多い）。

【各　論】

Introduction 書き方 10 のコツ

1. 研究結果そのものは書かない。
2. 過去の研究成績の細かい数字をあげない。できるだけ短く書く。
3. known 内容を広げすぎない。
4. 当該雑誌読者が当然知っているような事柄を「枕詞のように」は使わない。
5. 投稿雑誌に応じて known，unknown は異なった書き方をする。
6. 読者になじみがない概念・事項は Introduction できちんと述べておく。
7. みかけは 2 段あるいは 4 段でもよい。真の構成が 3 段ならば。
8. general→specific へと「追い込み漁」
9. わざと「3 段はずし」をしない。「意図的 3 段はずし」でアクセプトを狙わない。
10. どうしても 3 段にできない時には，その研究は「どこかがおかしい」と疑ってみる。

Materials and Methods を書くための 17 のチェックポイント

1. 詳しく書く。
2. 適当な小見出しをつける。
3. 後ろ向き研究では，データの妥当性を説明する。
4. データの収集方法を詳細に記述する。

5. データ収集の責任を明確に書く。
6. intra-/inter-assay variability を示す。
7. 研究が行われた場所を示す。
8. 定義を明確に示す。単位に注意する。
9. 取り込み基準と除外基準を示す。
10. ランダム化の方法を示す。
11. 患者人権を守る努力をしたことを示す。
12. 薬剤や機器が再現できるように示す。
13. 同一検査を複数回施行した場合や複数の異なる検査法を使用した場合，それを明示する。
14. 感度と特異度について，どれを重視したかを示す。
15. primary endpoint が何かを示す。
16. 必要なサンプルサイズを示す。
17. 統計解析方法は，研究者が再現できるように詳細に示す。

Results 書き方 10 原則

1. 最初に，最も比較したい曝露(exposure：E)別に，すなわち E(+)/E(−) 別に，対象(patient or problem：P)の背景因子を表にまとめる。
2. 次に，曝露の有無と outcome の関係について解析するにあたり，最も適切な統計処理は何かをよく考える。
3. まず，最も重要な primary outcome について解析結果を記載し，その後，2nd, 3rd…outcome について，段を改めて，順次解析結果を記載する。
4. ある outcome について sub-analysis(さらなる絞り込み)を行った場合は，段を改めて記載する。
5. 図表で数値を示してある場合は，数値を文章中では繰り返さず，比較の大小・その程度，関連の有無・その程度について述べる。
6. 多数の実験(観察)を行っている場合は，Fig. 1a, 1b, …, 1f のように，

意味のあるまとまりごとに一つの図にまとめてしまうのがよい。
7. 複数の危険因子，複数の outcome について結果・関連を示す場合は，表を用いるのがよい。
8. 左にひずんだヒストグラムをみたら，対数変換で正規分布に近似しないかを検討する。
9. 比較の価値は，単純な数値の比較＜p 値提示＜信頼区間の提示の順に高くなる，と心得る。
10. 多変量解析は，必要最小限の変数を用いて行い，かつ，多重共線性，介在変数に注意する。

Discussion 書き方 16 のコツ

A. Discussion を 6 段落で書く場合の書き方（発見 2 個の場合を例示する）
1. 第一段落：「今回の研究で 2 個わかった」と結論を書く。
2. 第二段落：第 1 発見の内容を 1 文（トピック文）で書く。その後でその妥当性を論じる。
3. 第三段落：第 2 発見の内容を 1 文（トピック文）で書く。その後でその妥当性を論じる。
4. 第四段落：第 1 発見，第 2 発見の補足。一般化できることがあれば，それを書く。
5. 第五段落：study limitation。多くて三つまで。いいわけを沢山書かないこと。
6. 第六段落：第一段落で述べた 2 個の発見を再度簡単に述べて，その意義付け・価値判断をして売り込む。future plan を述べる。future plan はあまりしつこく書かない。

B. Discussion 記述　そのほかのコツ
7. 大事なことは段落の頭で述べる（トピック文を最初に出す）。
8. 重要な順番に書く。第 1 発見，第 2 発見と，重要度が高い順番に。段落

の中でも重要順に書く。the first thing, first
9. 妥当性論証とは，
　・今回結果をうまく（都合よく）解釈する
　・今回結果を支持する他者の先行研究をもってくる
　・一見矛盾する有力研究をもってきてそれを論破してみせる
　・今回研究の「売り」をたたみかける
　・理論的にも納得できる，理屈がたつ，と書く

C. アクセプトを阻む Discussion 記述

10. 第一段落に「研究の歴史」が書いてある。
11. "the first thing, first" になっていない。
12. 非常に重要な当該領域の論文を引用していない。
13. 「先行研究となぜ異なった成績がでてしまったか」に膨大なスペース。
14. 「新発見があるのかないのか」がぼかして書いてある。
15. 限定範囲を狭くして，無理に「世界初めて」と表現する。
16. 書くべき内容が，書くべき段落に書かれていない。

　研究者の命は短い。短い命の中で燃やした研究への情熱と病気と闘った苦闘とを記録して，医学進展に役立てる。研究者（臨床医）の命＝DNA を論文の姿に変えて，未来へと残す。

　本書が皆さんの論文執筆のご参考になれば幸いである。

臨床研究と論文作成のコツ─読む・研究する・書く

定価（本体 3,800 円＋税）

2011 年 7 月 1 日	第 1 版第 1 刷発行
2012 年 8 月 10 日	第 1 版第 2 刷発行
2014 年 1 月 10 日	第 1 版第 3 刷発行
2014 年 6 月 20 日	第 1 版第 4 刷発行
2015 年 1 月 30 日	第 1 版第 5 刷発行
2015 年 9 月 15 日	第 1 版第 6 刷発行
2016 年 6 月 30 日	第 1 版第 7 刷発行
2018 年 1 月 25 日	第 1 版第 8 刷発行
2020 年 6 月 2 日	第 1 版第 9 刷発行
2025 年 8 月 5 日	第 1 版第 10 刷発行

編　集　松原 茂樹
発行者　佐藤 志穂
発行所　株式会社 東京医学社　www.tokyo-igakusha.co.jp
　　　　〒112-0006　東京都文京区小日向 4-5-16
　　　　編集部　TEL 03-5810-1648　FAX 03-5810-1649
　　　　営業部　TEL 03-5810-1628　FAX 03-5810-1629
　　　　Printed in Japan ⓒ Shigeki Matsubara

印刷・製本／三報社印刷

乱丁，落丁などがございましたら，お取り替えいたします。
URL：https://www.tokyo-igakusha.co.jp/　E-mail：hanbai@tokyo-igakusha.co.jp
正誤表を作成した場合はホームページに掲載します。

・本誌に掲載する著作物の複製権・翻訳権・上映権・譲渡権・公衆送信権（送信可能化権を含む）は（株）東京医学社が保有します。

・ JCOPY 出版者著作権管理機構 委託出版物

本書の無断複製は著作権法上での例外を除き禁じられています。複製される場合は，そのつど事前に（社）出版者著作権管理機構（TEL 03-5244-5088，FAX 03-5244-5089，e-mail：info@jcopy.or.jp）の許諾を得てください。

ISBN978-4-88563-203-7 C3047 ¥3800E